ANTÍDOTO PARA EL ALZHEIMER

Si este libro le ha interesado y desea que lo mantengamos
informado de nuestras publicaciones, puede escribirnos a
comunicacion@editorialsirio.com,
o bien suscribirse a nuestro boletín de novedades en:
www.editorialsirio.com

Título original: The Alzheimer's Antidote: Using a Low-Carb, High-Fat Diet to Fight Alzheimer's
Disease, Memory Loss, and Cognitive Decline
Traducido del inglés por Antonio Luis Gómez Molero
Diseño de portada: Editorial Sirio, S.A.
Diseño y maquetación de interior: Toñi F. Castellón

© de la edición original
2017 Amy Berger

Publicado inicialmente en 2017 por Chelsea Green Publishing, White River Jct.
Este libro ha sido negociado a través de la agencia literaria Ute Körner, Barcelona
www.uklitag.com

© de la presente edición
EDITORIAL SIRIO, S.A.
C/ Rosa de los Vientos, 64
Pol. Ind. El Viso
29006-Málaga
España

www.editorialsirio.com
sirio@editorialsirio.com

I.S.B.N.: 978-84-17030-68-1
Depósito Legal: MA-1454-2017

Impreso en Imagraf Impresores, S. A.
c/ Nabucco, 14 D - Pol. Alameda
29006 - Málaga

Impreso en España

Puedes seguirnos en Facebook, Twitter, YouTube e Instagram.

AMY BERGER

WITHDRAWN

ANTÍDOTO PARA EL ALZHÉIMER

Una dieta baja en carbohidratos
y alta en grasas saludables para
combatir el alzhéimer, la pérdida de
memoria y el deterioro cognitivo

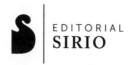

EDITORIAL
SIRIO

A quienes sufren alzhéimer, deterioro cognitivo leve y otras formas de demencia y declive cognitivo: esta información es para vosotros, vuestros seres queridos y vuestros cuidadores, con mis más sinceros deseos de que os ayude a recuperar lo que os fue arrebatado de forma tan terrible.

PRÓLOGO

En el alzhéimer, como en otras muchas enfermedades degenerativas, influyen factores que todos podemos controlar. Pero, lamentablemente, nos han obligado a ceder la responsabilidad de nuestra salud y bienestar a los profesionales de la medicina y, en consecuencia, someterla a la divisa en la cual se realizan las transacciones médicas: la receta. Para la mentalidad dominante no tienen importancia las decisiones que adoptemos acerca de nuestro estilo de vida, ya que no influyen en nuestra salud. Y cuando contraemos alguna enfermedad, nos aferramos a la creencia de que son los avances de la medicina los que nos restablecerán.

Sin embargo, esta creencia es errónea y nos ha fallado miserablemente con numerosas enfermedades, especialmente en el caso del alzhéimer. Y es que no existe ninguna pastilla mágica que sea capaz de paliar sus estragos. Es más, ni siquiera hay intervenciones farmacéuticas que ayuden a reducir significativamente el avance de esta enfermedad, por más que se anuncie lo contrario en las noticias.

A pesar de esto, los médicos de los países desarrollados prescriben millones de recetas de «medicamentos para el alzhéimer» sabiendo, muy probablemente, que carecen de eficacia, solo para tratar de aliviar a los consternados familiares del paciente que se sienten obligados a «hacer algo».

La ausencia de cualquier tratamiento médico para el alzhéimer podría explicar la falta de atención que recibe esta enfermedad devastadora. Para aumentar la visibilidad del cáncer de mama, por ejemplo, se organizan marchas, se reparten por todas partes lazos de color rosa y se llevan a cabo otros eventos cuyo fin último es «encontrar una cura». Irónicamente, estas campañas son financiadas en gran parte por empresas que desarrollan y venden tratamientos patentados y altamente lucrativos para esta enfermedad. En ausencia de un tratamiento significativo, los medios apenas prestan atención a los esfuerzos por hacer más visible una enfermedad que, como el cáncer de mama, ataca principalmente a las mujeres, pero que podría vincularse a una tasa de mortalidad nueve veces superior.

Lo que encontrarás en las páginas que vienen a continuación es muy diferente. Amy Berger ha hecho un trabajo excelente resumiendo las investigaciones más avanzadas que demuestran el papel trascendental que tiene el factor del estilo de vida no solo en la determinación del riesgo de alzhéimer sino también a la hora de allanar el camino para conseguir una verdadera mejoría clínica de los individuos que ya han desarrollado esta enfermedad.

Como tal, *Antídoto para el alzhéimer* contrasta con la visión pesimista que suele trasmitirse a los pacientes y a sus seres queridos al diagnosticar esta enfermedad. Esta obra nos desafía a abandonar nuestras viejas ideas y aceptar la noción de que la grasa dietética, por ejemplo, no es ese monstruo que nos han hecho ver. Y de que al volver a traer a la mesa grasas saludables estamos mejorando la alimentación de las células cerebrales, un elemento fundamental en el alzhéimer.

El colesterol, al que durante mucho tiempo se ha culpado de tantos problemas de salud, finalmente está siendo reconocido objetivamente por su importante labor en el desarrollo, mantenimiento y reparación de las delicadas células cerebrales.

Por fin se han denunciado los efectos nocivos para la salud cerebral del azúcar y los hidratos de carbono, que siguen representando la base de la dieta de los países occidentales desarrollados, y se ha demostrado claramente su relación con el alzhéimer.

Asimismo, se ha desafiado, de manera legítima y objetiva, la hipótesis amiloide (que sostiene que la acumulación de una proteína específica, *beta-amiloide*, es un factor causal importante del alzhéimer). De hecho, los esfuerzos de la investigación por desarrollar un medicamento popular centrado en eliminar las beta-amiloides del cerebro con la esperanza de curar esta enfermedad no han hecho sino intensificar, de forma prácticamente uniforme, la tasa de deterioro cognitivo en los sujetos humanos.

Y lo que es aún más importante, *Antídoto para el alzhéimer* se basa en las investigaciones científicas más reputadas para crear un plan de acción estimulante y fácil de seguir que reescriba el destino de nuestra salud en lo que respecta al cerebro. Y este es un programa para todo el mundo, tanto si ya te han diagnosticado alzhéimer como si tienes un riesgo elevado de padecer esta enfermedad, o incluso aunque no existan antecedentes en tu familia. Es verdad que el riesgo de padecerlo se incrementa en quienes tienen algún familiar a quien se le ha diagnosticado, en los millones de personas de los países industrializados que padecen diabetes o en aquellos en cuya alimentación predominan los hidratos de carbono por encima de la grasa; sin embargo, no hay que perder de vista que al alcanzar los ochenta y cinco años de edad el riesgo de desarrollar esta enfermedad alcanza prácticamente al 50% de toda la población.

El reduccionismo, aplicado a la ciencia de la nutrición, se centra en las funciones de los macronutrientes —como las grasas, los hidratos de carbono y las proteínas— y también en los micronutrientes —como las vitaminas y los minerales— en términos de metabolismo celular.

Sin embargo, ahora sabemos que nuestra elección de alimentos tiene un papel mucho más profundo que influye enormemente en la salud cerebral.

En realidad, los alimentos que consumimos interactúan con nuestro ADN, cambiando momento a momento la expresión de nuestros genes, para bien o para mal. En este sentido, el alimento es información, y las instrucciones que lo que ingerimos le proporciona a nuestro ADN regulan procesos como la inflamación, la desintoxicación y la producción de antioxidantes, todo lo cual es fundamental para la salud o el deterioro del cerebro.

Y desde esta perspectiva es desde donde adquieren más valor las recomendaciones de este libro, ya que el plan dietético que tan elocuentemente nos explica Amy Berger —es decir, una dieta que acepta las grasas saludables mientras que elimina prácticamente el azúcar y los hidratos de carbono refinados— está dirigido específicamente a la expresión del gen con objeto de aliviar la inflamación, ayudar al cuerpo a desprenderse de toxinas que puedan dañar el cerebro y amplificar la producción de antioxidantes protectores de dicho órgano.

Estos circuitos genéticos existen en todos nosotros y están preparados para participar en la protección, mejora e incluso restablecimiento de la función cerebral. En estas páginas encontrarás herramientas tremendamente estimulantes que te permitirán tomar *en tus manos* las riendas de tu destino genético y cognitivo.

DAVID PERLMUTTER,
neurólogo acreditado
y miembro del *American College of Nutrition*,
Naples (Florida)

INTRODUCCIÓN

En el panorama actual de la medicina convencional, el diagnóstico de alzhéimer equivale prácticamente a una sentencia de muerte. Por desgracia, los tratamientos farmacéuticos desarrollados hasta la fecha han sido ineficaces y la medicina moderna tiene poco más que ofrecer para luchar contra esta afección debilitante. El mejor consejo que los médicos y los terapeutas pueden ofrecer es mantener la mente activa, por ejemplo desarrollando nuevas aficiones o aprendiendo otros idiomas. No obstante, sugerir que algo tan devastador como el alzhéimer se puede prevenir haciendo crucigramas o sudokus es una irresponsabilidad y un insulto a la inteligencia. La falta de progreso en el tratamiento de esta enfermedad es decepcionante y desalentadora, dado el enorme coste emocional, psicológico y económico que supone para los pacientes y sus cuidadores.

El deterioro cognitivo no es inevitable con la edad, y si se produce, no tenemos por qué quedarnos con los brazos cruzados y esperar impotentes a que progrese. Basándonos en la teoría de la etiología del alzhéimer que se expone en este libro, habría maneras de impedir, retrasar y posiblemente incluso revertir el curso de esta terrible enfermedad degenerativa.

El motivo de que las estrategias que te presento aquí no se hayan expuesto más abiertamente es que solo son conocidas por pequeños grupos de investigadores y médicos que las estudian en los laboratorios o las aplican en sus pacientes. Lamentablemente, muchos médicos (entre ellos neurólogos y especialistas en geriatría, los expertos que supuestamente están más familiarizados con estos temas) suelen desconocer este enfoque terapéutico tremendamente prometedor. Sin embargo, no podemos culparlos por esta laguna en sus conocimientos. La investigación y las estrategias que se exponen en este libro no son convencionales, y en cierto modo son relativamente nuevas. No están respaldadas por décadas de estudios con un patrón de referencia, aleatorios, doble ciego y controlados con placebo. Pero, como se suele decir en los círculos científicos, «la ausencia de evidencias no implica la evidencia de ausencia». La razón de que no dispongamos de un gran número de estudios científicos que demuestren la eficacia de los métodos que te muestro aquí no es que sean ineficaces, sino que no son convencionales. Pocos médicos tienen el valor de salirse de los procedimientos normales de atención y de los cursos aceptados de acción para probar algo diferente, aunque esos procedimientos y cursos de acción obsoletos sigan produciendo los mismos resultados de siempre, es decir, ningún resultado. Ninguna mejora para los pacientes de alzhéimer y ningún alivio para sus seres queridos y sus cuidadores.

Esto es desgarrador, y absolutamente innecesario. Un análisis de las publicaciones médicas hasta la fecha prueba de manera irrefutable que el alzhéimer es por encima de todo un problema de metabolismo del combustible cerebral, lo que significa que surge de una perturbación de la capacidad del cerebro para generar energía. Y si el alzhéimer es un problema metabólico, eso apunta a que el curso de acción más prometedor para tratar la raíz de la enfermedad (y poder así ralentizarla y revertirla) es una estrategia metabólica que restablezca el aprovechamiento óptimo de la energía en el cerebro. En concreto, me refiero a un cambio de alimentación y a unas modificaciones del estilo de vida para alterar el metabolismo del combustible en todo el cuerpo, pero especialmente en el cerebro. Parece un concepto bastante claro, ¿verdad? En ese caso ¿por qué la medicina convencional no ha adoptado este enfoque?

El alzhéimer fue diagnosticado por primera vez como enfermedad hace aproximadamente un siglo por el doctor Alois Alzheimer. En los más de cien años transcurridos desde entonces, se ha acumulado un asombroso conjunto de conocimientos relacionado con las aberraciones metabólicas que subyacen en esta afección. En realidad, pese a lo que puedas leer en las publicaciones comerciales sobre salud o escuchar en las noticias de la televisión, sabemos mucho sobre la causa de esta forma aterradora de deterioro cognitivo. Por desgracia, la fascinante investigación que se está llevando a cabo en laboratorios y universidades de todo el mundo podría tardar años (décadas quizá) en llegar a la totalidad de la comunidad médica, donde los neurólogos y los especialistas tendrían conocimiento de ella. Y se tardaría incluso más en incorporar estos descubrimientos a los protocolos de atención (es más, a las empresas farmacéuticas no les interesa realizar esfuerzos de investigación para demostrar la eficacia de los cambios de dieta y comportamiento que no requieren laboratorios multimillonarios y que no pueden patentarse y venderse luego por una fortuna).

Afortunadamente, no necesitamos esperar décadas para que el lento hipopótamo de la comunidad médica convencional se ponga al día. Podemos actuar ahora mismo para reclamar nuestra salud o ayudar a nuestros seres queridos a hacer lo mismo. El peso de las evidencias científicas indica sin lugar a dudas que hay pasos que podemos dar para frenar, impedir y posiblemente revertir el daño y el deterioro cognitivos resultantes del trastorno metabólico y su impacto en el cerebro.

El alzhéimer y su precursor, el llamado deterioro cognitivo leve (DCL), son trastornos en los que entran en juego muchos factores y requieren soluciones que tienen en cuenta diferentes aspectos. El proceso de la enfermedad es complejo, pero eso no significa que las posibles soluciones deban ser igualmente complejas. De hecho, con una comprensión de las aberraciones bioquímicas y fisiológicas que subyacen en los cambios neurodegenerativos que dan lugar al alzhéimer y al DCL, las soluciones son evidentes y bastante atractivas.

Si has estado luchando contra los estragos de esta enfermedad, o si eres un cuidador que asiste a la penosa transformación de un ser querido en alguien irreconocible, te ofrezco esta información para que veas que hay esperanza. Existe una salida a esa niebla que lo oscurece todo. Sigue leyendo, hasta entender los datos científicos y la lógica en los que se basan las recomendaciones de este libro, ten el valor de ponerlas en práctica y emprende tu camino de salida, ahora mismo.

A los profesionales de la medicina, investigadores y académicos que leáis esta obra, os ruego que tengáis en cuenta que en aras de la necesidad y por consideración hacia los destinatarios de esta obra (individuos con deterioro cognitivo o alzhéimer y sus seres queridos o cuidadores) he simplificado mis explicaciones acerca de algunos mecanismos bioquímicos y fisiológicos relevantes. No obstante, espero sinceramente no haberme excedido hasta el punto de la inexactitud. He tratado de respetar ese principio de cautela que frecuentemente, aunque quizá de manera errónea, se atribuye a Albert Einstein: «Todo debería hacerse tan sencillo como fuera posible, pero no más sencillo».

NOTA A LOS CUIDADORES

Como veréis enseguida, las medidas dietéticas y de estilo de vida que recomiendo exigen un atento seguimiento, que incluye un control casi completo del suministro de alimentos del individuo afectado así como de su régimen de vida. La mayoría de sus comidas tendrá que ser preparada con alimentos enteros y sin procesar, de manera que los ingredientes y los azúcares y almidones ocultos de los alimentos envasados no saboteen vuestro esfuerzo por ayudar a vuestros seres queridos. Por lo tanto, el plan nutricional descrito en este libro será más fácil de ejecutar si esa persona vive con vosotros o si tiene un asistente que viva con él a quien podáis instruir en los requisitos de este enfoque y que supervise la ingesta de comida y las acciones diarias para asegurarse de no permitir ningún alimento ni comportamiento que obstaculice el progreso.

Esta estrategia será difícil (si no imposible) de implementar si tu ser querido vive en un centro especializado o en cualquier otra situación de asistencia en la que se le proporcione la comida. Lamentablemente, en estas situaciones, los alimentos suelen ser de baja calidad y también, por lo general, ricos en hidratos de carbono, relativamente bajos en proteínas de buena calidad y desprovistos de grasas naturales que favorecen la salud. Esto es así especialmente en las instituciones convencionales que reciben fondos del estado. Los dietistas que diseñan los planes dietéticos para estas instituciones (aunque suelen tener las mejores intenciones) están sujetos a las directrices gubernamentales sobre lo que constituye una «alimentación saludable». Esto significa que deben limitar la cantidad de colesterol y grasa que proporcionan las comidas. No obstante, como aprenderás en este libro, estos son precisamente dos de los nutrientes que más necesita un cerebro debilitado y dañado.

Debido a razones presupuestarias, normalmente, las comidas de estos centros consisten en alimentos envasados baratos repletos de azúcares y almidones: pan blanco, mermeladas y gelatinas, macedonia de frutas, zumos de fruta, filetes de pollo empanados, etc. Los productos que ofrecen son a menudo ricos en almidón, debido, una vez más, al coste (por ejemplo, el maíz, las patatas y los guisantes, son más económicos y se echan menos a perder que las verduras ricas en nutrientes y otras hortalizas frescas de colores llamativos que se estropean más fácilmente). Para empeorar aún más las cosas, como consecuencia de casi sesenta años de atacar erróneamente a las grasas saturadas y el colesterol, los alimentos animales que ofrecen estos centros carecen de las vitaminas y minerales fundamentales que el cuerpo necesita para su reparación y regeneración, ya que suelen ser bajos en grasa o sin grasas: por ejemplo, leche y yogur desnatados, margarina en lugar de mantequilla, pollo sin piel, quesos bajos en grasa y productos de imitación de carne hechos a base de soja, maíz y proteína de trigo.

¡Pero no te des por vencido! No tienes por qué desanimarte si tu ser querido está internado en un centro de atención. Quizá podrías hablar con la dirección y, sobre todo, con los dietistas y tratar con ellos el tema de este enfoque nutricional. Es más, te animo a que lo hagas. Debemos abrir este diálogo, y cuanto antes, mejor. Estos profesionales se encuentran en una posición única en la que pueden ayudar a muchos residentes —a veces cientos de ellos—. Animándolos a empezar a pensar de una forma diferente acerca de su planteamiento del alzhéimer y otras formas de degeneración neurológica, quizá podamos cambiar la suerte de estas horribles enfermedades para las cuales el modelo convencional de asistencia ha demostrado ser un fracaso.

Incluso para quienes cuidan en su propia casa a un ser querido afectado de demencia, será complicado aplicar esta estrategia. Aunque creo que puede resultar eficaz, sinceramente, no es fácil. El alzhéimer es una enfermedad compleja, en la que intervienen múltiples factores y, por lo tanto, para tratarla es necesario un enfoque multifactorial. Si tu ser querido es relativamente joven, tiene un deterioro cognitivo leve y aún es capaz de cuidar de sí mismo hasta cierto punto, esto te liberará de gran parte de la carga. En el caso de los muy ancianos con una enfermedad avanzada, grave y prolongada, prácticamente te será imposible obtener resultados. La confusión, agresividad y otras alteraciones del comportamiento que suelen acompañar la demencia avanzada pueden hacer que resulte prácticamente imposible introducir cambios dietéticos. Si este es vuestro caso, aun así te animo a que sigas leyendo y llegues a entender en profundidad cómo y por qué puede haberse desarrollado esta afección, no solo para aplicar posibles estrategias de prevención y remisión en tu propia vida, sino porque podrías encontrar información valiosa diseminada a lo largo del texto que todavía estás a tiempo de aplicar para ayudar a tu ser querido. Llevas demasiado tiempo sintiéndote impotente en esta lucha. Ha llegado el momento de que tomes las herramientas de que dispones y hagas uso de ellas. Quizá no puedas hacerlo *todo*, pero no dejes que eso te impida hacer *algo*.

Si tu ser querido vive contigo (o con otro familiar o amigo que esté dispuesto a aceptar la responsabilidad de preparar la comida), será más fácil que el paciente siga la dieta si alguien más en la casa la adopta también. Este enfoque nutricional es eficaz para un gran número de afecciones, de manera que incluso a quienes no padecen alzhéimer pero sufren de enfermedades cardiacas, diabetes tipo 1 o 2, obesidad, fatiga crónica, reflujo gastroesofágico, síndrome de ovarios poliquísticos, alteraciones del estado de ánimo y otras enfermedades les beneficiará enormemente ser «compañero de dieta» del enfermo de alzhéimer. (En el capítulo 23 verás otras enfermedades para las que las dietas cetogénicas y bajas en hidratos han demostrado su eficacia).

Tu ser querido podría tener afectada la función digestiva o sufrir alteraciones en sus sentidos del gusto y el olfato que le impidan obtener todos los beneficios de las recomendaciones dietéticas expuestas en esta obra. En el capítulo 21 encontrarás soluciones para algunos de estos problemas.

Una vez más, no minimizo la dificultad de aplicar esta estrategia en individuos con una enfermedad avanzada y un deterioro cognitivo grave. No será un camino de rosas. Sin embargo, te animo a aplicar todas las recomendaciones que puedas. Creo que tienen un potencial increíble para mejorar la calidad de vida de tu ser querido, y también la tuya.

LOS ORÍGENES METABÓLICOS DEL ALZHÉIMER

En esta primera parte investigaremos los orígenes metabólicos del alzhéimer y estableceremos conexiones entre la alimentación y el estilo de vida modernos y el desarrollo de esta enfermedad. Trataremos los factores principales relacionados con el alzhéimer, entre ellos el metabolismo del combustible cerebral, la insulina elevada crónicamente, la estructura neuronal, las placas beta-amiloides y el genotipo ApE4. También veremos la explicación lógica de por qué un plan nutricional bajo en hidratos de carbono podría ser eficaz para detener la pérdida de memoria y el deterioro cognitivo.

1

LOS ORÍGENES DEL ALZHÉIMER Y LA ESTRATEGIA PARA COMBATIRLO

Se han presentado varias causas posibles del alzhéimer, desde el aluminio hasta los pesticidas, pasando por toxinas medioambientales y alimentos modificados genéticamente. Muchas de estas causas implican la entrada en el cuerpo de sustancias externas potencialmente nocivas que perjudican a la función cognitiva. Y se han recomendado un buen número de estrategias diferentes para mantener la mente activa y sana, como hacer crucigramas, aprender a tocar un instrumento musical, hablar una nueva lengua o desarrollar aficiones que estimulen la formación de nuevos circuitos neurales. Pero ¿y si la verdadera causa subyacente del alzhéimer fuera un problema metabólico sistemático procedente de nuestro interior? En este caso, la solución sería metabólica (una estrategia aplicada en diferentes fases que altere varios circuitos bioquímicos del cuerpo y que restaure específicamente el metabolismo adecuado del combustible en el cerebro) y por más tiempo que dedicáramos a los juegos de palabras o a aprender idiomas, nada de esto tendría un impacto apreciable. Por supuesto, es importante mantener la función cognitiva sana y activa mientras envejecemos y asumir el reto de seguir aprendiendo, pero insinuar que el alzhéimer es principalmente el resultado de haber dejado que la mente se vuelva «perezosa» es una irresponsabilidad a nivel científico y, con franqueza, una manera de salirse por la tangente. Existen otras causas, causas que afectan a la función cognitiva y a la transmisión de impulsos neuronales del cerebro al nivel más básico.

Identificar las principales causas del alzhéimer es fundamental y cada día tiene una mayor importancia. Para mediados de este siglo se espera que los costes sanitarios relacionados con esta enfermedad alcancen varios billones de dólares, y esta conmoción económica no es nada en comparación con el coste emocional que el alzhéimer supone para los pacientes y para sus seres queridos y cuidadores.[1] También tiene una importancia primordial descubrir las causas de esta enfermedad porque tratar este problema de raíz es la única esperanza que tenemos de impedir esta forma aterradora de degeneración neurológica, frenar su avance y, posiblemente, incluso revertirla. Y como aún no hemos tratado la raíz del problema, la gran mayoría de los medicamentos que se ocupan de síntomas fragmentarios de la enfermedad no ha podido demostrar efectos beneficiosos. De hecho, algunos fármacos que en principio parecían prometedores han terminado por *empeorar* los síntomas del alzhéimer.[2]

Al indagar en las publicaciones científicas que hablan de las causas, descubrimos una gran cantidad de datos que indican que esta enfermedad surge de anormalidades metabólicas que comienzan fuera del cerebro. Estas anormalidades afectan a la totalidad del cuerpo, pero sus indicios suelen pasar inadvertidos (o peor aún, los ignoramos) hasta que el daño cerebral es tan profundo y está tan extendido que comienza a causar un deterioro cognitivo que interfiere en la vida cotidiana y hace que una persona que antes era fuerte, independiente y capacitada se vuelva incapaz de cuidar de sí misma.

Los resultados de la investigación son inequívocos: el alzhéimer surge principalmente de la incapacidad de ciertas partes del cerebro de obtener energía suficiente de la glucosa. Como consecuencia de esta falta de abastecimiento, las neuronas de las áreas cerebrales afectadas se degradan y degeneran, provocándose una pérdida de comunicación entre ellas. Esta ruptura de la comunicación neuronal da lugar a la confusión, la pérdida de memoria y las alteraciones de conducta características del alzhéimer. La conexión entre la distribución de glucosa, la señalización de la insulina y el alzhéimer es tan fuerte que muchos investigadores se refieren ahora a esta enfermedad como la «diabetes del cerebro» o «diabetes tipo 3».[3] Aunque la diabetes tipo 2 y el alzhéimer están íntimamente relacionados, no nos engañemos creyendo que la causa del alzhéimer es la diabetes. Muchos enfermos de diabetes tipo 2 jamás desarrollan alzhéimer, y a muchos pacientes de alzhéimer no se les diagnostica nunca diabetes. A nivel fisiológico el parentesco que tienen estas dos enfermedades es más de primas que de hermanas. Es decir, ambas surgen de las mismas perturbaciones metabólicas subyacentes, pero se manifiestan de manera distinta dependiendo de las partes del cuerpo afectadas. En la diabetes tipo 2, por ejemplo, la resistencia a la insulina y el metabolismo perturbado de los hidratos de carbono afectan a los músculos, órganos y periferia (al resto del cuerpo con excepción del cerebro y el sistema nervioso central); en el alzhéimer, los daños se localizan principalmente en el cerebro.

EL PAPEL DE LA ALIMENTACIÓN MODERNA

Si el alzhéimer es, en último término, el resultado de perturbaciones metabólicas similares a las que se producen en la diabetes tipo 2, en concreto la resistencia a la insulina y la hiperinsulinemia (niveles elevados de insulina en el torrente sanguíneo durante periodos prolongados de tiempo), es probable que las mismas causas que vemos en la diabetes tipo 2 den lugar al alzhéimer. Aunque hay muchos factores que contribuyen a una señalización no regulada de la insulina, uno de los más influyentes es una dieta que no encaje con la fisiología humana básica.

El régimen de alimentación que comenzó siendo la «dieta estadounidense estándar» y que se ha expandido y convertido en la «dieta occidental moderna» en muchas otras partes del mundo es muy diferente de la alimentación que, en teoría, seguían nuestros antepasados.[4] Aunque las recomendaciones dietéticas que en la actualidad aceptan los organismos estatales de salud y las organizaciones médicas están cambiando lentamente, más de medio siglo de miedo a las grasas saturadas y al colesterol alimentario en el mundo industrializado moderno ha llevado a que se aconseje consumir una alimentación baja en grasas y colesterol, poniendo el énfasis en los hidratos de carbono (concretamente en cereales como el trigo, el maíz y el arroz) como fuente principal de calorías. Las pocas grasas que se recomiendan son aceites vegetales (como aceite de soja y de maíz), con un elevado contenido en ácidos grasos poliinsaturados frágiles que se oxidan fácilmente; se nos advirtió que prescindiéramos de las grasas saturadas que se encuentran principalmente en los alimentos animales y en las plantas tropicales (como la mantequilla, el aceite de coco y el de palma), que son más estables químicamente y más apropiados para cocinar.[5]

Además, la alimentación industrial moderna suele contener menos fitonutrientes y verduras de hoja verde oscura y de colores brillantes ricas en antioxidantes y menos fruta que la alimentación que probablemente consumían nuestros robustos antepasados. La mayor parte de los alimentos vegetales que consumimos ahora son fuentes de hidratos de carbono repletos de almidón, como el trigo, las patatas y el maíz. Esta alimentación discordante a nivel evolutivo se ha relacionado con afecciones tan diversas como la enfermedad cardiovascular, el acné, la obesidad, la vista deficiente, el síndrome del ovario poliquístico y el cáncer.[6] Podemos añadir el alzhéimer a la lista de enfermedades que probablemente tienen su causa en esta desviación de la alimentación natural cuando, ya a una edad más avanzada, los efectos fisiológicos y bioquímicos de estos alimentos, unidos a la falta de verduras ricas en micronutrientes y de grasas naturales y sin procesar, comienzan a perjudicar la función cognitiva.

Ante el incremento general de hipertensión, diabetes, enfermedades cardiovasculares y síndrome metabólico entre la población, no se pueden seguir negando los efectos nocivos para la salud de esta dieta altamente refinada tan pobre en vitaminas, minerales y grasas producidas naturalmente. Sin embargo, los daños fisiológicos de esta alimentación no se detienen al alcanzar la frontera que separa el cerebro del resto del cuerpo (llamada barrera hematoencefálica). El cerebro es un órgano con unas necesidades extraordinarias de energía: aunque normalmente representa solo el 2% del peso corporal total, utiliza alrededor del 20% de la glucosa y el oxígeno del cuerpo.[7] Teniendo en cuenta el consumo desproporcionado de combustible del cerebro, cualquier cosa que interfiera en este suministro o en su procesamiento tendrá efectos radicales en la memoria, las emociones, el comportamiento y la función cognitiva.

El síndrome metabólico es una pieza importante de este rompecabezas. Se trata de un conjunto de marcadores que indican que el cuerpo no está asimilando apropiadamente los hidratos de carbono[8] (responde con niveles anormalmente altos de insulina o glucosa durante un periodo prolongado de tiempo tras el consumo de alimentos ricos en almidón o azúcar). Entre estos marcadores figuran la obesidad abdominal (un cuerpo con forma de manzana y unos brazos y piernas relativamente más delgados), los triglicéridos (grasas en la sangre) elevados, un gran número de pequeñas partículas de lipoproteínas de baja densidad (conocidas como LDL), un número reducido de lipoproteínas de alta densidad (que se denominan HDL), unos niveles elevados de glucosa e insulina en la sangre durante el ayuno, la hipertensión (presión arterial alta) y una elevada hemoglobina A1C (una medida de larga duración de los niveles de glucosa en la sangre).[9] Muchas de estas patologías van de la mano de la diabetes tipo 2, y hay razones para sospechar que el deterioro cognitivo leve, el precursor del alzhéimer, podría añadirse a las enfermedades que provoca.

La mayor parte, si no todos, de los rasgos del síndrome metabólico pueden mejorarse reduciendo la cantidad de hidratos de carbono de la alimentación.[10] Esto se debe a que el síndrome metabólico es el resultado de una resistencia a la insulina a largo plazo derivada del consumo excesivo de alimentos (especialmente de carbohidratos refinados) agravada por el estrés incesante de la vida moderna, la falta de sueño y la mala calidad de este, y una actividad física insuficiente, todo lo cual contribuye a colapsar la capacidad del cuerpo para procesar adecuadamente los hidratos de carbono y otros combustibles. Además del consumo de hidratos de carbono, existen otros factores dietéticos y de comportamiento que contribuyen a la resistencia a la insulina y a la aparición del síndrome metabólico, pero el consumo excesivo de este tipo de nutrientes es una de las causas principales.

Es importante señalar que el alzhéimer se puede desarrollar sin que haya habido previamente un diagnóstico de síndrome metabólico o diabetes tipo 2 (examinaremos esta cuestión más detalladamente en el capítulo 2). Debido a la genética, a factores medioambientales o sencillamente a cómo funciona nuestro cuerpo, la deficiencia cognitiva o el alzhéimer podrían ser la única manifestación visible de la resistencia a la insulina y la intolerancia a los hidratos de carbono. Por lo tanto, incluso aunque todos los valores de un análisis de sangre se encuentren dentro de los parámetros «normales», no hay que descartar la posibilidad de problemas con la asimilación de los carbohidratos y una insulina elevada. Y es mucho más probable que al menos algunos de los rasgos del síndrome metabólico estén presentes al evaluar los análisis de forma más exhaustiva. De hecho, podrían haber estado presentes durante años, pero no se tuvieron en cuenta las señales porque los médicos las examinaban principalmente desde la perspectiva de la pérdida de peso, enfermedad cardiovascular o diabetes, y no desde el punto de vista de una conexión con la salud cerebral y la función cognitiva.

Las publicaciones científicas muestran que el cerebro no está más protegido de los daños metabólicos y del entorno que el resto del cuerpo. En realidad, hay razones para creer que, debido a sus altas exigencias de energía, su consumo acelerado de oxígeno, su alta concentración de ácidos grasos poliinsaturados de cadena larga (que son vulnerables a los daños producidos por la oxidación) y su disminución de la capacidad para autorregenerarse (capacidad de crear nuevas células), este órgano es especialmente vulnerable a los efectos perjudiciales de la alimentación y el estilo de vida modernos.

Si tomamos la diabetes tipo 2 como modelo para el uso de energía en un cuerpo que ha perdido la capacidad de asimilar los hidratos de carbono, vemos que el organismo ya no solo no puede alimentarse apropiadamente con estas sustancias, sino que además los niveles de insulina elevados de forma crónica impiden que las demás fuentes principales de energía (las grasas y las cetonas) alcancen niveles lo suficientemente altos en la corriente sanguínea para sustentar el organismo. Los enfermos de diabetes tipo 2 suelen experimentar problemas de fatiga, dolores crónicos y niveles bajos de energía. Esto es porque, a pesar de que con frecuencia (pero no siempre) tienen sobrepeso, en realidad, a un nivel celular están desnutridos. Lo mismo sucede cuando se sufre alzhéimer: esencialmente, esta enfermedad es una escasez de combustible en el cerebro. Es el resultado de una inanición y muerte generalizada de neuronas derivada de la hiperinsulinemia (cantidades excesivas de insulina en la sangre), la resistencia a la insulina y una capacidad reducida para metabolizar la glucosa.

¿CUÁLES SON LAS PRUEBAS?

Como cualquier otra enfermedad crónica moderna, el alzhéimer no se desarrolla de la noche a la mañana. Años antes de que se diagnostique aparecen señales y síntomas mensurables y subjetivos. La función cognitiva se deteriora poco a poco (de hecho, como he indicado anteriormente, el «deterioro cognitivo leve» suele preceder al alzhéimer). Lo que consideramos las debilidades y el olvido normales de la vejez podrían ser las primeras señales de que el cerebro está teniendo problemas para alimentarse.

Una de las primeras características del alzhéimer es una reducción del ritmo al que el cerebro usa la glucosa (llamado índice metabólico cerebral de glucosa, o CMRgl según sus siglas en inglés). Comparados con las personas sanas, los pacientes de alzhéimer muestran hasta un 45% de reducción en el CMRgl, y algunos investigadores afirman que esta es la anormalidad predominante en esta enfermedad.[11] En particular, este uso reducido del combustible se localiza en las áreas del cerebro implicadas en el procesamiento de la memoria y el aprendizaje, mientras que las que participan en el procesamiento visual y de la sensomotricidad no se ven afectadas, lo que significa que resulta perjudicada la función cognitiva, pero no la capacidad de una persona para caminar, ver, recoger objetos o moverse de un lado a otro. Las tomografías por emisión de positrones (PET, por sus siglas en inglés) realizadas a personas con riesgo de desarrollar alzhéimer muestran que este deterioro comienza cuando son más jóvenes, mucho antes de que aparezcan los síntomas de esta enfermedad, y este parece ser el primer paso de una larga cadena de eventos cuyo final es el alzhéimer. Esta disminución del uso de la glucosa como factor impulsor es especialmente difícil de detectar ya que no hay señales evidentes de que esté produciéndose ningún cambio. El cerebro puede pasarse décadas compensando y superando esta escasez de combustible antes de que haya avanzado hasta el punto en el que las señales y los síntomas se vuelven evidentes. Cabe señalar que los sujetos examinados en sus años jóvenes son normales a nivel cognitivo; no muestran señales de alzhéimer. Por lo tanto, este lento deterioro de CMRgl puede verse como un tipo de aviso, una evidencia preclínica de que algo va mal mucho antes de que el daño haya progresado hasta el punto de mostrar señales y síntomas claros.

La disminución del metabolismo de la glucosa cerebral puede detectarse en quienes se encuentran en situación de riesgo (basándose en el tipo genético o en los antecedentes familiares) a una edad tan temprana como los veinte o treinta y tantos años, décadas antes de que se produzca ninguna manifestación notable de alzhéimer. Esto hace que la alimentación y el estilo de vida sean algo que deba tenerse en cuenta durante toda la vida y no solo una medida desesperada que se pueda adoptar ante una diagnosis de alzhéimer a los ochenta años. El cerebro puede ser capaz de compensar esta distribución deficiente de combustible y sobreponerse a ella durante años, lo que permite que la función cognitiva permanezca normal. Y cuando la función cognitiva es normal en individuos de cuarenta o cincuenta años, no hay razón para hacer una tomografía PET y medir el uso de glucosa del cerebro. No obstante, la confusión y las «lagunas mentales» ocasionales que tendemos a asociar con el envejecimiento normal («¿Dónde me he dejado las llaves?», «¿Yo no tenía una cita con alguien este jueves?») podrían ser la manera en que el cerebro nos avisa de que está empezando a perder la capacidad de aprovechar eficazmente la energía de la glucosa. Podemos bromear diciendo que «nos estamos haciendo mayores» y todos tenemos momentos en los que entramos en una habitación y olvidamos qué buscábamos allí, pero a medida que estos olvidos se producen con más frecuencia y de manera más perturbadora cuando envejecemos, dejan de tener gracia alguna.

Hubo un tiempo en el que, de manera un tanto despectiva, se conocía al alzhéimer como «la enfermedad de los viejos», porque normalmente afectaba a los ancianos. Sin embargo, ahora se diagnostica DCL y alzhéimer a individuos cada vez más jóvenes. El deterioro cognitivo ya no se limita a quienes están en sus últimos años. Es más, podríamos esperar que cierto grado de pérdida de memoria y confusión sea normal en personas de una edad muy avanzada. Pero ¿qué podemos decir cuando gente de cincuenta o sesenta y tantos años, o más joven, comienza a mostrar las señales y síntomas de un deterioro cognitivo?

La disminución del metabolismo de glucosa cerebral tiene implicaciones obvias. En el contexto de una dieta estándar que contenga los tres tipos principales de fuentes de energía (llamados macronutrientes: proteínas, grasas e hidratos de carbono), la glucosa, que se deriva principalmente de los hidratos de carbono, actúa como la energía cerebral principal. Por lo tanto, si la capacidad del cerebro de usar este combustible está dañada, las neuronas tendrán que esforzarse mucho para realizar sus funciones y podrían llegar a morir de inanición. Merece la pena volver a resaltarlo: en esencia el alzhéimer es el deterioro y la muerte de las células cerebrales por inanición.

Otra pieza del rompecabezas que relaciona esta enfermedad con niveles crónicamente elevados de insulina es lo que se conoce como las placas beta-amiloides (BA) del cerebro (los estudiaremos más detalladamente en el capítulo 6). Las placas BA son fragmentos de proteína que se acumulan en el cerebro, se solidifican e interfieren en la capacidad de las células para comunicarse entre sí. Aparte de la utilización reducida de la glucosa, estas placas son una de las señales determinantes del alzhéimer. La aparición de fragmentos de proteína BA es un proceso natural que ocurre en individuos sanos, pero su acumulación formando masas más grandes e insolubles es uno de los rasgos básicos de esta dolencia.[12]

Por tanto, nos encontramos con que la BA se halla en cerebros humanos saludables, pero en los pacientes de alzhéimer se acumula más allá de los niveles que aparecen en los individuos sanos.[13] Hay que mencionar esto porque a niveles inferiores el cuerpo puede desprenderse fácilmente de esta proteína, mientras que a niveles superiores se unen, formando placas. Para que te hagas una idea piensa en la basura que depositamos a diario en los contenedores. No hay ningún problema siempre y cuando el camión de la basura venga regularmente a llevársela. Pero si los basureros se ponen en huelga, la basura se acumulará y con el tiempo llegará a unos niveles que harán la vida imposible en el vecindario. Esto mismo es lo que sucede cuando se acumula un exceso de BA en un cerebro afectado por el alzhéimer y no se elimina. Si los niveles bajos de beta-amiloides encontrados en cerebros sanos no interfieren en la función cognitiva, eso significa que algo está causando que la BA se acumule hasta alcanzar niveles peligrosos en los pacientes de alzhéimer. Hay dos posibles razones para esto: una es que estos pacientes producen más BA; la otra es que producen cantidades normales de esta proteína, pero no se descompone ni se elimina como debería, es decir, los basureros están en huelga. La investigación apunta a esta última hipótesis.

La forma principal de eliminar la BA es mediante una enzima que degrada la insulina, la misma enzima que usa el cuerpo para deshacerse de la insulina después de que esta haya impedido que el hígado vierta la glucosa almacenada en la corriente sanguínea (como hace entre comidas) y haya ayudado a transportar la glucosa y los aminoácidos de la corriente sanguínea a las células. Las enzimas son proteínas que actúan como auxiliares y desencadenantes para hacer que las reacciones bioquímicas se produzcan con mayor rapidez y eficacia.

Yo me lo imagino de la siguiente forma: los padres siempre aseguran que quieren a todos sus hijos por igual. En cambio, las enzimas no son así; tienen favoritos. En términos científicos, las enzimas tienen más afinidad con ciertos objetivos de acción (llamados sustratos) que con otros. La enzima degradadora de la insulina tiene como objetivos tanto a la insulina como a la BA, pero su afinidad con la insulina es mucho mayor (digamos que es su «ojito derecho»). Por lo tanto, cuando hace falta descomponer y eliminar la insulina y la BA, se le da prioridad a la primera. Esto significa que incluso cuando hay pequeñas cantidades de insulina presentes, la enzima (el camión de la basura) centrará su atención en ella, dejando que se acumule la BA.[14]

De manera que cuando los niveles de insulina están crónicamente elevados, como suele suceder en quienes siguen una alimentación rica en hidratos de carbono refinados, especialmente cuando además son sedentarios, sufren una deficiencia crónica de sueño y se encuentran muy estresados (todos estos son aspectos de la alimentación y el estilo de vida modernos que pueden contribuir a la resistencia a la insulina), la enzima se ocupa de eliminar la insulina, lo que ocasiona que la BA se acumule y forme placas. Esta podría ser una explicación de por qué el mayor riesgo de alzhéimer se da entre individuos de una cierta constitución genética con diabetes tipo 2 que están siendo tratados con insulina.[15] Cuanto mayor es la cantidad de insulina en la corriente sanguínea, más BA se acumulará, y cuanto más se acumule sin eliminarla, más probable será que forme placas.

CÓMO ALIMENTAR UN CEREBRO DEBILITADO

Si el alzhéimer es, en esencia, el resultado de áreas específicas del cerebro que se vuelven incapaces de metabolizar apropiadamente la glucosa, sumado al desarrollo de placas amiloides y otros cambios estructurales en las neuronas —cambios derivados de una insulina elevada crónicamente durante un largo periodo de tiempo, un desequilibrio de ácidos grasos en el cerebro y una insuficiencia de micronutrientes esenciales—, una medida dietética que tenga como objetivo mejorar o impedir esta enfermedad debería centrarse en corregir las anormalidades metabólicas y estructurales mediante los siguientes planes de ataque: reducir los niveles de insulina, lograr que el cuerpo –y por consiguiente el cerebro– pase a alimentarse de otros combustibles que no sean la glucosa y proporcionar un rico suministro de nutrientes protectores, en concreto de ácidos grasos omega-3, vitamina B_{12}, cinc y otras vitaminas y minerales fundamentales para el cerebro.

Como modelo para guiar la intervención terapéutica, podemos observar lo que sucede durante el ayuno o con una simple restricción de hidratos de carbono para ver cómo se mantiene el cuerpo cuando eliminamos la glucosa de la alimentación. Porque si el alzhéimer es, en último término, el resultado de neuronas que mueren de inanición porque ya no pueden usar apropiadamente la glucosa, esto nos indicaría que el primer paso que hay que dar, y el más importante, sería proporcionarles a esas neuronas una clase diferente de combustible, uno que puedan usar.

Diferencias entre la glucosa y las cetonas como combustible cerebral

El mayor cambio que se produce cuando el cuerpo recibe muy pocos hidratos de carbono es que pasa de utilizar la glucosa como principal fuente de energía a usar las grasas, otro tipo de combustible llamado cetonas y pequeñas cantidades de glucosa derivadas de fuentes que no son hidratos de carbono[16] (esto último es un proceso llamado gluconeogénesis, y lo expondré en detalle en el capítulo 2). Las cetonas se producen cuando los niveles de insulina son muy bajos Son subproductos que se generan cuando el organismo descompone la grasa, tanto la almacenada en el cuerpo como la procedente de los alimentos que comemos. Las cetonas sirven también como combustible, y el cerebro está especialmente bien equipado para funcionar a la perfección con estas sustancias. Los niveles de cetona pueden elevarse de varias formas que veremos más a fondo en el capítulo 2, pero por ahora, baste con saber que en la gran mayoría de los casos una estrategia eficaz es mantener los niveles de insulina bajos por medio de una reducción drástica del consumo de hidratos de carbono.

Suele decirse que la glucosa es el único combustible del cerebro, o que el cerebro requiere alrededor de 120-140 gramos de esta sustancia al día. Esto no es cierto y simplifica en exceso la fisiología humana. Aunque habitualmente se considere a la glucosa el combustible «preferido» del cerebro y del resto del cuerpo, solo lo es en el sentido de que es el primero que se utiliza. No es más eficaz ni más «seguro» a nivel fisiológico que los otros dos combustibles con los que podemos funcionar: las grasas y las cetonas. Cuando no hay hidratos de carbono dietéticos, las cetonas pueden proporcionar hasta el 40-60% de la energía que necesita el cerebro, reduciendo así radicalmente la cantidad de glucosa requerida.[17] Es más, el resto de la glucosa que el cuerpo requiere no implica automáticamente una necesidad de hidratos de carbono. El organismo humano ha perfeccionado al máximo el arte de volver a utilizar y reciclar materiales; puede convertir otras sustancias (como los aminoácidos, de la proteína, y el glicerol, de las grasas) en glucosa.

En ocasiones, la medicina convencional sostiene que las cetonas son perjudiciales, pero este no es el caso. Son una parte completamente normal del metabolismo humano que alimenta preferentemente al cerebro y al sistema nervioso, mientras que el resto del cuerpo utiliza las grasas como combustible en las épocas en que hay un consumo muy bajo de hidratos de carbono.[18] (El estado benigno de la cetosis nutricional alcanzado por medio de una dieta muy baja en hidratos de carbono no es lo mismo que el estado extremadamente peligroso conocido como *cetoacidosis diabética*. Esto se verá con mayor claridad en el capítulo 2). La pregunta que quizá te estés haciendo ahora mismo es: «Si las cetonas son un combustible tan útil para el cerebro y a este órgano le cuesta tanto alimentarse cuando se ve afectado por el alzhéimer, ¿por qué no pasa automática e inmediatamente a usar cetonas en lugar de glucosa?». La respuesta es que no hay suficiente suministro de cetonas disponible. Normalmente el organismo no genera grandes cantidades de cetonas. En términos generales, la producción de este tipo de combustible ocurre cuando los niveles de insulina son muy bajos. De hecho, solo suelen producirse niveles de cetonas lo suficientemente elevados para alimentar el cerebro cuando la ingesta de hidratos de carbono y los consiguientes niveles de insulina son lo bastante bajos como para pulsar el interruptor metabólico que hace que el cuerpo pase de utilizar la glucosa como fuente principal de energía y la sustituya por las grasas. Simplificando, el cuerpo únicamente genera cantidades elevadas de cetonas cuando lo necesita, por ejemplo cuando el consumo de hidratos de carbono y la disponibilidad de glucosa son tan bajos que el organismo tiene que funcionar con otra fuente de energía.

Por lo tanto, el modo más eficaz de elevar las cetonas de la sangre y de empezar a proporcionarle al cerebro un combustible que pueda usar apropiadamente es reducir de forma drástica los hidratos de carbono de la alimentación. Otros factores dietéticos y de modo de vida afectan a los niveles de insulina, y hablaré de ellos en los siguientes capítulos, pero reducir drásticamente el consumo de carbohidratos es una de las estrategias más sencillas y fáciles que puedes poner en práctica ahora mismo. El nivel de tolerancia a los hidratos de carbono de cada individuo y en qué medida debe reducirlos para que su cuerpo pase de utilizar principalmente glucosa a utilizar casi exclusivamente grasas y cetonas son factores que varían mucho de unas personas a otras. Pero, por lo general, para que esto se produzca, el consumo de hidratos de carbono ha de ser mucho más bajo que el que se da habitualmente en la mayoría de los países industrializados con una alimentación rica en almidones y cereales.

UNA SENDA DIETÉTICA PARA SALIR DE LA CONFUSIÓN MENTAL

Si de verdad el alzhéimer es otra de las modernas «enfermedades de la civilización» causadas principalmente por una alimentación y un estilo de vida inadecuados para la fisiología humana, volver a una alimentación más congruente con la que creemos que siguieron nuestros antepasados es un punto de partida razonable para luchar contra esta afección destructiva. Podría parecerse a una dieta paleolítica, es decir, una alimentación que incluye cantidades relativamente altas de grasa animal y proteína, abundantes verduras sin almidón y cantidades moderadas de fruta, frutos secos y semillas, y desprovista de cereales con un elevado índice glucémico, azúcares refinados y alimentos químicamente manipulados y procesados ricos en aceites vegetales.

Esta clase de dieta (combinada con la cantidad apropiada de actividad física, suficiente sueño, disminución del estrés y exposición al aire fresco y a la luz del sol con objeto de apoyar el ritmo circadiano natural del cuerpo) podría ayudar a mantener una sensibilidad a la insulina de por vida, promoviendo así el funcionamiento dinámico del cuerpo, incluyendo el cerebro, hasta una edad avanzada. Por lo tanto, una dieta fisiológicamente apropiada podría ayudar a impedir el declive cognitivo.

Aunque no se siga esta dieta, la simple reducción de hidratos de carbono es un primer gran paso para poder detener el avance del alzhéimer una vez desarrollado, o puede que incluso para revertir algunos de los daños cerebrales y trastornos metabólicos existentes observados en los pacientes. Esta reducción incluye evitar o limitar severamente los alimentos —aunque sean sanos y sin procesar—, ricos en almidón o azúcares (como patatas, boniatos, remolacha y legumbres), frutas ricas en azúcar (como uvas, plátanos y manzanas), y otros tubérculos y hortalizas ricos en almidón. Estos alimentos, consumidos durante miles de años por poblaciones sanas y fuertes, no son en sí mismos perjudiciales para la salud. No estoy sugiriendo que no sean nutritivos, ni que causen de algún modo la enfermedad. Los individuos metabólicamente fuertes, que se encuentren sanos, no necesitan evitarlos. Pero en el caso de alguien que está sufriendo los estragos del alzhéimer o cualquier otra forma de daño o deterioro cognitivo (alguien cuyo cerebro haya perdido la capacidad de extraer suficiente energía de la glucosa), proporcionarle al cuerpo grandes cantidades de glucosa en forma de hidratos de carbono dietéticos probablemente no servirá para curarle. Solo mediante la ausencia relativa de este tipo de nutrientes (y esto incluye los procedentes de alimentos sanos y nutritivos) los niveles de insulina bajarán lo suficiente para que el cuerpo deje de usar glucosa y comience a emplear las grasas como combustible, con lo que se creará la cantidad adecuada de cetonas para proporcionarle nutrición al cerebro, ya que no hay que olvidar que la desnutrición es la responsable principal de las señales y síntomas del alzhéimer. Los efectos terapéuticos y neuroprotectores de las cetonas son tan impresionantes que, de hecho, uno de los investigadores más prestigiosos que han estudiado las cetonas y la salud cerebral sugirió que uno de los problemas de la alimentación moderna rica en hidratos de carbono es que es «deficiente en cetonas».[19]

Las dietas cetogénicas bajas en carbohidratos se llevan utilizando desde hace mucho tiempo con buenos resultados para los trastornos del sistema nervioso central, y parecen especialmente prometedoras para el alzhéimer y otras enfermedades neurológicas.[20] Si las cetonas son la fuente principal de energía del cerebro en condiciones de disponibilidad reducida de glucosa, sería sensato pensar que los pacientes de alzhéimer deberían mostrar una mejora de su función cognitiva al seguir una dieta cetogénica o mediante la administración de cetonas a través de una fuente externa. Esto se ha demostrado en estudios con un patrón de referencia, aleatorios, doble ciego y controlados con placebo. La administración oral de cetonas ha dado lugar a una mejoría del rendimiento en las pruebas cognitivas comparándolas con las realizadas con placebo.[21]

En un estudio que incluía la cetosis producida mediante una dieta muy baja en hidratos de carbono (menos del 10% del total de las calorías procedían de ellos) en pacientes con DCL, los sujetos que seguían la alimentación baja en hidratos de carbono obtuvieron mejores resultados en las pruebas de memoria que quienes seguían una dieta con un 50% de hidratos de carbono y las mayores puntuaciones se correspondían con los niveles más elevados de cetonas en la sangre[22] (en otras palabras, a mayor nivel de cetonas en la sangre, mejor rendimiento de los sujetos en las pruebas). Se observó una reducción significativa de los niveles de insulina en el grupo bajo en hidratos de carbono, pero no en el que seguía una dieta rica en estos nutrientes, lo que significa que la ingestión reducida de hidratos sirvió para bajar los niveles de insulina, mientras que no se produjo ningún cambio significativo en la insulina de los sujetos que consumían la mitad de sus calorías en forma de hidratos de carbono. Los autores estimaron que la mejoría de la memoria podría haber sido el resultado de una combinación del uso de las cetonas por parte del cerebro y de una mejoría de la sensibilidad a la insulina, lo que le ayudaría a utilizar mejor la glucosa.

Las dietas cetogénicas tradicionales llevan más de un siglo usándose para tratar la epilepsia. Estas dietas exigen que entre el 80 y el 90% del total de las calorías procedan de las grasas. Esto difiere enormemente de la dieta rica en hidratos de carbono que se ha convertido en la norma en el mundo occidental actual. Lo bueno es que quizá no sea necesario algo tan drástico y tan difícil de mantener como terapia nutricional para el alzhéimer. Las dietas cetogénicas tradicionales restringen los hidratos de carbono así como las proteínas, porque un consumo elevado de proteína podría estimular la secreción de insulina, lo que sabotearía el propósito de una dieta cuyo objetivo es generar una cantidad elevada de cetonas y limitar la glucosa del torrente sanguíneo. Esta restricción de la cantidad de hidratos y proteínas explica por qué las dietas cetogénicas tradicionales son tan ricas en grasas: únicamente hay tres macronutrientes, por eso cuando limitamos el consumo de dos de ellos, solo nos queda uno para llenar el vacío. Las calorías y la nutrición tienen que venir de alguna parte, y en una dieta cetogénica, con reducciones en hidratos de carbono y proteínas, provienen principalmente de la grasa, tanto de la almacenada en el cuerpo como de la procedente de animales alimentados con hierba y criados en régimen de pastoreo, peces capturados en estado salvaje, aguacate, frutos secos y semillas.

En lugar de seguir una dieta muy estricta como estrategia dietética contra el alzhéimer, bajar sencillamente el consumo de hidratos de carbono hasta que se generen algunas cetonas y se corrijan los niveles excesivos de insulina podría tener efectos positivos por el mero hecho de que aliviaría la carga metabólica del cerebro. Por supuesto, hay que contar con el factor de la sensibilidad a la insulina de cada individuo, así como con su capacidad para generar niveles elevados de cetonas. El cuerpo de algunas personas produce niveles superiores de cetonas más fácilmente que el de otras, pero se podría esperar que estos niveles se eleven en mayor o menor medida en cualquiera que siga una alimentación muy baja en hidratos de carbono y más rica en grasas.

Además, al contrario que una dieta cetogénica típica, una dieta muy baja en hidratos de carbono (que genera algunas cetonas) permite consumir una mayor variedad de verduras y frutas de carga glucémica baja; estas suelen ser más ricas en micronutrientes, antioxidantes y fitoquímicos que los cereales y azúcares refinados con un índice y una carga glucémicos elevados, que estarían prohibidos en la dieta cetogénica.[23] Por lo tanto, elegir una dieta muy baja en hidratos de carbono como vía principal para la terapia es más práctico, ya que la dificultad de seguir las dietas cetogénicas tradicionales es que son extremadamente restrictivas y a algunos pueden resultarles desagradables a la larga. Los problemas para adoptar este tipo de dietas durante un periodo prolongado podría explicar también por qué gran parte de la investigación relacionada con las cetonas como terapia para el alzhéimer se limita a las bebidas con mezclas de estas sustancias en lugar de a los cambios dietéticos (en el capítulo 2 veremos más acerca de estos curiosos compuestos). Probablemente también hay cierta inquietud por parte de la comunidad médica con respecto a un consumo tan alto de grasa, especialmente de grasa saturada, pese a que cada vez aumentan más las pruebas de que su consumo no guarda relación con un aumento del riesgo de enfermedades cardiovasculares y a que, de hecho, la reducción de hidratos de carbono puede mejorar numerosos marcadores de estas enfermedades.[24] Por desgracia, esta vía maravillosamente prometedora para la investigación de la terapia dietética se ve entorpecida por una mentalidad nutricional desfasada.

OTROS FACTORES: SUPLEMENTOS Y ESTILO DE VIDA

Los daños observados en el cerebro de un enfermo de alzhéimer son complejos y tienen diversos aspectos. Por lo tanto, cualquier intervención encaminada a retrasar o, a ser posible, revertir este daño debería seguir una estrategia de múltiples facetas que trate la causa fundamental así como los efectos secundarios y derivados. La mayoría de estas prácticas potencialmente útiles son de carácter nutricional, pero otras son alteraciones del modo de vida. Obviamente, la base de lo que podría considerarse una «estrategia antialzhéimer» es una dieta muy baja en hidratos de carbono y rica en grasas y en densidad nutricional general. Aparte de eso,

> El alzhéimer no es una enfermedad cerebral intratable y misteriosa, sino una afección, normalmente sistémica, metabólica/tóxica y reversible con un margen de tratamiento relativamente amplio.
>
> —**Dale Bredesen**[25]

hay suplementos nutricionales que podrían ser beneficiosos ateniéndonos a sus efectos bioquímicos, y además ajustes en el modo de vida que podrían ser eficaces por su influencia en la reducción de los niveles de insulina, lo que mejoraría la eficiencia metabólica general del cuerpo y facilitaría directamente una mejor función cognitiva al estimular el cerebro para formar nuevas conexiones neuronales. Veremos todo esto en más detalle en la tercera y cuarta parte del libro.

CONCLUSIÓN: HAY UNA SOLUCIÓN

Los investigadores están empezando a reunir pruebas de que las estrategias nutricionales que aquí presento y que veremos más detalladamente a lo largo de este libro son realmente eficaces para revertir el deterioro cognitivo y el alzhéimer. Dale Bredesen, investigador y médico en la vanguardia de esta investigación, ha desarrollado una intervención en múltiples frentes que ha producido resultados extremadamente prometedores.[26] Aunque la intervención exige ajustar múltiples resortes bioquímicos y fisiológicos por medio de la alimentación y el modo de vida, no debería extrañarnos que la base de este enfoque sea un cambio hacia lo que el doctor Bredesen llama un metabolismo basado en los lípidos, es decir, seguir una dieta que consiga que el cuerpo pase de funcionar principalmente con la energía de la glucosa a funcionar con las grasas y las cetonas.

Algunos de sus pacientes, cuya función cognitiva estaba tan gravemente deteriorada que tuvieron que abandonar sus profesiones, han vuelto ahora al trabajo y llevan vidas normales. Ha logrado mejorías impresionantes en pacientes con deterioro cognitivo leve y con aquellos en los que el alzhéimer se ha desarrollado por completo, y estos efectos positivos se alcanzaron incluso en individuos que portaban el genotipo ApoE4, el factor genético más fuerte para desarrollar el alzhéimer (lo veremos en mayor profundidad en el capítulo 7).

El programa del doctor Bredesen, llamado «Mejoría metabólica para la degeneración neurológica» (MEND, por sus siglas en inglés), señala que con la posible excepción del daño causado por un trauma físico en el cráneo o el cerebro, el deterioro cognitivo y la demencia son problemas metabólicos. Como tales, requieren terapias metabólicas. Puede que llegue un momento en el que los medicamentos ayuden a incrementar el efecto de estas terapias metabólicas, pero tratar los síntomas por separado nunca será una solución tan eficaz como abordar las causas fundamentales.

Otros aspectos del programa MEND comprenden justo la clase de prácticas de estilo de vida que exploraremos en la tercera parte: buena cantidad y calidad de sueño, periodos breves de ayuno, gestión del estrés, ejercicio, restauración vitamínica y suficiencia mineral, entre otras. Que estos factores dietéticos y de comportamiento estén por completo dentro de nuestro control debería darnos esperanzas de que podemos tener un impacto positivo sobre un proceso de enfermedad para el cual los tratamientos farmacéuticos desarrollados hasta la fecha han sido tan decepcionantes e ineficaces.

2

EL METABOLISMO DEL
COMBUSTIBLE CEREBRAL:
LA CLAVE PARA ENTENDER EL ALZHÉIMER

Si queremos entender y apreciar la gran importancia de las medidas que tomemos en cuanto a alimentación y estilo de vida para reducir los niveles de insulina y generar cetonas como estrategia contra el alzhéimer, tendremos que explorar más a fondo el complejo mundo del metabolismo del combustible cerebral. No te asustes; te lo explicaré de la manera más sencilla. Son conceptos complicados pero no por eso incomprensibles para quienes no son científicos y simplemente quieren ayudar a sus seres queridos a recuperar en la medida de lo posible el funcionamiento cognitivo saludable, y desde luego no te hace falta un doctorado para entender los principios básicos. Sin embargo, debes entenderlos, porque solo así se vuelve evidente e innegable la lógica de adoptar una dieta baja en hidratos de carbono y rica en grasas y de poner en marcha otras estrategias de estilo de vida para mejorar la sensibilidad a la insulina y reducir la inflamación y el estrés oxidativo.

¿EL ALZHÉIMER ES UNA «DIABETES TIPO 3»?

En el capítulo 1, expliqué la coincidencia entre el síndrome metabólico y el alzhéimer: en los dos casos se da una hiperinsulinemia crónica, que es una de las principales causas de ambas enfermedades. Además de usar expresiones fascinantemente descriptivas como *diabetes tipo 3* y *diabetes cerebral*, los investigadores lo han llamado también síndrome cognitivo metabólico para hacer hincapié en que esta forma de demencia es un problema metabólico.[1] De hecho, reconocen cada vez más que el deterioro cognitivo podría ir acompañado del síndrome metabólico. Este constituye un factor de riesgo para el alzhéimer, y aunque estas dos afecciones tienen muchos rasgos patológicos en común, el más poderoso es la resistencia a la insulina.[2]

Con toda la atención que les estamos prestando a la insulina, los hidratos de carbono y la utilización de la glucosa en el cerebro, puede que te estés diciendo: «Pero mi ser querido no tiene diabetes». Tal vez eso sea cierto, pero no significa que no tenga problemas relacionados con alteraciones en el metabolismo de los hidratos de carbono o con niveles de insulina desregulados. Para conectar las patologías de la diabetes tipo 2, la resistencia a la insulina y el deterioro cognitivo, tendremos que explorar cómo se diagnostica actualmente la diabetes tipo 2 y ver por qué esto ocasiona problemas.

Lo normal es que esta enfermedad se diagnostique mediante la evaluación de biomarcadores relacionados únicamente con la glucosa. Por ejemplo, basándose en los criterios establecidos por la Asociación Estadounidense de la Diabetes, los siguientes valores representan un «aumento del riesgo» de sufrirla:[3]

- Glucemia en ayunas: 100-125 mg/dL (5,6-6,9 mmol/L).
- Hemoglobina A1C: 5,7-6,4% (la hemoglobina A1C [HbA1c] es la media de los niveles de glucosa en la sangre durante los últimos tres meses aproximadamente).
- Glucosa en la sangre medida dos horas después de una dosis de 75 gramos de glucosa líquida (prueba de tolerancia a la glucosa oral): 140-199 mg/dL (7,8-11 mmol/L).

Para emitir un diagnóstico de diabetes tipo 2 plenamente desarrollada, las medidas tienen que alcanzar los siguientes valores: [4]

- Glucemia en ayunas: $\geq$ 126 mg/dL (7,0 mmol/L).
- Hemoglobina A1C: $\geq$ 6,5%.
- Respuesta de la glucosa en sangre a la prueba de tolerancia a la glucosa: $\geq$ 200 mg/dL (11,1 mmol/L).

Observa que ninguno de estos criterios de diagnóstico incluye nada relacionado con la insulina. Esta es una manera tremendamente limitada de entender el control glucémico, y al aferrarnos a esta visión tan reducida, hay miles (quién sabe si millones) de personas con una sensibilidad a la insulina tremendamente deteriorada que permanece sin diagnosticar. El doctor Joseph Kraft, que realizó el trabajo pionero en este campo hace décadas, desveló el alcance de este infradiagnóstico, y francamente es escandaloso. Según nos informa: «Hay muchísima gente a la que se le dice: "No se preocupe, sus niveles de azúcar en sangre durante el ayuno son normales"».[5] Algo en lo que fallan todos los análisis de glucemia (ya se trate de medir valores en ayunas, HbA1c o la respuesta a una prueba de tolerancia a la glucosa oral) es que no ofrecen ningún dato sobre los niveles de insulina. Un nivel de azúcar en la sangre «normal», una A1C «normal» y una respuesta «normal» a una prueba oral de tolerancia a la glucosa (OGTT, por sus siglas en inglés) podrían ser normales únicamente porque los niveles de insulina patológicamente elevados mantienen el azúcar controlado.

Con niveles de azúcar en sangre «normales» nadie puede culpar a un individuo por creer que está totalmente seguro en lo que respecta a su salud metabólica. Sin embargo, a medida que transcurre el tiempo y el cuerpo está cada vez más inundado de insulina, las células dejan de «escuchar» el mensaje de esta hormona. Es decir, se vuelven resistentes a ella. Cuando las células se vuelven resistentes a la insulina, se necesita más insulina para superar la resistencia y forzar a las células a responder. Mientras tanto, a medida que los niveles de insulina siguen creciendo, la glucosa en la sangre permanece normal. Solo cuando ocurre una de las dos cosas siguientes (o ambas) comienza a subir la glucosa en la sangre hasta el punto de alertar al médico de que el paciente es prediabético o diabético: o bien las células del cuerpo se vuelven tan resistentes a la insulina que ya no asimilan la glucosa de la corriente sanguínea en el momento adecuado o bien las células que segregan insulina del páncreas (llamadas *células beta*) no dan abasto para satisfacer la extrema demanda de insulina (a veces se denomina a esto *desgaste de las células betas*). En ambos casos el resultado es el mismo: una elevación permanente de la glucosa en la sangre.

> Normalmente, la resistencia a la insulina se encuentra en el primer lugar, o muy cerca de este, en la lista de factores de modo de vida relacionados con el incremento del riesgo de deterioro cognitivo en personas mayores.
> —Stephen Cunnane[7]

Como puedes ver, quizá lo último que sube en los individuos con un deterioro de la sensibilidad a la insulina sea la glucosa en la sangre. Antes de que la glucosa se eleve hasta el punto de justificar un diagnóstico de diabetes tipo 2 es posible que los niveles de insulina hayan estado disparados y causando daños durante años (o décadas). Por esta razón, el doctor Kraft empezó a llevar a cabo con sus pacientes una OGTT que se extendía de las dos horas habituales a cinco y, lo que es más importante, incluyó medidas de insulina (en una OGTT normal, el paciente bebe de 50 a 70 gramos de glucosa en forma líquida y su azúcar se mide cada treinta minutos durante dos horas). Así descubrió que miles de personas con niveles de azúcar aparentemente normales mantenían esos niveles solo a costa de una insulina peligrosamente elevada, por lo que consideró que las OGTT sin análisis de insulina presentan «fallos enormes».[6] El doctor Kraft acuñó los términos *diabetes in situ* o *diabetes oculta* (este último hace referencia a que la diabetes, es decir, la glucosa alta, permanece escondida debido a la insulina alta) para referirse al estado de hiperinsulinemia en el que la glucosa en la sangre se mantiene normal.

Si a un paciente hiperinsulinémico de alzhéimer no se le diagnostica diabetes, es sencillamente porque la diabetes tipo 2 se diagnostica solo a través de medidas de glucosa sin tener en cuenta los niveles de insulina. Pero no nos engañemos: este individuo tiene un grave problema metabólico. Con los niveles de insulina disparados, es cuestión de tiempo

> El conjunto de evidencias que está surgiendo últimamente sugiere que una mayor incidencia de anormalidades en la insulina y de resistencia a esta en el alzhéimer podría contribuir a las alteraciones fisiopatológicas de la enfermedad y a sus síntomas clínicos.
>
> —G. Stennis Watson
> y Suzanne Craft[8]

po que los mecanismos reguladores comiencen a fallar y la glucosa en sangre se eleve lo suficiente para que se le diagnostique diabetes. Los niveles de insulina altamente elevados son un resultado muy corriente entre los pacientes de alzhéimer, y la hiperinsulinemia es un factor independiente de riesgo del deterioro cognitivo y la demencia[9] (lo que significa que, independientemente de la disposición genética, para alguien a quien le hayan diagnosticado diabetes o que presente otros factores de riesgo, la insulina elevada crónicamente es, por sí sola, un factor significativo de riesgo). De hecho, un estudio concluyó que quienes padecen hiperinsulinemia tenían el doble de riesgo de desarrollar alzhéimer que aquellos con niveles normales de insulina, y estos individuos no eran diabéticos.[10] Al menos, no según los estándares convencionales. Ni el doctor Kraft ni yo estaríamos de acuerdo.

Aparte de los niveles elevados de glucosa en la sangre, podrías pensar también que tú o tu ser querido no mostráis uno de los demás síntomas asociados a la diabetes tipo 2: exceso de grasa corporal u obesidad. Sin embargo, incluso aunque tengas un peso o un índice de masa corporal (IMC) «saludables», esto no excluye en absoluto el síndrome metabólico o la diabetes tipo 2 ni el deterioro cognitivo. De hecho, muchos individuos mayores con alzhéimer pesan menos de lo que debieran. Pero un peso insuficiente o adecuado no es indicador de un metabolismo saludable. Aunque muchas personas acumulan un exceso de grasa corporal como resultado de niveles crónicamente elevados de insulina, hay muchas otras que no. En palabras del doctor Kraft: «No todos los enfermos de diabetes 2 son obesos [...] Tener un peso y un IMC normales, un nivel de azúcar normal en ayunas y unos niveles normales de insulina en ayunas no excluye la hiperinsulinemia, la diabetes tipo 2».[11]

La comunidad médica es cada vez más consciente de que las apariencias pueden engañar y de que lo que consideramos un peso corporal «sano» en realidad dice muy poco sobre lo que está sucediendo en el cuerpo de alguien. Entra totalmente dentro de lo posible (y es cada vez más corriente) que alguien desarrolle varios síntomas del síndrome metabólico y de la resistencia a la insulina y siga estando delgado. El exceso de peso corporal (especialmente alrededor de la cintura) es solo un indicador de un trastorno metabólico. Su ausencia no implica que no haya otros indicadores presentes (otros factores que sugerirían síndrome metabólico son la hipertensión, es decir, la presión arterial alta, los niveles elevados de triglicéridos, los niveles bajos de colesterol HDL, la insulina alta en ayunas y la glucosa elevada en ayunas o HbA1c elevada). Los investigadores llaman a estas personas los «obesos de peso normal» o, de manera más informal, «delgados por fuera, gruesos por dentro» (TOFI, por sus siglas en inglés).[12] No debería ser ninguna sorpresa que estos individuos, que externamente parecen saludables pero tienen perfiles metabólicos que indican un deterioro y una desregulación tremendos en su interior, corran un mayor riesgo de contraer una enfermedad cardiometabólica y de sufrir un mayor índice de mortalidad y daños generales para la salud que las personas saludables, lo mismo que sucede con aquellos que presentan sobrepeso y biomarcadores dentro de los rangos normales (los llamados «obesos metabólicamente sanos»).[13] Un estudio descubrió que entre el 7 y el 36% de los obesos son sanos metabólicamente, mientras que entre el 21 y el 87% de los individuos no obesos son metabólicamente enfermos.[14] De manera que puede parecer raro, pero el hecho es que tener un peso corporal «saludable» y niveles de azúcar en la sangre «normales» no le garantiza a nadie que no pueda tener el síndrome metabólico o una insulina elevada crónicamente. Como mucho, ofrece una falsa sensación de seguridad y puede ocultar problemas metabólicos subyacentes.

El doctor Kraft amplió la prueba oral de tolerancia a la glucosa agregándole un análisis de insulina y descubrió que la incidencia de la hiperinsulinemia está tremendamente subestimada y no se tiene en cuenta lo suficiente. Es difícil cuantificar la magnitud del problema de la insulina crónicamente elevada, pero lo que es seguro es que los millones de personas a las que se ha diagnosticado diabetes tipo 2 y síndrome metabólico son solo la punta del iceberg. En la actualidad se conoce la existencia de fuertes mecanismos fisiológicos y bioquímicos que vinculan la hiperinsulinemia crónica a la vasta mayoría de las enfermedades modernas que afectan a millones de personas en todo el mundo, entre ellas afecciones que históricamente se han considerado idiopáticas (es decir, de causa desconocida) como el vértigo, el tinnitus y la enfermedad de Menière.[15]

Es incuestionable que quienes padecen diabetes tipo 2 dan muestra de un incremento del riesgo de deterioro cognitivo y alzhéimer.[16] Pero no debemos dejar que el término *diabetes tipo 3* nos llame a engaño haciéndonos creer que para desarrollar alzhéimer o deterioro cognitivo leve es necesario tener diabetes tipo 2. Muchos pacientes de alzhéimer presentan niveles de azúcar en la sangre absolutamente normales y por lo tanto no se les ha diagnosticado diabetes. Recuerda que el problema no es la glucosa, sino la insulina. O, más bien, la resistencia a la insulina, ya sea en el cerebro, en el resto del cuerpo o en ambas partes.[17] Los pacientes de alzhéimer muestran con frecuencia niveles altos de insulina en la sangre pero niveles bajos en el cerebro y en el líquido cerebroespinal, lo que ayuda a explicar algunos de los rasgos patológicos de esta enfermedad que estudiaremos más adelante.

La diabetes tipo 2 y la tipo 3 no son la misma enfermedad, y ciertamente, para desarrollar alzhéimer no es necesario que a alguien se le diagnostique previamente diabetes; muchos pacientes de alzhéimer no son diabéticos. Como establecí anteriormente, ambas patologías no son iguales a pesar de tener las mismas causas principales subyacentes. Lo que difiere es, sencillamente, la manifestación final de esa resistencia subyacente a la insulina. Los enfermos de diabetes tipo 2 corren un mayor riesgo de deterioro cognitivo que quienes no sufren esta enfermedad, pero parece más acertado señalar, como hacen muchos investigadores, que los «pacientes con alzhéimer corren un riesgo de deficiencias glucorreguladoras superior al de los adultos sanos de mayor edad».[18] Y podría ser incluso más acertado afirmar que los pacientes con deficiencias glucorreguladoras corren un riesgo más elevado de alzhéimer que los adultos sanos de mayor edad.

Con frecuencia el peso corporal permanece normal, y la glucosa y la A1C en ayunas son los últimos valores que se elevan, de manera que parafrasearé una famosa expresión de una campaña política de hace algunos años: «¡Es la insulina, estúpido!»* (es fácil medir los niveles de insulina en un análisis sanguíneo solicitado por un médico). Sin embargo, aunque los niveles de insulina en ayunas sean normales, eso no descarta que esta se pueda mantener elevada durante un periodo prolongado tras las comidas y, por lo tanto, la mayor parte del tiempo. La OGTT de cinco horas con análisis de insulina puede ser reveladora para saber cómo maneja tu cuerpo los hidratos de carbono. Beber 50 o 75 gramos de glucosa en forma líquida no es algo que recomiende, y no refleja en absoluto la manera en que comemos «en el mundo real», pero te dará una perspectiva de tus niveles de insulina, o los de tu ser querido, en respuesta a una gran cantidad de azúcar simple. Esta prueba no se realiza normalmente, pero tu médico debería poder encontrar un laboratorio que lo haga).

EL METABOLISMO DEL COMBUSTIBLE CEREBRAL: OBTENER ENERGÍA DE LA GLUCOSA Y LAS CETONAS

Como expliqué en el capítulo 1, el uso reducido de la glucosa en las áreas cerebrales involucradas en la memoria y en otros procesos afectados por el DCL y el alzhéimer es una de las características

---

* «The economy, stupid» (La economía, estúpido), fue una frase muy utilizada en la política estadounidense durante la campaña electoral de Bill Clinton en 1992 contra George H. W. Bush (padre), que lo llevó a convertirse en presidente de los Estados Unidos.

invariables de estas afecciones. De hecho, el alcance de esta reducción está relacionado con la gravedad de la enfermedad, lo que significa que cuanto menor sea el índice metabólico cerebral de la glucosa (CMRgl), más grave será la enfermedad. Para que te hagas una idea de lo que quiere decir esto, un estudio longitudinal que utilizó pruebas PET para medir el CMRgl de personas de cincuenta a ochenta años mostró que un índice metabólico hipocampal reducido de glucosa en la base de referencia (esto es, al principio del estudio) predecía claramente la progresión desde una función cognitiva normal hasta el alzhéimer. En dicho estudio las mayores reducciones en la base de referencia se correspondían con el desarrollo más rápido de la enfermedad. [19] En otras palabras, cuanto más afectado estaba el CMRgl cuando se midió al principio del estudio, más rápidamente evolucionó hasta un alzhéimer completamente desarrollado (para que te hagas una idea, es como comprar un coche nuevo que vas a estrenar o comprar un coche usado que ya tiene algunos kilómetros, además de unos cuantos golpes y abolladuras. El coche usado, que desde un principio está dañado, tiene todas las probabilidades de averiarse antes que el que está completamente nuevo). Al inicio de la prueba, en las personas que pasaron de una función cognitiva normal a un DCL, el metabolismo de la glucosa hipocampal estaba reducido en un 15%, con un índice anual de deterioro del 2,4%. En los individuos que pasaron de una función cognitiva normal a desarrollar alzhéimer, al inicio el CMRgl era un 26% inferior al de quienes no desarrollaron alzhéimer y el índice anual de deterioro era del 4,4%, casi el doble de alto que en quienes desarrollaron un trastorno menos grave, un DCL, y más de cinco veces superior al índice anual de deterioro de un mero 0,8% observado en los sujetos que tenían CMRgl al inicio y no desarrollaron alzhéimer.[20] (Puede esperarse, y es casi inevitable, un deterioro ligero y gradual de la función cognitiva en la edad avanzada; lo que lleva al DCL y al alzhéimer es un deterioro relativamente drástico y más rápido). Suponiendo que los índices de deterioro sean más o menos constantes, la extrapolación a posteriori de estos datos indica que el deterioro podría haber comenzado varios años antes de la prueba inicial, quizá décadas antes de que se apreciaran signos claros de que el alzhéimer había comenzado a manifestarse.

Al inicio del estudio, pese a que algunos individuos mostraban un CMRgl que ya había disminuido, todos los sujetos eran normales a nivel cognitivo, lo que sugiere que el cerebro es capaz de sobreponerse durante bastante tiempo al deterioro de su generación de energía hasta que este se vuelve insuperable y los síntomas comienzan a salir a la luz. Este punto de partida de utilización reducida de glucosa en el cerebro y una frecuencia más intensa de deterioro continuado podrían ser algunos de los primeros desencadenantes que desembocan en el alzhéimer. De hecho, en este estudio longitudinal, el riesgo de deterioro cognitivo futuro fue el doble de elevado y el tiempo de supervivencia dos veces menor por cada unidad de reducción del índice metabólico de glucosa hipocampal[21] (cuanto mayor la reducción del índice metabólico de glucosa, mayor el riesgo de deterioro cognitivo y más corta la duración de la vida de la persona). Otros estudios confirmaron estas conclusiones. Comparados con los sujetos sanos de control (personas con cognición normal), los pacientes de alzhéimer mostraron una reducción de hasta un 45% de CMRgl; uno de los autores del estudio afirma que esta es la «anormalidad predominante» y «el mecanismo patofisiológico principal» de esta dolencia.[22] Resulta especialmente insidioso el hecho de que el proceso de la enfermedad podría tener sus orígenes muchos años antes de que se aprecien síntomas notables, porque al no haber señales claras, no existen razones para sospechar que se está larvando un trastorno metabólico que en último término podría llevar a una función cognitiva gravemente dañada. Por este motivo, deberíamos ocuparnos permanentemente de las posibles estrategias de prevención y reducción de riesgos. Aunque cabe la posibilidad de revertir parte de la cognición afectada por el alzhéimer y el DCL, es mucho más fácil tomar el control de estos asuntos antes de que se nos hayan ido por completo de las manos. Como se suele decir, más vale prevenir que curar (En el capítulo 24 hablaré de las posibles medidas de prevención).

Como la reducción del uso de glucosa en áreas específicas del cerebro es una de las primeras señales del DCL y el alzhéimer (se producen mucho antes de la formación de las placas beta-amiloides y de que se observe un deterioro cognitivo claro), es probable que este sea uno de los principales factores causales. Asimismo, recuerda que esta reducción puede observarse a través de una tomografía PET en personas de entre treinta y cuarenta y tantos años, mucho antes de que empiecen a surgir señales de demencia. La pregunta que los investigadores llevaban tanto tiempo tratando de responder era: si las neuronas implicadas en los procesos de aprendizaje y memoria no estaban metabolizando glucosa al ritmo normal, ¿se debía a que no estaban tomando suficiente glucosa o a que aunque tomaban la cantidad adecuada no la estaban usando de manera eficaz? En otras palabras, ¿era un problema de suministro o de demanda? Esto venía siendo como el acertijo del huevo y la gallina, pero ahora los investigadores creen que el problema comienza con la demanda. La absorción de glucosa por parte del cerebro parece normal en muchos casos de DCL e incluso en las primeras fases de alzhéimer. Es el metabolismo de la glucosa lo que ha disminuido. Cuando esto lleva algún tiempo produciéndose, las células comienzan a absorber menos glucosa: si hay poca demanda, no hay necesidad de un gran suministro.

Ya que la causa principal del deterioro cognitivo parece ser el metabolismo defectuoso del combustible en las áreas del cerebro implicadas en los procesos de memoria, aprendizaje y algunos aspectos del comportamiento, exploremos el modo que tiene el cerebro de obtener su energía.

Cómo obtiene el cerebro su energía

El cerebro es un devorador de energía; requiere una enorme cantidad de combustible. Bajo condiciones dietéticas «normales» (es decir, cuando alguien consume una alimentación que contiene una cantidad importante de hidratos de carbono), el combustible principal del cerebro es la glucosa. Sin embargo, como sabemos, este órgano es en cierto modo adaptable y puede funcionar también con otro tipo de combustible: las cetonas. Esta flexibilidad con respecto a los tipos de combustible que puede usar ha sido fundamental para nuestra supervivencia a lo largo de la historia evolutiva. Durante tiempos de hambruna, escasez de alimentos o incluso simplemente un invierno largo en el que no se podía disponer de una cantidad significativa de alimentos vegetales ricos en hidratos de carbono, nos habríamos encontrado con serias dificultades de no haber tenido la capacidad de utilizar otros combustibles aparte de la glucosa.

Por suerte, cuando el suministro de glucosa es escaso, el cerebro no tiene el menor problema en funcionar con cetonas, siempre que estén disponibles. Sin embargo, como mencioné anteriormente, las cetonas solo se producen en el cuerpo cuando los niveles de insulina son bajos, normalmente como resultado de una restricción dietética de hidratos de carbono (muchos otros factores afectan a los niveles de insulina y a la sensibilidad a esta sustancia, pero en la mayoría de las personas, la ingestión de hidratos de carbono es lo que produce un mayor impacto; veremos otros factores relevantes en la tercera parte). Por esta razón, entre quienes consumen la típica alimentación actual occidental, rica en hidratos de carbono, los niveles de cetonas están casi siempre muy bajos. Pueden subir un poco por la noche (cuando han pasado varias horas desde la última comida y probablemente la insulina vuelve a su nivel bajo de referencia, de manera que las cetonas podrían estar muy ligeramente elevadas a primeras horas de la mañana) pero esto es casi insignificante comparado con los niveles que se generan constantemente cuando alguien consume muy pocos hidratos de carbono.

Los manuales y los artículos científicos presentan estimaciones diferentes acerca de los requerimientos diarios de glucosa del cerebro, pero normalmente están en torno a los 110-145 gramos por día.[23] Sin embargo, como la glucosa no es la única fuente viable de energía del cerebro, cuando los niveles de cetonas están elevados, estas pueden proporcionar hasta el 60% de los requerimientos de energía cerebral, lo que haría que el cerebro necesitara mucho menos de 110-145 gramos de glucosa.[24] No solo eso, sino que, en realidad, cuando se queman como combustible, las cetonas ayudan a generar más energía que la glucosa, provocando menos daños y haciendo que el sistema de combustible funcione de manera más eficiente en general (imagínate a las cetonas como una fuente de «energía limpia» comparadas con la glucosa). La capacidad de las cetonas para energizar al máximo el cerebro y el resto del cuerpo ha llevado a un prominente investigador a afirmar que «los cuerpos cetónicos merecen ser llamados "supercombustible"».[25]

Hemos visto que el cerebro con alzhéimer tiene dificultades porque algunas de sus áreas cruciales han perdido la capacidad de aprovechar la energía de la glucosa. Aunque una solución lógica y obvia a este problema sería que pasara a usar cetonas en lugar de glucosa, recuerda que este órgano no puede utilizarlas si no hay un suministro estable de este combustible. Y mientras haya grandes cantidades de insulina en la corriente sanguínea, el cuerpo no tiene ninguna razón para generar cetonas. De hecho, los niveles altos de insulina inhiben directamente la formación de estas. De manera que para alguien que quiere generar bastantes cetonas con objeto de proporcionar una cantidad importante de combustible a las neuronas desnutridas, los niveles altos de insulina son un obstáculo casi insuperable (a riesgo de hacer un poco más compleja la explicación, hay maneras de elevar los niveles de cetonas incluso cuando la insulina está alta. Esto lo veremos más adelante. Por ahora, sigamos analizando cómo genera el cuerpo cetonas en circunstancias normales).

Sabemos que hay un deterioro de la absorción y utilización de la glucosa en el cerebro afectado por el alzhéimer. ¿Estamos seguros de que el cerebro de un enfermo de alzhéimer es capaz de absorber y de usar cetonas? Sí. Un equipo canadiense de investigación liderado por el doctor Stephen Cunnane ha demostrado que la absorción y el metabolismo cerebral de las cetonas no sufre deterioro con esta enfermedad.[26] En general, cuanto más elevados sean los niveles de cetona de la sangre (dentro de unos límites seguros), más de este combustible absorbe el cerebro. Según el doctor Cunnane y sus colaboradores:

Los resultados sugieren que, en realidad, las cetonas son el sustrato energético preferido del cerebro porque entran en él en la proporción de su concentración plasmática independientemente de la disponibilidad de glucosa; si las necesidades energéticas del cerebro se van satisfaciendo gradualmente por medio de las cetonas, el consumo de glucosa disminuirá en consecuencia. Esta disminución de la ingesta de glucosa por parte del cerebro cuando hay disponibles tanto cetonas como glucosa confirma la noción de que las cetonas son el combustible preferido de este órgano. Aun así, no es raro que haya cetonas y glucosa disponibles; normalmente, cuando una sustancia aumenta en la sangre, la otra disminuye. En condiciones de suficiencia energética normal y con tres comidas al día, se suprime la cetogénesis [sic] y la glucosa aporta >95% de las exigencias energéticas del cerebro; por lo tanto, la glucosa [...] es el combustible cerebral dominante, pero no el favorito de este órgano. [27]

El hecho de que el cerebro (incluso un cerebro envejecido y destrozado por el alzhéimer) pueda obtener su energía de las cetonas debería encaminarnos inmediatamente hacia estrategias dietéticas y cambios de modo de vida que reduzcan los niveles de insulina y eleven las cetonas, como una alimentación muy baja en hidratos de carbono y otras medidas que estudiaremos más adelante. Se ha demostrado una y otra vez, por medio de estudios con un «patrón de referencia», aleatorios, doble ciego y controlados con placebo,[28] que el aumento de cetonas mejora la función cognitiva en individuos con DCL y alzhéimer. Las cetonas son una fuente principal de energía para el cerebro que le estamos impidiendo generar a nuestro organismo (aunque de manera no intencional, por medio de nuestra dieta rica en hidratos de carbono) en cantidades lo bastante significativas para que sirvan a este propósito fundamental.

Sin embargo —y no puedo enfatizar esto lo bastante—, lo único que es insuficiente es el suministro de energía de la glucosa al cerebro. Si pudiéramos aumentar las cetonas (y podemos hacerlo), les proporcionaríamos a las neuronas agotadas una cantidad significativa de otro combustible. Como si no fuera bastante con esto, los estudios demuestran que los ratones sometidos a una dieta diseñada para generar cetonas no solo presentan un incremento en la utilización de cetonas en el cerebro sino también un aumento del índice metabólico cerebral de la glucosa; ¡todo son ventajas![30] Es verdad que estos resultados corresponden a ratones, no a seres humanos, pero aun así sigue siendo prometedor.

Además, el hecho de que los pacientes de DCL y alzhéimer muestren una función cognitiva notablemente mejorada cuando los niveles de cetonas son altos sugiere que las áreas afectadas del cerebro no están «muertas» sino más bien latentes, quizá solo esperando a recibir la nutrición adecuada para saltar a la acción. Según el equipo del doctor Cunnane:

> Cuando el suministro de energía del cerebro es insuficiente para cubrir sus necesidades metabólicas, las neuronas tienen que esforzarse más, especialmente las relacionadas con la memoria y la cognición, son de las primeras en mostrar incapacidad funcional (por ejemplo, deterioro de la memoria y del rendimiento cognitivo).
>
> —Sami Hashim y Theodore VanItallie[29]

El déficit de energía cerebral «puede al menos en parte suplirse con tratamientos cetogénicos. Uno de los elementos principales de esta interpretación es que las neuronas y las redes neuronales que previamente eran disfuncionales pueden comenzar a funcionar de nuevo con mayor normalidad una vez que se les ha proporcionado más combustible, es decir, estaban desnutridas o agotadas pero no muertas; de lo contrario esta mejoría cognitiva no sería posible.[31]

¡Espero que todo esto te sorprenda y te entusiasme tanto como a mí! Se trata de una investigación de vanguardia, y es una vía terapéutica mucho más prometedora que cualquiera de los fármacos que se han desarrollado hasta la fecha. No obstante, desgraciadamente, es poco probable que tu médico te mencione esta estrategia; ni siquiera la mayoría de los neurólogos hablan de ella. Esta información ya se encuentra disponible en las publicaciones científicas y médicas. Pero no le beneficia a nadie dormitando en revistas que es improbable que lean los afectados por el alzhéimer y el DCL y sus cuidadores. Nadie ha llevado esta información crucial a quienes más lo necesitaban, hasta ahora.

¿Por qué no es probable que los médicos te hablen sobre estas maravillosas estrategias que podrían cambiar tu vida? Por varias razones: primero, los médicos no siempre tienen tiempo para estar al día de los últimos hallazgos en sus propias especialidades, y mucho menos de encontrar la información acerca de las cetonas y el metabolismo del combustible cerebral en textos abstrusos que podrían estar dirigidos a otros campos de la ciencia; segundo, comprensiblemente, resulta casi imposible hacerse a la idea de que exista la posibilidad —la mera posibilidad— de que algo aparentemente tan complejo e intratable como el alzhéimer pueda mejorarse con una dieta especial, y tercero, a pesar de la ingente cantidad de artículos científicos, libros, páginas web, *podcasts*, campañas en redes sociales y conferencias profesionales que subrayan el asombroso potencial terapéutico de las dietas cetogénicas como terapia para una amplia variedad de enfermedades crónicas, sigue habiendo mucha ignorancia y confusión acerca de qué son exactamente las cetonas, cuál es su función y si son o no seguras.

> Hay dos cosas claras: la primera es que el alzhéimer se ve, como mínimo, agravado (si es que no causado) por la privación crónica, progresiva, de combustible cerebral debida específicamente al déficit de glucosa en el cerebro y la segunda es que intentar tratar el déficit cognitivo en las primeras fases del alzhéimer por medio de intervenciones cetogénicas controladas clínicamente es seguro, ético y tiene una sólida base científica.
>
> —Stephen Cunnane[32]

No puedo hacer nada acerca de la primera razón. Mi objetivo al escribir este libro es cambiar tu manera de pensar con respecto a la segunda. En cuanto a la tercera, tenemos trabajo por delante.

CETOSIS FRENTE A CETOACIDOSIS

Las cetonas, como he descrito anteriormente, son un subproducto de la descomposición de las grasas. Profundicemos un poco más. Plantéate que el cuerpo humano es como un coche híbrido: puede funcionar con varios tipos de combustible. De hecho, eso es lo que hacemos normalmente, dependiendo de la actividad que estemos realizando y de a qué órgano o tipo de células nos estemos refiriendo. Por ejemplo, las células rojas de la sangre deben funcionar con glucosa porque carecen del «mecanismo» para usar grasas o cetonas, mientras que la mayoría de las neuronas usan glucosa o cetonas; no extraen energía de las grasas. Cuando consumimos una dieta muy baja en hidratos de carbono, no hay bastante glucosa para proporcionarle energía al cuerpo, de manera que este se ve forzado a pasar a alimentarse principalmente de grasa, «reservando» así cualquier pequeña cantidad de glucosa que haya disponible para los tejidos para los que esta resulta imprescindible (corro el riesgo de resultar repetitiva aquí, pero es tan importante que comprendas esto que merece la pena insistir en ello). Los seres humanos por lo general no usamos las proteínas como fuente de energía. Podríamos descomponer pequeñas cantidades de proteína para usar aminoácidos como combustible, pero el combustible que prefiere usar el cuerpo es la grasa, ¡por eso almacenamos tanta! (algunos con más facilidad que otros).

Los investigadores suelen decir que las cetonas son una especie de combustible «de reserva», al que únicamente se recurre durante el ayuno o en momentos de escasez. Sin embargo, esto se basa en la suposición de que la glucosa es el combustible preferido del cuerpo. Para demostrar que probablemente no sea así y que, en realidad, quizá estamos más preparados para funcionar con la grasa, vamos a detenernos brevemente en cómo funciona el almacenamiento de energía en el cuerpo humano. Puede parecer que esto solo servirá para complicar aún más las cosas, pero te aseguro que hay una buena razón para hacerlo: entender estos conceptos básicos os proporcionará a ti o a tu ser querido una base sólida y segura para adoptar una dieta rica en grasa y muy baja en hidratos de carbono. Se trata de una terapia nutricional basada en los fundamentos de la fisiología humana, no de una idea marginal ni de uno de esos enfoques extravagantes que nos muestra alguno de los vendedores de humo que aparecen en la televisión.

Comencemos por la parte superior del cuadro 2.1 y vayamos viéndolo hasta abajo. Nuestros cuerpos tienen tres compartimentos para almacenar hidratos de carbono (conocidos de forma abreviada como CHO), concretamente la glucosa. El primero es el que forman los líquidos corporales –principalmente la sangre, aunque también el líquido cerebroespinal, el humor vítreo que rodea los globos oculares y otros fluidos corporales–. Esto representa 20 gramos –80 calorías– de combustible (1 gramo de hidratos de carbono proporciona 4 calorías de energía). Eso no es mucho. Un total de 80 calorías no supone apenas nada cuando estamos hablando de suministrar energía a todo el cuerpo, incluido el exigente cerebro, de manera que pasemos a la otra forma de almacenamiento de glucosa en nuestros cuerpos: el glucógeno.

Cuadro 2.1. Reservas de energía en los seres humanos

Combustible almacenado	Lugar de almacenamiento	Reservas de combustible (g)	Reservas de combustible (calorías)
Glucosa (CHO)	Líquidos corporales	20	80
Glucógeno (CHO)	Hígado	70	280
Glucógeno (CHO)	Músculos	120	480
Proteína	Músculos	6.000	24.000
Grasa	Adiposa (grasa corporal)	15.000	135.000

Fuente: Thomas M. Devlin, ed. *Textbook of Biochemistry With Clinical Correlations.* 7.ª edición (Hoboken: John Wiley & Sons, Inc., 2011): 849.
Nota: basado en un adulto de 70 kilos de peso.

El glucógeno es para los seres humanos lo que el almidón es para las plantas: la forma en que almacenamos los hidratos de carbono (los almacenamos como glucógeno, mientras que una patata, por ejemplo, los almacena como almidón). Como nuestra sangre puede contener solo una pequeña cantidad de glucosa en un momento determinado (incluso en el caso de los diabéticos tipo 2 con una proporción muy elevada de azúcar en la sangre), nuestros cuerpos tienen que encontrar otro sitio en el que guardarla. Nuestro hígado y nuestros músculos son ese «otro sitio». El hígado solo es capaz de almacenar unos 70 gramos de hidratos de carbono en forma de glucógeno, que equivalen a unas 280 calorías. Esto sigue siendo poco. Como neoyorquina que soy, puedo decirte que solo uno de los clásicos *bagels* de Nueva York, casi tan grandes como tu cabeza, pueden contener hasta 70 gramos de hidratos de carbono. De manera que el glucógeno del hígado, lo mismo que el de la sangre, no parece una buena fuente de reservas de combustible para abastecer al organismo.

Sin embargo, ahora vienen los músculos, y eso sí que son palabras mayores. Incluso una persona relativamente poco musculosa posee una buena cantidad de masa muscular. Ese sujeto hipotético de 70 kilos representado en el cuadro 2.1 almacena unos 120 gramos de hidratos de carbono en su glucógeno muscular, equivalentes a unas 480 calorías. No está mal, pero tampoco es como para presumir (si alguna vez has ido a un restaurante italiano o chino, probablemente habrás consumido más de 120 gramos de hidratos de carbono en una sola comida, debido al pan recién hecho, la pasta, el postre y el vino, o el arroz, los tallarines, el *wantan* y las empanadillas, así como las salsas azucaradas y espesadas con almidón de maíz). Una cantidad de 120 gramos de hidratos de carbono en forma de glucógeno muscular no es una fuente de combustible de la que se pueda depender. Además, el factor más importante en contra del glucógeno muscular como combustible para todo el cuerpo (o solo para el cerebro) es que únicamente puede usarse para alimentar la actividad de los músculos en los que se ha almacenado. No beneficia al resto del cuerpo. Si por ejemplo tienes glucógeno almacenado en los bíceps, este no puede segregarse en la corriente sanguínea cuando tu nivel de azúcar en la sangre está bajo. Solo el glucógeno del hígado, que es insuficiente, puede hacer eso, de manera que no puede servir como combustible para el resto del cuerpo.

Pasando a la proteína, tenemos unos 6.000 gramos de proteína corporal, equivalentes a 24.000 calorías de combustible almacenado (1 gramo de proteína proporciona 4 calorías). ¡Esto es una cantidad enorme de energía almacenada! Pero ¿dónde se deposita esa proteína? En nuestros músculos. Y también en nuestros órganos, glándulas, huesos, tendones, ligamentos y otros tejidos preciosos que no nos interesa descomponer (catabolizar) para convertir en combustible. La proteína es demasiado valiosa para estos otros propósitos como para extraerla y usarla de fuente de energía. De manera que esas 24.000 calorías pueden resultar muy tentadoras, pero no hay que contar con ellas como combustible.

Aún nos queda otra posible fuente de combustible: la grasa. Y mira esto: 15.000 gramos de grasa almacenada en el tejido adiposo (grasa corporal) ¡equivalen ni más ni menos que a 135.000 calorías! (1 gramo de grasa proporciona 9 calorías de energía). ¡Esto sí que es importante!

El cuerpo humano tiene una capacidad prácticamente ilimitada de acumular tejido adiposo, en otras palabras, de almacenar grasa (¡como muchos sabemos de sobra!). Teniendo esto en cuenta, parece como si la naturaleza, la evolución, la Voz que habla en los Cielos, o lo que sea que decidas creer, hubiera creado nuestros organismos, o los hubiera hecho evolucionar, para que funcionaran con grasa, porque el «depósito de gasolina» del cuerpo humano está diseñado para contener más grasa que ningún otro combustible. Además, si 1 gramo de hidratos de carbono proporciona solo 4 calorías de energía y la grasa 9, eso indicaría que la grasa nos proporciona más del doble de energía por gramo. Recuerda esto la próxima vez que oigas a alguien decir que los hidratos de carbono son «el combustible preferido» del cuerpo.

Muchos profesionales clínicos así como un gran número de investigadores (especialmente médicos que se encuentran diariamente con los efectos devastadores de la moderna dieta rica en hidratos de carbono y generadora de una insulina elevada) creen ahora que la grasa es la fuente de energía preferida y principal del cuerpo y que la grasa y las cetonas no son combustibles de «reserva» o emergencia, sino los que deberíamos utilizar la mayor parte del tiempo. Esto ayuda a explicar por qué una dieta baja en hidratos de carbono ha de ser al mismo tiempo rica en grasas. Si obtenemos poca energía de los carbohidratos y no queremos usar la proteína como fuente principal de energía, lo único que nos queda es la grasa —tanto nuestra grasa almacenada como la de nuestra comida—. Tengo que aclarar que el cuerpo requiere glucosa, pero ni mucho menos en los niveles que le forzamos a digerir con la ingestión constante de pan, pasta, cereales para el desayuno, galletas, galletas saladas, barritas de granola, zumos y refrescos.

De acuerdo, muy bien: grasas, proteínas, hidratos de carbono... ¿Cuál es el papel de las cetonas?

Un beneficio adicional de abastecer el cuerpo principalmente con grasas, en lugar de con hidratos de carbono, es que la descomposición de las grasas excede la capacidad del cuerpo para utilizar todo ese combustible, por lo que parte de esas grasas son convertidas en cetonas, y las cetonas son en sí mismas una fuente adicional de combustible. Este es un proceso metabólico normal y saludable, llamado «cetosis nutricional» o lo que el doctor Robert Atkins (sí, el famoso doctor Atkins) llamó «cetosis dietética benigna».

La cetosis nutricional (una respuesta fisiológica totalmente normal a la necesidad que tiene el cuerpo de otro combustible que no sea glucosa) es un estado metabólico completamente diferente de la *cetoacidosis diabética*. La confusión de la cetosis nutricional, beneficiosa, con la cetoacidosis diabética, perjudicial y patológica (incluso por parte del personal médico cualificado, que debería conocer la diferencia), es lo que frecuentemente les impide a los médicos y nutricionistas recomendar a sus pacientes dietas cetogénicas bajas en hidratos de carbono. Solo porque ambas expresiones tienen el prefijo *ceto* no significa que sean lo mismo. Como han señalado los doctores Jeff Volek y Stephen Phinney, que llevan mucho tiempo estudiando el efecto de las dietas bajas en hidratos de carbono: «Sugerir que estos dos estados son parecidos es como igualar una lluvia suave con un diluvio solo porque en ambos fenómenos atmosféricos hay agua por medio».[33] La analogía del agua es buena: la diferencia entre la cetosis dietética benigna y la cetoacidosis diabética es la misma que hay entre un chaparrón de primavera y un tsunami o una lluvia monzónica.

La cetoacidosis diabética es un trastorno patológico con efectos potencialmente mortales que podría presentarse en la diabetes tipo 1 y a veces en la tipo 2. Recordarás que la insulina inhibe directamente la formación de cetonas. Pues bien, los enfermos de diabetes tipo 1 producen poca o ninguna insulina. Por lo tanto, a menos que tomen la dosis adecuada de insulina inyectada, corren el riesgo de tener una cantidad excesivamente reducida de esta sustancia en su corriente sanguínea. Y si la insulina del cuerpo es insuficiente, la glucosa en la sangre sube a niveles muy elevados, y además no hay nada que detenga la producción de cetonas. De manera que la cetoacidosis diabética da lugar simultáneamente a unos niveles muy elevados de glucosa y cetonas en la sangre. El problema de unos niveles muy altos de cetonas es que las moléculas cetónicas son ácidas. Una acumulación muy elevada de ellas desbordará la capacidad del organismo para atenuar esta acidez en la sangre, dando lugar a una situación verdaderamente peligrosa.

Sin embargo, la cetosis dietética benigna es completamente diferente. Durante la cetosis nutricional, la glucosa en la sangre es relativamente baja. Los niveles de cetonas permanecen bastante por debajo del límite en el que comienzan a ser peligrosos y el pH de la sangre se mantiene dentro de unos márgenes perfectamente normales, saludables y seguros. De manera que mientras que la analogía de la lluvia suave y el monzón es ilustrativa, yo prefiero una que está más relacionada con las bebidas alcohólicas: la cetosis nutricional es como tomar una copa de vino o dos y estar un poco más relajado y alegre de lo normal pero todavía en pleno control de tus facultades, mientras que la cetoacidosis es como estar totalmente borracho. Ambas implican el consumo de alcohol, pero son estados completamente diferentes. En el cuadro 2.2 podemos ver los rangos de niveles de cetonas (en este caso, beta-hidroxibutirato [BHB], el cálculo de cetonas en la sangre) que normalmente se dan bajo diversas condiciones metabólicas.

Cuadro 2.2. Niveles de cetonas en diferentes estados metabólicos

Estado metabólico	Cetonas en la sangre (BHB, mmol/L)
Dieta mixta (rica en hidratos de carbono)[34]	0,1-0,2
Ayuno nocturno en dieta mixta[35]	<0,5
Cetosis nutricional[36]	0,5-5,0
Cetosis médica terapéutica[37]	2,0-7,0
Inanición total[38]	5,0-8,0
Cetoacidosis diabética[39]	15-25

Como puedes ver, la cetoacidosis diabética genera cetonas en concentraciones de una magnitud superior a la que se generaría vía cetosis nutricional por medio de una dieta baja en hidratos de carbono o, por supuesto, en condiciones de inanición total. En individuos saludables que producen la insulina adecuada, basta con cantidades relativamente pequeñas de insulina para suprimir la formación excesiva de cetonas, de manera que no hay necesidad de preocuparse por la cetoacidosis. Es más, en realidad, las mismas cetonas estimulan la secreción de insulina. En un cuerpo regulado apropiadamente, cuando los niveles de cetonas comienzan a subir en exceso, inducen la secreción de insulina, lo cual inhibe la formación de cetonas, con lo que se mantiene controlada la producción de estas. Unas cantidades saludables de insulina no permiten que las cetonas alcancen niveles peligrosos. Sin embargo, déjame insistir en que esto es lo que ocurre en un cuerpo regulado apropiadamente. Quienes sufren diabetes tipo 1 o son diabéticos tipo 2 insulinodependientes necesitan ser mucho más precavidos. Aun así, las dietas cetogénicas se han usado de manera segura y eficaz en ambos tipos de diabetes.[40] De hecho, el doctor Keith Runyan, médico de Florida, padece diabetes tipo 1 y sigue una dieta cetogénica para controlar su enfermedad y mantener su glucosa y sus cetonas en la sangre dentro de unos límites seguros.[41]

Los médicos que advierten a los enfermos de diabetes (tanto de tipo 1 como la tipo 2) sobre «los peligros de la cetosis» están confundiendo la cetosis nutricional con la cetoacidosis. Es una situación lamentable que «los educadores dietéticos y médicos sigan prescindiendo a la ligera de las cetonas y la cetosis nutricional cuando, en muchos casos, carecen de un conocimiento básico del papel que las cetonas juegan en el metabolismo de la energía humana».[42] No soy médica (ni hago de médica en la televisión), pero si lo fuera, a los médicos y nutricionistas atascados en este atolladero de ignorancia fisiológica y metabólica, les recetaría que volvieran a leer su manual de bioquímica, donde pueden encontrarse las siguientes perlas de sabiduría:

Muchos tejidos prefieren usar ácidos grasos y cuerpos cetónicos como combustibles oxidables en lugar de glucosa. La mayoría de esos tejidos puede usar glucosa pero prefiere oxidar ácidos grasos y cuerpos cetónicos.[43]

[...]

Durante un periodo prolongado de inanición el acetoacetato y el beta-hidroxibutirato reemplazaron a la glucosa como combustible predominante para el cerebro. El músculo consume ávidamente cuerpos cetónicos al principio de la inanición pero procede a la oxidación de ácidos grasos a medida que la inanición se alarga, reservando así los cuerpos cetónicos para el metabolismo cerebral. De manera que los cuerpos cetónicos son un combustible normal para diversos tejidos y forman parte de un modelo complejo de metabolismo del combustible.[44]

Tengamos presente lo que escribió el doctor Samuel Henderson, uno de los principales investigadores del uso de las cetonas para el tratamiento del alzhéimer:

En una dieta occidental normal rica en hidratos de carbono (>50% del total de calorías consumidas), se inhibe una cetogénesis significativa durante la mayor parte del tiempo [...] Es probable que durante el transcurso de prácticamente la totalidad de la evolución humana, la cetosis sirviera como un mecanismo valiosísimo de supervivencia para abastecer el metabolismo cerebral en momentos de escasez de alimentos. Por lo tanto, en algunos aspectos, la alimentación moderna puede considerarse «cetodeficiente».[46]

Obviamente, como combustible alternativo para el cerebro (que ha demostrado ser eficaz), las cetonas son increíblemente prometedoras para mejorar el deterioro cognitivo del alzhéimer. Sin embargo, el cerebro no puede funcionar solo con cetonas, del mismo modo que, como mencioné anteriormente, algunas células corporales no pueden funcionar con grasas o cetonas y, por lo tanto, han de usar glucosa. Así que, aun siguiendo una dieta baja en hidratos de carbono, sigue existiendo la necesidad de algo de glucosa para el cerebro y el resto del cuerpo. En una dieta baja en hidratos de carbono, se obtienen pequeñas cantidades de glucosa provenientes de los carbohidratos de las verduras, frutas, frutos secos, semillas y productos lácteos. Pero un ser humano puede sobrevivir durante bastante tiempo, incluso durante un periodo de inanición total, sin ningún tipo de comida, y, por lo tanto, sin nada de glucosa dietética (no podemos estar más de dos o tres días sin tomar agua, pero podemos sobrevivir sin alimentos durante un periodo significativamente más largo). Cuando al cuerpo no le llega ninguna glucosa de fuera, ¿cómo consigue la que necesita?

> La principal crítica que se suele hacer a las dietas cetogénicas es, con diferencia, que la cetosis es perjudicial para la salud, peligrosa e incluso puede resultar mortal. Pero ¿dónde están los cadáveres? Si esta clase de dieta es tan peligrosa, ¿por qué no hay víctimas mortales por todas partes? Más concretamente, ¿por qué sigue salvando tantas víctimas?
> —**John Kiefer** [45]

GLUCONEOGÉNESIS: CREAR GLUCOSA A
PARTIR DE OTROS COMPUESTOS

Recuerda lo que dije antes acerca de que el cuerpo humano era un maestro en el arte de volver a usar y reciclar. Se nos da de maravilla convertir unas cosas en otras. Sugerir que porque el cerebro requiere glucosa debemos consumir una gran cantidad de hidratos de carbono es tan incorrecto y muestra una estrechez de miras tan grande como asegurar que como las naranjas son una buena fuente de vitamina C todos debemos consumir exclusivamente naranjas. Desde luego, esta fruta es una buena fuente de vitamina C, pero no la única. Podemos obtener bastante vitamina C del brócoli, los pimientos y las espinacas, por ejemplo. Del mismo modo, los hidratos de carbono son la fuente más obvia de glucosa, pero también podemos crear glucosa a partir de otras diversas moléculas.

Hay aminoácidos esenciales (de las proteínas) y ácidos grasos esenciales (de las grasas). No existen hidratos de carbono esenciales. Esto no quiere decir que el cuerpo no requiera glucosa; solo que ese requerimiento de glucosa no implica forzosamente que se obtenga a través de los hidratos de carbono dietéticos. Según Jeff Volek y Stephen Phinney, en su libro *The Art and Science of Low Carbohydrate Living* (El arte y la ciencia de vivir con bajos niveles de hidratos de carbono):

> Dentro de la clase de nutrientes llamados «hidratos de carbono» no hay ninguna molécula que sea esencial para la salud o el bienestar humanos. Eso no significa que el azúcar en la sangre no tenga la menor importancia, sino más bien que el azúcar en la sangre puede mantenerse bien mediante procesos metabólicos como la gluconeogénesis sin hidratos de carbono dietéticos en el ser humano cetoadaptado.[47]

Según el Comité de Nutrición y Alimentos del Instituto de Medicina de la Academia Nacional de Ciencias de Estados Unidos: «El límite más bajo de hidratos de carbono dietéticos compatible con la vida aparentemente es cero, siempre que se consuman las cantidades adecuadas de proteína y grasa».[48] No estoy sugiriendo que no consumir nada de hidratos de carbono sea lo ideal ni lo aconsejable; me limito a señalar que gracias a la capacidad del cuerpo de producir glucosa a partir de otras sustancias, es posible. ¿Cómo? A través de un proceso llamado *gluconeogénesis*.

No dejes que este término tan técnico te confunda. Tan solo significa, en lenguaje científico, «crear glucosa nueva», y es el proceso bioquímico por el cual el cuerpo genera glucosa a partir de otras moléculas para abastecer al cerebro y a otros tejidos que la necesitan. En este sentido, más que forzar el organismo a usar la glucosa como combustible, como por ejemplo hacemos al comernos un dulce, el suministro de glucosa viene determinado por la demanda: el cuerpo generará la cantidad requerida a medida que la necesite. Y recuerda, cuando funcionamos a base de grasas y cetonas, la demanda total de glucosa se reduce.

La gluconeogénesis se produce continuamente en nosotros. Funcionamos con diversos tipos de combustibles simultáneamente, mientras el cuerpo se dedica a sus malabarismos de volver a usar una y otra vez las mismas sustancias y reciclarlas. Sin embargo, en general, cuando de verdad se dispara la gluconeogénesis es cuando tiene que hacerlo, como en los casos en que comemos muy pocos hidratos de carbono pero aun así tenemos que conseguir glucosa de algún sitio. Como mencioné antes, primero obtenemos glucosa del glucógeno almacenado en el hígado. El glucógeno se descompone en moléculas individuales de glucosa que pueden emplearse como combustible. Pero recuerda, el hígado almacena solo una pequeña cantidad de glucógeno. Una vez que esas reservas empiezan a vaciarse (nunca se quedan completamente vacías), echamos mano a otros recursos.

Otra de las fuentes a las que recurrimos es la proteína. Muchos de los aminoácidos que forman las proteínas pueden ser convertidos en glucosa. Al principio, antes de que el organismo haya hecho la transición a funcionar principalmente a base de grasas y cetonas, sigue buscando las mismas grandes cantidades de glucosa habituales. Esta glucosa la conseguirá descomponiendo pequeñas cantidades de proteínas corporales con objeto de obtener estos aminoácidos glucogénicos. De todos modos, esto solo ocurre durante un breve periodo de tiempo. Una vez que nos adaptamos a usar grasas y cetonas, la demanda general de glucosa desciende y deja de ser necesario descomponer las proteínas corporales para llenar ese vacío de glucosa (además, los aminoácidos que consumimos en proteína dietética pueden convertirse en glucosa, de manera que el cuerpo no tiene ningún motivo para descomponer el tejido muscular tan valioso y que tanto le ha costado conseguir).

Otra fuente de glucosa para obtener la pequeña cantidad requerida es la grasa. Cuando descomponemos la grasa para obtener combustible, algunas partes se queman directamente como energía mientras que otras se convierten en glucosa (que después se transforma también en una fuente de energía). Las grasas se almacenan en el cuerpo en forma de triglicéridos, y en aras de la simplicidad, podemos imaginar que su aspecto es como el de la letra E. La columna vertebral de la molécula de triglicéridos, desde la cual se expanden tres ácidos grasos (el «tri» de *triglicérido* indica que hay *tres* ácidos grasos unidos), se llama *glicerol*. Dos moléculas de glicerol pueden combinarse para formar una molécula de glucosa. De manera que, como puedes ver, cuando el consumo de hidratos de carbono es muy reducido (o incluso cuando dejamos de consumirlos por completo), el cuerpo puede generar internamente la glucosa que necesita. ¡No es necesario tomar pasta ni zumo de manzana! Aun así, verás que lo que recomiendo en este libro es una dieta baja en hidratos de carbono, no una dieta sin hidratos de carbono. No todos los hidratos son ricos en almidón. Cuando oímos este término, tendemos a pensar en patatas, arroz y pan, pero las lechugas, el brócoli, el calabacín y la coliflor son unos cuantos ejemplos de alimentos vegetales que pertenecen a esta categoría: su contenido en hidratos de carbono es inferior y carecen de almidón, por lo que todos ellos están permitidos en esta estrategia nutricional. De manera que, desde el principio, esta dieta proporciona algo de glucosa.

ELEVAR LOS NIVELES DE CETONAS

Hemos cubierto una gran parte del trabajo preliminar y sentado una base sólida que nos permite entender cómo podemos usar una estrategia dietética para inducir cambios bioquímicos en la totalidad del organismo y nutrir así partes de este que han perdido la capacidad de extraer suficiente energía de la glucosa. Sabemos que la glucosa requerida para ciertos tejidos puede obtenerse a partir de pequeñas cantidades de hidratos de carbono dietético así como vía gluconeogénesis. También sabemos que nos conviene elevar los niveles de cetonas, ¡ya que la base fundamental de esta estrategia es que las cetonas alimenten a las neuronas debilitadas!

Si crees que es totalmente imposible que tu ser querido se comprometa a seguir una dieta baja en hidratos de carbono y rica en grasas, puede que te desanimes y te preguntes si hay algo que puedas hacer (lo que sea) para ayudarlo a elevar de algún otro modo sus niveles de cetonas. ¿Hay alguna especie de atajo o de truco para aumentar las cetonas incluso cuando se tienen niveles altos de insulina o se consume una gran cantidad de hidratos de carbono? ¡Lo hay!

Los niveles altos de insulina (inducidos por una ingesta elevada de hidratos de carbono, pero no únicamente por ello) impiden la formación de cantidades significativas de cetonas. Pero se le puede dar la vuelta a esto; aunque, en teoría, el estado metabólico debería impedirlo, hay maneras de conseguir que las cetonas lleguen al cerebro. Una de ellas es proporcionarle al cuerpo grandes cantidades de sustancias que convertirá fácilmente en cetonas; otra es darle directamente cetonas. Empezaremos por la primera.

La manera más sencilla y menos costosa de elevar las cetonas es consumir triglicéridos de cadena media (TCM). Los TCM son un tipo especial de grasa que no se digiere ni absorbe del mismo modo que otras grasas. En lugar de seguir la misma ruta que toman por ejemplo el aceite de oliva o el de sésamo dentro del cuerpo humano, los TCM van directamente al hígado, que los convierte en cetonas y los libera en la corriente sanguínea, desde donde pueden llegar a otros tejidos para servirles de combustible (el hígado genera la inmensa mayoría de las cetonas del cuerpo, pero no las usa. Las exporta para que se utilicen en otras partes del organismo). Los TCM se originan de manera natural en algunas grasas y aceites —el aceite de coco y el de palmiste son las fuentes más ricas–. Sin embargo, solo constituyen un pequeño porcentaje del total de ácidos grasos de estos aceites. Ahora se pueden conseguir aceites de TCM purificados en las tiendas de alimentos saludables y en Internet, y estos tienen un porcentaje de TCM del 100%, comparado con el 15% que contiene aproximadamente el aceite de coco (dependiendo de la fuente que consultemos, el aceite de coco podría llegar a incluir hasta un 57% de TCM. Todavía se debate la definición precisa de triglicérido de cadena media, pero independientemente de esto, el aceite de coco es una buena fuente, aunque incluso con un porcentaje del 57% de TCM sigue siendo inferior al aceite puro de TCM). Los estudios realizados con animales y con seres humanos confirman que la ingestión de estos ácidos grasos eleva los niveles de cetonas en la sangre. De hecho, una doctora cuyo marido padecía alzhéimer observó una mejoría notable de sus facultades cognitivas sin otro cambio en su alimentación ni en su estilo de vida que el de introducir aceite de coco en su dieta.[49]

Lo que resulta fascinante acerca del potencial de los aceites ricos en TCM para mejorar la función cognitiva es que su ingestión elevará las cetonas independientemente de los niveles de insulina o de glucosa en la sangre. Es más, la absorción y el uso de cetonas depende del suministro: cuantas más cetonas haya, más absorberá y utilizará el cerebro, tanto en las personas sanas como en aquellas con DCL y alzhéimer.[50] (Trataremos sobre el aceite de coco y los aceites de TCM con mayor profundidad en el capítulo 13). La segunda manera de elevar las cetonas incluso cuando los niveles de insulina están altos es con cetonas exógenas. *Exógenas* significa «del exterior», lo que quiere decir que el cuerpo no las produce internamente, ya sea por tomar grasas ricas en TCM o por haberse adaptado a una alimentación muy baja en hidratos de carbono. Piensa que las cetonas exógenas son como una especie de «suplemento de cetonas». Pueden conseguirse por Internet y normalmente vienen en forma de bebida o de polvo que puedes añadir a tu bebida favorita. Sin embargo, para la mayoría de las personas la relación entre el precio de estos productos y su eficacia no es buena si la comparamos con la de los aceites de coco o de TCM.

En un estudio, las personas con DCL y alzhéimer mejoraron sus facultades cognitivas con niveles superiores de cetonas, tanto cuando estos se alcanzaron por medio de una dieta muy baja en hidratos de carbono como cuando lo hicieron con la ingestión de aceites de TCM o cetonas exógenas.[51] Mostraron mejorías notables en evaluaciones normalizadas de la función cognitiva, así como en otras pruebas menos formales, como las de recordar palabras y otros ejercicios para examinar la memoria. Este descubrimiento por sí solo debería dirigirnos hacia el uso de cetonas y dietas cetogénicas, al menos como parte de una terapia para tratar la discapacidad cognitiva. Sin embargo, las cetonas exógenas no ayudan automáticamente a todos los que sufren de alzhéimer. Por ejemplo, los individuos con el genotipo ApoE4 (el factor genético de riesgo más fuerte para el alzhéimer) no suelen experimentar resultados tan prometedores como otros con distintos perfiles genéticos.

Por muy promisorios que sean los aceites ricos en TCM y las cetonas exógenas para mejorar la cognición, no se trata en absoluto de una panacea. Son el equivalente a poner una tirita sobre una herida abierta en el pecho: es mejor que nada, pero no va a mejorar mucho la situación. O piensa que es como sacar el agua de un barco agujereado sin detenerse primero a tapar el agujero: elevar los niveles de cetonas por medio de TCM y cetonas exógenas solo mejora los síntomas del deterioro cognitivo, pero no ayuda a corregir las causas que lo provocan, y por lo tanto, no colabora a la hora de retrasar, detener o posiblemente incluso revertir el avance de la enfermedad. De manera que aunque estoy totalmente convencida de que elevar las cetonas por cualquier medio posible puede ser útil a corto plazo, el verdadero beneficio (el dos por el precio de uno, si quieres llamarlo así) surge de la combinación de una reducción de hidratos de carbono y el uso generoso de productos de TCM o cetonas exógenas.

Tenemos una deuda de gratitud con las universidades y empresas privadas que están desarrollando suplementos cetogénicos que algún día podrían estar disponibles fácilmente para el público. Creo que tienen un papel importante en esta estrategia de nutrición y estilo de vida, pero la verdad es que proporcionar cetonas de una fuente externa sin tratar las causas fundamentales de la disfunción cognitiva permitirá que esta causa fundamental siga empeorando. Lo mismo puede decirse de la insulina. Aunque el alzhéimer y el DCL suelen ir acompañados de unos niveles elevados de insulina en la sangre, en realidad estos niveles podrían ser bajos en el cerebro (y esto contribuye a algunas de las alteraciones estructurales que vemos en el cerebro de los individuos afectados). Al ser esto así, si hubiera una manera de administrar la insulina directamente al sistema nervioso central, los pacientes mostrarían alguna mejoría. Se han llevado a cabo este tipo de experimentos y reflejan el mismo obstáculo que las cetonas exógenas: administrar la insulina directamente en el sistema nervioso central ayuda a corto plazo, pero a la larga podría incluso empeorar las cosas. Además, no todos los individuos responden positivamente a este tipo de terapia; en algunos las facultades cognitivas empeoran.[52]

Variaciones individuales y genéticas podrían explicar, al menos en parte, por qué los portadores del gen ApoE4 no mejoran tanto como otros individuos tras tomar cetonas exógenas. Podría ser sencillamente que para algunos el suplemento de cetonas no sea suficiente para tener un impacto notable. Es probable que estas personas mejoraran hasta cierto punto, pero no de una manera tan radical como otras. Por razones que veremos en el capítulo 7, podría ser que quienes portan el gen ApoE4 se vieran más influidos que otros por los efectos de la dieta y el estilo de vida modernos y que tener un nivel elevado de cetonas en la sangre por sí solo no sea suficiente para subsanar los daños causados. Para experimentar un beneficio significativo de estos niveles elevados de cetonas, quizá tendrían que adoptar algunas de las estrategias que estudiaremos. Recuerda que tanto el DCL como el alzhéimer son el resultado de toda una vida de daños metabólicos y fisiológicos acumulados. No debería extrañarnos que algunas personas no experimenten mejorías notables solo con las cetonas exógenas. Lo que debería sorprendernos es que tantas lo hagan.

CETONAS EXÓGENAS Y CÓMO MEDIR LAS CETONAS EN CASA

Hay dos preguntas importantes que debemos plantearnos: ¿deberíais, tú o tu ser querido, usar cetonas exógenas? y ¿puedes medir los niveles de cetonas en casa, y deberías hacerlo? La respuesta a ambas preguntas es sí, pero...

Para responder la primera, como he dicho, los aceites ricos en TCM y las cetonas exógenas mejoran de manera extraordinaria las señales y los síntomas de la función cognitiva deteriorada, a corto plazo. Son un parche cuyos efectos desaparecerán tan pronto como el cuerpo deje de disponer de las cetonas. Es más, sin ningún otro cambio dietético ni de modo de vida, no se está ayudando a tratar los efectos causativos fundamentales, de manera que con el tiempo los individuos afectados necesitarán tomar dosis más elevadas y más frecuentes de TCM o cetonas, ya que los problemas subyacentes sólo empeorarán, por lo que se precisarán más cetonas para superarlos (la vida media del beta-hidroxibutirato elevado en la sangre es de una a una hora y media, de manera que sus efectos son fugaces).[53] Contrasta esto con las estrategias que sí corrigen las causas subyacentes, es decir, la hiperinsulinemia, la inflamación y el estrés oxidativo: la más poderosa de estas estrategias es una dieta muy baja en hidratos de carbono. Ya que ayudan independientemente, es probable que al combinar la dieta cetogénica y las cetonas exógenas se consigan resultados verdaderamente asombrosos. Es más, seguir con constancia una dieta baja en hidratos de carbono hará que como mínimo se mantenga un nivel bajo de producción de cetonas endógenas (internas) prácticamente durante todo el tiempo.

Esto parece impresionante, pero volvamos un momento a la realidad. Es poco probable que los individuos de edad muy avanzada o con un progreso muy grave de la enfermedad renuncien a la tostada y el zumo de naranja del desayuno y los cambien por unos huevos fritos en aceite de coco. Y para sus seres queridos y sus cuidadores, el simple hecho de intentar llevar a cabo este cambio puede ser extremadamente frustrante y añadir aun más estrés a una situación emocional ya de por sí abrumadora. En estos casos, aconsejo encarecidamente el uso de grandes cantidades de aceite de coco o de TCM, o cetonas exógenas. Estamos tratando de alimentar unas neuronas que se mueren de hambre, y un nivel elevado de cetonas (con independencia de cómo se alcance) logrará este objetivo.

El proceso de la enfermedad no se detendrá, pero aun así las mejorías temporales que experimentarán estas personas a corto plazo podrían permitirles vivir sus últimos años con un control ligeramente superior de sus facultades y, algo que tiene casi la misma importancia, podrían aliviar un poco la carga que soportan sus seres queridos y cuidadores y mejorar su calidad de vida.

Por otro lado, el alzhéimer y el DCL están afectando a personas cada vez más jóvenes. A quienes experimenten deterioro cognitivo a los cincuenta o sesenta y tantos años (es decir, personas que podrían tener aún veinticinco o treinta años más de vida por delante), les recomendaría usar aceites ricos en TCM, pero, sobre todo, insistiría en que pusieran en práctica todos los cambios dietéticos y de modo de vida que puedan y estén dispuestos a realizar. Ingerir dosis elevadas de cetonas es como aplicar un torniquete a una herida con una fuerte hemorragia: se trata de una medida que es necesario tomar inmediatamente para controlar el problema más grave, pero no se te ocurriría dejarlo ahí y no proporcionar ningún otro tratamiento. Llevarías a la persona herida a un hospital, que es donde verdaderamente pueden solucionar el problema. De manera que aumentar los niveles de cetonas es fundamental, sí, al tiempo que se tratan las causas subyacentes de la enfermedad. Cuanto más joven sea uno, más probable es que su organismo pueda adaptarse y responder a estos cambios. El cuerpo humano es increíblemente resiliente, cuando le dejamos serlo.

Para responder a la segunda pregunta, te diré que sí, se pueden medir los niveles de cetonas en casa, pero no es estrictamente necesario. Hay mucha controversia en torno a medir las cetonas, la mayor parte de la cual viene de quienes usan las dietas cetogénicas para bajar de peso o para optimizar el rendimiento atlético, por lo que sus inquietudes no tienen por qué coincidir con las de quienes utilizan la cetosis nutricional con el objetivo de mejorar la función cognitiva.

Vamos a dejar una cosa clara: debido a la tremenda incidencia de la diabetes tipo 2, es posible encontrar medidores de glucosa en la sangre por todas partes, no solo en farmacias sino también en otros establecimientos. Y aunque hay muchos enfermos de diabetes tipo 2 que siguen dietas bajas en hidratos de carbono para controlar los niveles de azúcar en la sangre, no tiene mucho sentido que los pacientes de DCL o alzhéimer midan sus niveles de glucosa. Después de todo, recuerda que se trata de la insulina, no de la glucosa, y en el momento en que estoy escribiendo esto, no existen medidores caseros para la insulina (medir la glucosa no es algo totalmente inútil, ya que te dará alguna información sobre cómo responde tu ser querido a ciertos alimentos; solo debes tener en cuenta que la glucosa en la sangre podría ser «normal» debido a los niveles elevados de insulina).

Es posible medir las cetonas en casa, pero la mejor medida para saber si esta estrategia está funcionando es cómo le va al individuo afectado. Debido a la herencia genética y a otros factores, la capacidad de generar cetonas varía enormemente de unas personas a otras; los cuerpos de algunos individuos sencillamente generan niveles más elevados con mayor facilidad que los de otros, incluso consumiendo los mismos alimentos o suplementos y realizando la misma clase de actividad física. Y, hasta el momento, no se ha establecido firmemente un «límite» de cetonas por encima del cual alguien tendría garantizado experimentar mejorías en la función cognitiva y por debajo del cual no habría efectos. Además, lo mismo que la gente varía en su capacidad de generar cetonas, también varía en su respuesta a ellas. De manera que para lo único que sirve medir las cetonas es para mostrarte un número; no te dice si tú o tu ser querido estáis obteniendo un beneficio. Algunos pueden experimentar mejorías con una elevación leve de cetonas, mientras que otros necesitarán mantener niveles más elevados.

No obstante, medir las cetonas tiene su razón de ser. Como no hay forzosamente una correlación automática entre niveles superiores de cetonas y mejor cognición en todas las personas (aunque la mayoría de los estudios apoyan que existe una relación), el mejor propósito que se le puede asignar a esta medición es el de alentar. Ver pruebas concretas de que tú o tu ser querido habéis conseguido la cetosis nutricional puede constituir una gran motivación para seguir adelante con una dieta a la que no siempre es fácil adherirse. Es más, si tu ser querido no muestra ninguna mejoría tras varias semanas de una dieta muy baja en hidratos de carbono (o tomando cetonas exógenas), es posible que se deba a que en ningún momento ha alcanzado verdaderamente el estado de cetosis nutricional. Medir las cetonas te mostrará si eso es así.

Hay tres maneras de medir las cetonas en casa. Cada una mide un tipo diferente de este combustible. Una molécula llamada *acetona* se determina por el aliento (esta molécula es la responsable del «aliento cetónico» que muchas personas experimentan al seguir esta dieta. Veremos más sobre esto en el capítulo 20). Las pruebas de respiración pueden decirte si has alcanzado o no la cetosis, pero yo prefiero las otras maneras de medirlo: la sangre y la orina.

Los medidores de cetona miden niveles de beta-hidroxibutirato, y para ello solo requieren una gota de sangre del dedo por medio de un pinchazo (operan del mismo modo que los medidores estándar de glucosa en la sangre). Los medidores en sí no son caros, pero las tiras reactivas cuestan bastante. Si tu presupuesto no es elevado, quizá medir la cetona en la sangre con estos aparatos no sea una buena opción para ti. Además, te repito que mientras que algunas personas podrían mostrar una buena mejoría en la cognición con las cetonas de la sangre en 1,0 o 1,5 mmol/L, otras podrían no mostrar ninguna a menos que sus niveles estuvieran más elevados. No es cuestión de números, sino de efectos (como puede verse en el cuadro 2,2 el rango para la cetosis nutricional es BHB en 05-5,0 mmol/L. Las reacciones observables podrían producirse en cualquier punto entre estos valores).

Las tiras para pruebas de orina (comercializadas bajo el nombre de *ketostix*) miden otro tipo de cetona, llamada acetoacetato. Estas tiras pueden comprarse en farmacias y por Internet, y son una manera mucho más económica de medir la cetosis. Al contrario que las pruebas de sangre, las de orina no dan una lectura precisa sino, más bien, un indicador del nivel general de cetosis. La parte reactiva de la tira pasará de beis a rosa o morado en quince segundos. Cuanto más oscuro sea el color, mayor la concentración de acetoacetato. Pero, lo mismo que las cetonas de la sangre, unos niveles altos de acetoacetato en la orina no significan automáticamente que mejorarán las facultades cognitivas de tu ser querido. Después de todo, se trata de una sustancia que se está excretando; por lo tanto, no le sirve de combustible al cerebro. Aunque, en realidad, ver que la tira cambia de color es solo una inyección de moral, no hay que descontar su importancia.

Si decides usar tiras para pruebas de orina, ten en cuenta lo siguiente:

- Un color morado más oscuro no indica un estado de «cetosis más profunda». Si el color muestra un morado muy oscuro, puede ser una señal de que la persona no está tomando suficiente agua y la orina está fuertemente concentrada debido a la deshidratación. Cualquier cambio observable de color es una buena señal, incluso el rosa pálido. Más oscuro no siempre significa mejor, y no deberías desanimarte si solo ves el color rosa. El rosa también indica cetosis.
- Si tienes buen pulso, corta las tiras de prueba por la mitad a lo largo: ¡así tendrás el doble de cantidad por el mismo precio! (*Nota*: esto solo funciona con las tiras reactivas para pruebas de orina, no con las de las pruebas de sangre).
- Conforme pasa el tiempo, las tiras mostrarán menos cambios, y quizá pienses que ya no estás produciendo más cetonas. Pero menos cambio también puede significar que el cuerpo se está volviendo más eficiente en el uso de cetonas como combustible y por lo tanto «desperdicia» menos dejándolas pasar a la orina. De manera que no te desanimes si ves menos cambios de color con el tiempo, pero vigila la dieta: quizá, sin darte cuenta, hayas vuelto a comer demasiados hidratos de carbono.

Otra razón para no obsesionarse con medir las cetonas es que parte de la generación de estas se produce en el mismo cerebro y por lo tanto no puede medirse con un medidor de aliento, sangre u orina. Los investigadores han demostrado que los cultivos de astrocitos (un tipo de célula cerebral importante para el «cuidado y alimentación» de las neuronas) metaboliza los TCM en cetonas.[54] En un ser vivo, animal o humano, las neuronas circundantes toman estas cetonas como combustible.[55] Todo esto sucede en el cerebro, oculto a la vista, por lo que no es posible medirlo del modo habitual. De manera que incluso si las medidas de cetonas en la sangre son bajas, eso no significa que las neuronas no estén nutridas por cantidades clínicamente relevantes de cetonas.

Hay varios factores adicionales que complican aún más la medición de cetonas por medio de la sangre o la orina. En algunos sujetos, los niveles de BHB podrían ser más elevados por la noche que por la mañana, o al contrario. Además, cuando realizas una prueba de cetonas (especialmente en la sangre), en realidad lo único que estás haciendo es sacar una instantánea: el registro de los datos de un momento específico. Quizá los niveles habrían sido diferentes si los hubieras medido tan solo una hora antes o después, y teniendo en cuenta el precio de las tiras reactivas, puede que hacer pruebas muchas veces al día no sea una buena opción para todo el mundo.

Ahora entenderás por qué aconsejo medir las cetonas como una fuente de motivación y para dar ánimos, pero no creo que sea necesario, ni pienso que merezca la pena tratar de conseguir un número elevado de cetonas solo para verlo reflejado en las mediciones en forma de cifras altas. La verdadera prueba de que las cetonas le están sirviendo como combustible al cerebro es el grado de mejoría de la función cognitiva. Los resultados son más importantes que los números.

Los niveles sanguíneos de BHB o el acetoacetato urinario realmente son los indicadores indirectos. No deberíamos guiarnos por unos niveles forzosamente altos de BHB, sino más bien por cómo responde la persona afectada. No necesitas medidas de cetonas que te digan que la memoria de tu ser querido funciona mejor o que se parece más a quien era antes al relacionarse con la gente y tiene menos episodios de conducta extraña. Los números son una guía. Confía en tu instinto; sabrás si tu ser querido está mejorando.

En el caso de que decidas no usar un medidor de cetona en la sangre ni tiras reactivas para pruebas de orina, hay otras maneras, más subjetivas, de medir si tu ser querido o tú habéis hecho la transición a utilizar la grasa como combustible y estáis produciendo niveles elevados de cetonas. Algunas de las señales que hay que buscar son:

- Mal aliento (aliento cetónico producido por la cetona), que a veces se describe como «metálico» o «afrutado».
- Reducción del apetito (capacidad de pasar muchas horas entre comidas sin sentirse excesivamente hambriento o irritable).
- Incremento de los niveles de energía.
- Estado de ánimo positivo; actitud optimista.
- Nivel de glucosa relativamente bajo en la sangre (entre quienes se miden la glucosa), aunque no hay señales físicas ni psicológicas de hipoglucemia.
- Lucidez; menos lagunas mentales.

Hemos establecido las bases que explican por qué es tan importante para quienes tienen alzhéimer y deterioro cognitivo mantener los niveles de insulina bajos y dejar que el cuerpo se convierta en una máquina de producir cetonas. A partir de ahora exploraremos en los siguientes capítulos algunos de los cambios físicos y bioquímicos que ocurren en el proceso de la enfermedad. Veremos por qué las modificaciones en la nutrición y en el modo de vida que disminuyen la insulina y la glucosa en la sangre, y que elevan las cetonas y proporcionan nutrientes específicos para la salud cerebral, podrían ser las mejores armas con las que contamos para luchar contra el deterioro cognitivo.

3

LA FORMA Y LA ESTRUCTURA DE LAS NEURONAS Y SU PAPEL EN EL ALZHÉIMER

Es importante tener un conocimiento básico de la estructura y función de las neuronas para entender cómo las recomendaciones nutricionales de este libro pueden contribuir a reducir y posiblemente incluso a revertir los daños fisiológicos que causan el alzhéimer. Para ello vamos a estudiar los principales tipos de células cerebrales responsables de la función cognitiva normal, es decir, entre otras cosas, el procesamiento de la memoria, el comportamiento emocional y el control de los impulsos. Comencemos por la estructura de una neurona.

La figura 3.1 muestra la estructura básica de una neurona. La parte principal es el *cuerpo celular*. La parte larga y fina que sobresale del cuerpo celular se denomina *axón* y acaba en *terminales de axón*, en los que el axón se ramifica en varios puntos finales. Del cuerpo celular surgen también extensiones más pequeñas llamadas *dendritas*. Podemos decir que los axones y las dendritas son «emisores» y «receptores» respectivamente. Las neuronas se comunican entre sí enviándose señales de una a otra. El axón de una neurona emite una señal al exterior y las dendritas

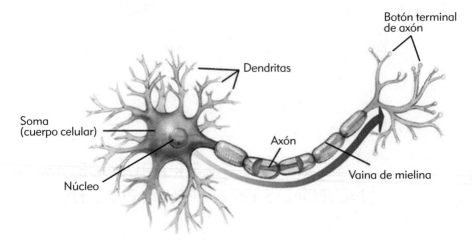

Figura 3.1 Estructura básica de la neurona.

de la siguiente neurona la reciben. Entre los terminales de axón y las dendritas hay espacios muy reducidos llamados *sinapsis*. En el cerebro existen literalmente billones de sinapsis.

La figura 3.2 representa un impulso nervioso transmitido a lo largo de una sinapsis, desde el axón de una neurona hasta los receptores de las dendritas de otra.

Es fundamental que las neuronas y las sinapsis neuronales tengan la forma (estructura) correcta, sin daños ni distorsión. Si se altera la forma de una sinapsis, esta no funcionará adecuadamente, y si la función de la sinapsis está afectada, se romperá la comunicación entre las neuronas. El resultado de un colapso de la comunicación neuronal es el deterioro de la función cognitiva.

Ahora que tenemos una visión general muy básica de cómo funcionan las conexiones entre las neuronas, profundicemos un poco más en lo que sucede en el cerebro de un enfermo de alzhéimer y en por qué se deteriora su función cognitiva.

Hemos establecido que la causa fundamental del alzhéimer es la muerte o deterioro de células cerebrales como consecuencia de su incapacidad para metabolizar la glucosa. Esta parece ser la disfunción con una mayor influencia en el desarrollo de la enfermedad, pero no es el único factor que contribuye a ello. Cuando a esto le añadimos

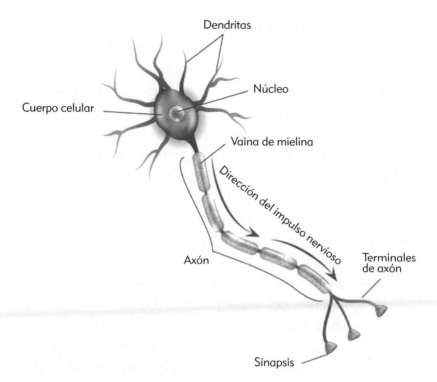

Figura 3.2 Transmisión de un impulso nervioso. La comunicación celular se produce por medio de impulsos eléctricos que viajan desde el cuerpo celular atravesando el axón (protegido y aislado por la vaina de mielina) y salen de él a través de los terminales de axón. Imagen de Tefi/Shutterstock.com.

las recomendaciones de limitar el consumo de colesterol, que desde hace tanto tiempo se vienen dando en todos los grupos de población, así como el aumento espectacular de recetas de fármacos antiácidos y medicamentos con estatinas (para tratar la indigestión y el reflujo gástrico y bajar el colesterol, respectivamente), las células cerebrales no tienen la menor oportunidad de quedar indemnes.

SINAPSIS DEFORMADAS: CÓMO LOS AXONES Y LAS DENDRITAS REDUCIDOS PROVOCAN EL DETERIORO COGNITIVO

Como vimos anteriormente, la sinapsis es el espacio entre los axones y las dendritas. Es la conexión entre neuronas, el lugar donde se produce la comunicación en forma de transmisión de impulsos nerviosos. Por lo tanto, si la forma de la sinapsis se ha visto afectada, no puede producirse una comunicación adecuada dentro del cerebro. Muchos factores pueden afectar a la forma de la sinapsis. Estudiemos algunos de ellos.

Las placas beta-amiloides (BA), que ya mencioné brevemente y que estudiaremos en detalle en el capítulo 6, son una de las marcas clásicas del alzhéimer. Recuerda que son fragmentos de proteína insoluble que se acumulan en el cerebro. Algunos investigadores creen que las BA causan el alzhéimer, pero cuando entendemos los procesos bioquímicos que participan en la creación y eliminación de estas placas, llegamos a la conclusión de que más probablemente son el resultado de la enfermedad y que están íntimamente relacionadas con los niveles crónicamente elevados de insulina.

Con independencia de si son causa o efecto de los trastornos metabólicos subyacentes del alzhéimer, estos fragmentos de proteína amiloide afectan al funcionamiento de las sinapsis. Cuando las BA comienzan a acumularse, se unen y se superponen formando placas insolubles. Con el tiempo, estas placas se vuelven cada vez más grandes, formando vínculos cruzados entre ellas, hasta que comienzan a bloquear la sinapsis e impedir la transmisión de los impulsos nerviosos o interferir en ellos. Te lo puedes imaginar como una salida de emergencia en un edificio atestado. Si hay cajas y otros objetos almacenados frente a la salida de incendios, esta quedará bloqueada y nadie podrá salir. Esto crea una situación extremadamente peligrosa cuando se presenta una circunstancia crítica. Piensa en lo que sucede dentro del cerebro cuando la salida (sinapsis) está bloqueada y los impulsos nerviosos no pueden transmitirse. Las implicaciones para la función cognitiva son obvias y terribles.

Un segundo cambio en la forma de las neuronas y las sinapsis que afecta negativamente a la función cognitiva es el encogimiento de los axones y las dendritas. Observemos más de cerca una sinapsis (figura 3.3). Hay un espacio muy reducido entre el terminal del axón que envía el impulso nervioso y las dendritas que lo reciben.

Los impulsos eléctricos (así como los nutrientes y los demás materiales) tienen que atravesar este espacio reducido para pasar de una

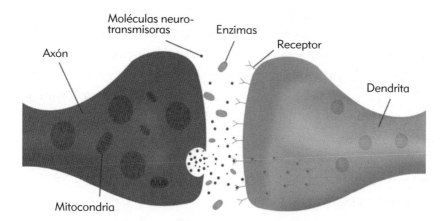

Figura 3.3 Detalle de una sinapsis neuronal. Los impulsos eléctricos y los mensajeros (neurotransmisores) químicos atraviesan el espacio entre neuronas, tras salir del terminal del axón de una neurona, y son recibidos por los receptores de las dendritas de otro. Con objeto de que la comunicación neuronal se produzca adecuadamente, los axones, las dendritas y la misma sinapsis deben tener la estructura correcta. Imagen de joshya/Shutterstock.com.

neurona a la siguiente. Para hacerte una idea, es como si saltaras sobre un agujero que hay en el suelo. Si el agujero (la distancia entre los axones y las dendritas) se agranda, al impulso nervioso le costará más atravesar ese espacio. De hecho, en el alzhéimer, el espacio (la sinapsis) se extiende, reduciendo así la comunicación entre las neuronas. Esto es lo que sucede: recuerda que el primer problema del alzhéimer es la degeneración y muerte de las neuronas, principalmente por inanición. Sin embargo, las neuronas no mueren enseguida. Nuestras células son organismos fuertes y poderosos. Quieren sobrevivir. Una de las maneras en que protegen su supervivencia cuando están teniendo problemas para conseguir combustible es empequeñeciendo sus axones y dendritas con objeto de conservar energía para el cuerpo celular. Si no tienen que gastar energía manteniendo un axón de gran tamaño y muchas ramificaciones de dendritas, tendrán más probabilidades de sobrevivir. De manera que los axones y las dendritas se retraen, o se acortan, a medida que la célula se encoge. Imagínate una aspiradora con un cable retráctil, y tendrás una buena imagen de cómo funciona esto: el cable, largo y fino, retrocede hasta la parte principal de la máquina para que puedas guardarlo. El cuerpo celular de una neurona succiona al axón, lo mismo que el cable de la aspiradora al retraerlo. Si los axones y las dendritas han retrocedido hasta el interior del cuerpo celular, la sinapsis ya no es posible. Hay demasiada distancia para que el impulso nervioso la atraviese —en el caso de que la neurona disponga de suficiente energía como para crear ese impulso—.

OVILLOS NEUROFIBRILARES: CÉLULAS MALFORMADAS, MALFUNCIONAMIENTO CEREBRAL

Las alteraciones nocivas de la estructura de la neurona que hemos cubierto hasta aquí serían más que suficientes para provocar un deterioro de la cognición. Pero aún hay más. El principal síntoma metabólico del alzhéimer es la reducción del índice metabólico cerebral de glucosa. El principal síntoma físico son las placas amiloides. Un segundo síntoma físico que se presenta son los ovillos neurofibrilares (NFT) hechos de proteínas tau hiperfosforiladas (¡parece un trabalenguas!). Las proteínas tau forman parte de la composición de los citoesqueletos de las células. Hazte a la idea de que los citoesqueletos son una especie de armadura interior que les da a las células la forma adecuada (*cito* significa 'célula'). Son como los cimientos y los muros de contención de un edificio: sin ellos, el edificio se derrumbaría. Si los citoesqueletos tienen malformaciones o se debilitan o dañan, las mismas células contraerán malformaciones y se provocará un colapso de la función celular.

Debido a su forma única, las neuronas han de tener citoesqueletos bien formados; de lo contrario, los axones y las dendritas no funcionarán adecuadamente. Como hemos estado estudiando el papel de la resistencia a la insulina en el desarrollo del deterioro cognitivo, no debería sorprendernos que los problemas con la sensibilidad a la insulina y con la señalización de esta sustancia interfieran estrechamente en el ensamblaje de las proteínas tau y la formación de citoesqueletos viables. Una enzima llamada glucógeno sintasa kinasa 3B (GSK3B) desempeña un papel en varios procesos celulares, uno de los cuales es influir en el tráfico de proteínas tau y en su ensamblaje en el citoesqueleto.

Cuando el GSK3B está hiperactivo, las proteínas tau se enroscan en sí mismas, formando «ovillos», en lugar de construir un citoesqueleto apropiado. La actividad de esta enzima está regulada en parte por la insulina, que la inhibe, previniendo así la hiperactividad y limitando la formación de NFT. Y aunque muchos pacientes de alzhéimer son hiperinsulinémicos (es decir, presentan un exceso de insulina en la corriente sanguínea), no tienen suficiente insulina en el cerebro y en el sistema nervioso central. Este «déficit» de insulina en el cerebro permite que la actividad del GSK3B prosiga sin freno, dando lugar a un incremento de la formación de NFT, un aumento de las malformaciones de los citoesqueletos celulares y un agravamiento de la disfunción neuronal. Es más, el GSK3B podría estar también directamente implicado en promover la formación de placas beta-amiloides.[1] Por estos motivos, la inhibición de esta enzima ha sido uno de los objetivos de los fármacos para el alzhéimer.[2]

Para atajar el problema, tal y como vimos en el capítulo 2, parece que a corto plazo ayuda la inyección directa de insulina en el sistema nervioso central, pero no hace nada para corregir los problemas subyacentes de por qué no le llega la suficiente cantidad de insulina al cerebro ni de por qué las neuronas no responden a ella una vez que llega. Los fármacos que tratan los síntomas individuales (como las placas BT o los NFT) deberían proporcionarle una mejoría temporal a un paciente de alzhéimer, pero son ineficaces a la hora de tratar los principales factores causantes; esa es la razón de que prácticamente todos los medicamentos para esta enfermedad desarrollados hasta la fecha hayan sido decepcionantes.

LA VAINA DE MIELINA Y EL PAPEL CRUCIAL DE LA VITAMINA B_{12}

Piensa que las neuronas son como cables vivos. Esta analogía no está tan lejos de la realidad: es verdad que las neuronas transportan y transmiten impulsos eléctricos, exactamente como los cables de la electricidad. Y del mismo modo que los cables eléctricos y los cables de red, las neuronas necesitan ser aisladas para que no se produzcan cortocircuitos ni electrocuten a nadie. La sustancia que aísla a las neuronas se llama *mielina*, y como rodea y envuelve los axones y los nervios de la misma manera que una vaina envuelve y protege una espada, se la suele llamar *vaina de mielina*.

Uno de los componentes principales de la mielina es el colesterol. Aunque estamos acostumbrados a oír que el colesterol «obstruye las arterias», en realidad es una de las sustancias fundamentales para la construcción de células y tejidos en todo el cuerpo humano. Y como hay una multitud de células cerebrales que, a su vez, crean billones de sinapsis y los axones están cubiertos de mielina, el cerebro está repleto de colesterol nutritivo. En el ser humano medio, este órgano ocupa solo un 2% del peso total del cuerpo, pero contiene el 25% del colesterol corporal, lo que muestra la importancia que tiene esta sustancia para la función cerebral.[3] (Si eres lo bastante mayor, recordarás que hubo un tiempo, antes de que nos previnieran contra el consumo del colesterol, en el que los huevos se consideraban «alimento para el cerebro», ¡en concreto por su contenido en colesterol y nutrientes!). Imagínate las consecuencias a largo plazo de evitar el colesterol dietético o de años tomando medicamentos diseñados para interrumpir la síntesis de esta sustancia vital en el interior del organismo. Hablaremos del colesterol en profundidad en el capítulo 9, pero para que te hagas una idea de lo importante que es para la salud cerebral y la función cognitiva, piensa en lo que escribieron los investigadores Roger Lane y Martin Farlow acerca de esta molécula fascinante: «Aproximadamente el 25% de la cantidad total de colesterol del cuerpo se encuentra en el cerebro, la mayor parte de ella en las membranas especializadas de mielina y en las membranas de células neuronales y células gliales».[4]

Técnicamente, el colesterol no es un nutriente «esencial», ya que el cuerpo humano puede generarlo por sí mismo, y lo hace. Lo sintetizamos a partir de ácidos grasos y otros nutrientes, pero como el colesterol es una parte tan integral de tantas estructuras físicas y tantos procesos bioquímicos, a veces nuestros organismos no pueden producir la suficiente cantidad para satisfacer nuestras necesidades. No siempre hay lo suficiente para seguir adelante, por así decirlo. Esa es la razón por la que, independientemente de que produzcamos algo de colesterol «a partir de la nada», sigue siendo buena idea consumir una cierta cantidad de esta sustancia en nuestros alimentos, sobre todo para quienes están tratando de volver a recuperar una función cognitiva saludable.

Los problemas que ocasiona un suministro insuficiente de colesterol para el cerebro se agravan mucho más cuando a eso le añadimos estatinas u otros fármacos destinados a bajar los niveles de colesterol. Lo que hacen los medicamentos a base de estatinas es bloquear la producción endógena de colesterol. Esto significa que bloquean la generación interna de colesterol, que es fundamental para nuestra salud mucho más allá de ser el componente de la estructura de la mielina. Si tú o tu ser querido estáis tomando algún fármaco diseñado para impedir que el cuerpo fabrique colesterol y lo estáis combinando con una dieta baja en alimentos ricos en colesterol (como la mantequilla, las yemas de huevo, la carne roja, los mariscos y la manteca de cerdo), esto crea el peor entorno nutricional posible para un cerebro con dificultades.

Otro factor que complica la síntesis de una mielina saludable es la deficiencia de vitamina B_{12}. Esta vitamina es necesaria para la formación y el funcionamiento adecuados de la mielina, y las personas mayores son un segmento de la población que tiende a tener niveles bajos de ella.[5] Hay varias razones por las que los mayores suelen tener deficiencia de vitamina B_{12}. Una de ellas es que se requieren niveles sanos de ácido gástrico para absorberla de los alimentos, y los niveles de ácido gástrico disminuyen de forma natural con la edad. Para empeorar aun más las cosas, muchas personas mayores han tomado antiácidos durante años, algunos durante décadas. Tanto si estos antiácidos pueden comprarse sin receta (como Tums o Rolaids) como bajo prescripción médica (los llamados «inhibidores de la bomba de protones», como Prilosec y Nexium), el resultado final es el mismo: niveles inferiores de ácido gástrico. Y los niveles bajos de ácido gástrico impiden que el aparato digestivo sea capaz de extraer B_{12} de los alimentos (en el capítulo 21 podrás aprender más sobre la función digestiva).

Para empezar, la influencia de unos niveles bajos de ácido gástrico en la absorción de la vitamina B_{12} se agrava por la tendencia de las personas mayores a consumir menos alimentos ricos en ella. Los alimentos más ricos en esta vitamina son las proteínas animales, especialmente la carne roja y las vísceras (sobre todo el hígado) y el marisco (como ostras, mejillones y almejas). Sin embargo, nos han advertido que no debemos consumirlos debido a su contenido en colesterol.

Además de evitar los alimentos ricos en B_{12} por la preocupación por su contenido en grasa y colesterol, hay menos probabilidades de que las personas mayores (especialmente las que viven solas) se tomen la molestia de asar un filete o rehogar hígado y cebolla para cenar cuando es más sencillo servirse un simple tazón de avena o tostarse una rebanada de pan. Desgraciadamente, para los mayores que podrían tener una movilidad limitada, los alimentos más fáciles de preparar son los mismos hidratos de carbono que probablemente están contribuyendo a la incapacidad de su cerebro. Los ancianos que viven solos tienen más probabilidades de consumir estos hidratos de carbono tan cómodos de preparar en lugar de cocinarse una comida con grasas y proteínas de buena calidad. Por eso, asestándole otro doble golpe nutricional a la formación de una mielina adecuada, tenemos una ingestión reducida de alimentos ricos en B_{12} acompañada de una capacidad reducida de digerir y absorber la poca cantidad que consumimos en nuestra dieta.

Además, muchos alimentos ricos en B_{12} son más duros de masticar que los hidratos de carbono ricos en almidón. Si tu ser querido tiene una dentadura postiza mal ajustada, debilidad en los dientes o algún otro problema bucal que le impida masticar la carne adecuadamente, es más probable que se decida por alimentos más fáciles de masticar, como los fideos, los espaguetis y los bollos, que son justo los que debería evitar.

Algo que es importante tener en cuenta es que, en ocasiones, la deficiencia grave de B_{12} (conocida como *anemia perniciosa*) se diagnostica equivocadamente como demencia. Algunos de los síntomas más insidiosos de la falta de esta vitamina a largo plazo son la depresión, la neuropatía periférica (entumecimiento, dolor, cosquilleo o sensaciones de frío en las extremidades), la pérdida de la memoria y cambios en la función cognitiva. Te recomiendo que consultes con un médico para evaluar los niveles de B_{12} de tu ser querido y, si están bajos, debe comenzar a tomar suplementos lo antes posible. Si la deficiencia es lo suficientemente profunda y prolongada, parte del daño neurológico quizá sea irreversible, pero podrías impedir, o al menos reducir, el ritmo del deterioro futuro reponiendo los niveles de B_{12}.

Los niveles bajos de B_{12} son absolutamente perjudiciales para el buen funcionamiento cognitivo y la salud cerebral. En un estudio que examinaba el estado de esta vitamina en ancianos, los autores llegaron a la siguiente conclusión: «El estado bajo de vitamina B_{12} debería investigarse más a fondo como causa modificable de atrofia cerebral y del probable deterioro producido a consecuencia de esta en los ancianos».[6] A continuación añadían:

> Los datos de los que disponemos sugieren que un estado bajo subclínico de vitamina B_{12}, dentro de lo que suele considerarse el rango normal, puede afectar al volumen del cerebro incluso en las primeras fases del deterioro cognitivo, posiblemente alterando la integridad de la mielina cerebral o mediante la inflamación. Así, el tratamiento temprano del estado bajo de vitamina B_{12} puede impedir que el cerebro siga perdiendo volumen.

Ten presente lo que dicen: «Un estado bajo subclínico de vitamina B_{12}, dentro de lo que suele considerarse el rango normal». Eso significa que incluso si tus niveles de B_{12} están dentro del «rango normal», podría beneficiarte tomar suplementos. Dependiendo del laboratorio, el «rango normal» puede variar, pero un rango típico es 260-935 pg/mL. ¡Y eso es bastante amplio! Date cuenta de que tus niveles de B_{12} podrían ser de 930 pg/mL, y se te consideraría «normal», o podrían estar en 260 pg/mL –tres veces y medio más bajos– y se te seguiría considerando «normal». Pero si los niveles de tu ser querido están en la parte más baja del rango normal, quizá le beneficiaría elevarlos hasta la mitad o el extremo superior. Ten en cuenta que solo porque los niveles de ciertos nutrientes sean «normales» eso no significa que sean óptimos, especialmente cuando el rango de lo que se considera «normal» es tan amplio.

Los autores de este mismo estudio escribieron:

> Nuestro estudio demuestra que el estado bajo de vitamina B_{12} [...] es un factor de riesgo importante en la pérdida de volumen cerebral en los residentes de mayor edad de la comunidad. Estos resultados sugieren que el estatus plasmático de B_{12} podría ser un marcador inicial de atrofia cerebral y por lo tanto un factor importante y modificable de riesgo en el deterioro cognitivo de los ancianos.[7]

Si la función digestiva está afectada, los suplementos orales podrían ser eficaces. La absorción de B_{12} con suplementos no requiere el mismo grado de ácido gástrico y fuego digestivo que la de B_{12} de las comidas. Está disponible en comprimidos y cápsulas, pero otra estrategia eficaz para administrar esta vitamina es una pastilla sublingual (que se disuelve bajo la lengua; también puede usarse como una especie de caramelo y dejar que se disuelva en otra parte de la boca). Según el doctor David Brownstein, autor de *Vitamin B-12 for Health* (Vitamina B_{12} para la salud), las formas metil o hidroxil/hidroxi de B_{12} parecen ser más eficaces que la forma de cianocobalamina que aparece en los multivitamínicos más corrientes.[8] Busca que en la etiqueta aparezca «metilcobalamina» o «hidroxicobalamina» en lugar de cianocobalamina. Puedes conseguir pastillas de B_{12} metilcobalamina o metil en la mayoría de las tiendas de alimentación natural y por Internet.

Cuando los niveles de B_{12} son extremadamente bajos, las inyecciones pueden ser la manera más eficaz de elevarlos, ya que evitan todos los daños a la función digestiva que podrían interferir en su absorción. Como siempre, consulta con un médico u otro profesional acreditado de la salud para evaluar tu estado de vitaminas y minerales y decide el curso de acción que vas a seguir para atajar apropiadamente cualquier insuficiencia.

Ahora puedes entender por qué la orientación que nos ha guiado durante las últimas décadas a adoptar una alimentación supuestamente «sana» ha sido un desastre para la salud cerebral. Se nos ha dicho que limitemos el colesterol en la medida de lo posible, aunque el colesterol es el principal nutriente del cerebro. Se nos ha pedido que basemos nuestra alimentación (¿recuerdas la famosa pirámide de los alimentos?) en hidratos de carbono ricos en almidón, en concreto en cereales, con una elevada carga glucémica que, en muchas personas, lleva a niveles crónicamente elevados de glucosa o insulina en la sangre y puede provocar una resistencia a la insulina. También se nos ha advertido que no debemos consumir grasas saturadas, naturales y estables, y que les demos preferencia a los aceites vegetales poliinsaturados «saludables para el corazón». Estas grasas nuevas fabricadas por el hombre alteran la estructura y la función de las membranas celulares, no solo del cerebro, sino de todo el cuerpo (verás más sobre esto en el capítulo 4). Y por último, aunque no menos importante, como efecto secundario de que nos hayan aconsejado evitar alimentos con un contenido elevado en colesterol y grasa, hemos evitado también, sin pretenderlo, aquellos que son ricos en vitamina B_{12}.

Para recuperar la salud de la función cognitiva hay que volver a una alimentación sana, altamente nutritiva, baja en hidratos de carbono y rica en los nutrientes que más necesita el cerebro afectado: colesterol, grasas naturales, grasas poliinsaturadas omega-3, antioxidantes y micronutrientes (vitaminas y minerales).

4

LAS MEMBRANAS CELULARES: LOS PORTEROS DEL CUERPO

E spero que todo esto no te recuerde a las clases de biología del instituto. No te preocupes; vamos a simplificar las cosas. Es muy importante que entiendas la estructura y la función de las membranas celulares y de las demás membranas del cuerpo: de qué están compuestas y cuál es su papel. Para conservar la salud cerebral es fundamental mantener sanas las membranas celulares.

Las células son esos componentes diminutos, minúsculos, que forman nuestro cuerpo. Todas las partes del organismo, desde los globos oculares hasta los dedos meñiques de los pies, están hechas de células. Tenemos eritrocitos (células sanguíneas rojas); hepatocitos (células del hígado); enterocitos (pequeñas células del intestino); miocitos (células musculares); adipocitos (células de grasa); astrocitos, células gliales y neuronas (células cerebrales), y células de cualquier otro tipo de tejido y órgano. Estamos constituidos por billones de estas partículas. En realidad, solo somos sacos de células andantes y parlantes

(o, si eres fan de Carl Sagan, lo que somos es polvo de estrellas recicla-
do, pero por ahora, para entendernos en esta exposición del tema, nos
definiremos como grandes sacos de células y hablaremos de billones y
billones de ellas, en lugar de utilizar la famosa expresión de Sagan de
«miles y miles de millones»).

Todo lo que sucede dentro de nuestros cuerpos es consecuencia de acciones producidas a nivel celular. Cuando tocas una sartén
caliente y retiras la mano tan rápido como puedes, ese movimiento
se produce porque las células sensoriales de tu mano sintieron algo
caliente, transmitieron esa sensación a tu cerebro y este les dijo a las
células motrices que se movieran —en este caso que retiraran la mano
de la sartén—. No es una exageración decir que cualquier cosa que sucede dentro de nuestros cuerpos lo hace debido a la actividad interna
o externa de estos billones de células. Podemos digerir los alimentos
porque las células que recubren nuestro estómago y el resto de nuestro aparato gastrointestinal segregan ácido hidroclórico y enzimas digestivas. Podemos respirar porque las células de nuestros pulmones
intercambian oxígeno y dióxido de carbono en nuestra sangre. Sean
cuales sean las células de las que hablemos, todas ellas tienen membranas. Para ser más específicos, estoy hablando sobre las membranas
plasmáticas, que rodean los miniórganos que hay dentro de nuestras
células (llamados orgánulos) y que también rodean la totalidad de la
célula: separan el interior de esta de cualquier cosa que haya en el exterior. Piensa que las membranas celulares son como los porteros de
una discoteca: deciden a quién se le permite entrar y a quién hay que
echar. Si quieres que los porteros hagan bien su trabajo, deben tener
el aspecto adecuado. No querrías unos porteros escuálidos, tímidos
y débiles a la entrada de la discoteca, ¿verdad? Por supuesto que no.
Son guardias de seguridad; lo que te interesa es tener porteros corpu-
lentos, fuertes, duros y musculosos.

Lo mismo sucede con nuestras membranas celulares: tienen que
estar desarrolladas de cierto modo para funcionar bien. Cuando las
membranas celulares no hacen su trabajo apropiadamente, muchas
cosas pueden ir mal. Si la membrana es como un portero, cuando

no funciona, las sustancias beneficiosas (como las vitaminas, los minerales, los aminoácidos y la glucosa) no pueden llegar ni entrar en las células, mientras que las sustancias nocivas (como las toxinas y los productos habituales de desecho metabólico) no pueden salir. Esta es la mejor receta para un desastre seguro.

Podrías preguntarte: ¿qué tiene esto que ver con cómo la alimentación moderna puede influir en la patología del alzhéimer? Las membranas celulares están formadas por ácidos grasos (se componen de fosfolípidos, glicoproteínas, colesterol y otras sustancias, pero los componentes principales son los fosfolípidos, y los componentes principales de estos son las grasas), y estos ácidos grasos pueden ser de tres tipos: saturados, monoinsaturados y poliinsaturados. Los tres son necesarios para la estructura y el funcionamiento adecuados de la membrana celular. Las membranas de los diferentes tipos de células requieren diversas proporciones de grasas saturadas e insaturadas, de manera que no existe una fórmula exacta para la membrana celular de, por poner algún ejemplo, una neurona que la distinga de la de una

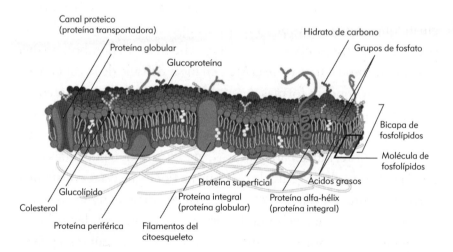

Figura 4.1 Estructura de la membrana celular. La membrana celular de capa doble consiste principalmente en ácidos grasos, moléculas de fosfato y colesterol. Varias proteínas estructurales e hidratos de carbono, además de receptores, poros y canales, están fijados a la membrana o encajados en ella, permitiendo que las sustancias importantes entren y salgan de la célula.

célula muscular cardiaca o de una célula beta pancreática. A nosotros, en el marco de esta obra, nos bastará con saber que necesitamos tener los tres tipos de grasa en diversas cantidades. Para entenderlo bien debemos ver cómo es realmente una membrana celular (figura 4.1).

La membrana celular es una *bicapa de fosfolípidos** (no te preocupes; suena mucho más técnico de lo que es. Lo único que significa esta expresión es que la membrana es como una puerta doble, tiene dos capas). El *fosfo* es por los grupos de fosfatos, que aparecen como esferas en la parte superior e inferior de la membrana en la figura 4.1. La porción de «lípido» (las «colas» que sobresalen de los grupos de fosfatos esféricos) es la que más nos interesa. Cada una de esas colas es un ácido graso. Unos son saturados, otros monoinsaturados y algunos poliinsaturados. La membrana celular solo puede realizar su función eficazmente cuando tiene la mezcla adecuada de estas grasas y estas no han sido dañadas. Cuando la membrana posee los componentes apropiados y una estructura sólida, puede funcionar bien, lo mismo que un portero con el físico adecuado. Pero las membranas no están hechas únicamente de ácidos grasos. Hay muchas otras moléculas fijadas a ellas que también las ayudan a hacer su trabajo. Imagínate que es una mansión inmensa e impresionante, la casa de una persona muy rica (la clase de residencia que tiene un nombre, no una dirección, como Chateau de la Mer, en lugar de calle de la Esperanza, n.º 17). Hay muchas formas de entrar y salir de una mansión como esa: tiene una puerta frontal, una puerta trasera, ventanas, la entrada de servicio, las puertas de los balcones, la entrada al salón de baile, la entrada subterránea para entregas, etc. Y para que por todas ellas pueda entrar y salir la gente, la casa misma tiene que estar construida correctamente, ¿verdad? Si estuviera mal construida, quizá las puertas y las ventanas no serían de la forma o del tamaño adecuados, o si comenzara a hundirse en sus cimientos, la entrada subterránea se volvería inaccesible.

La membrana celular funciona del mismo modo. Tal y como se describe en la figura 4.1, en el interior de la misma membrana o sobre

---

* N. del T.: También llamada *bicapa lipídica*.

ella (como las puertas y las ventanas) están los canales iónicos, los transportadores y otros orgánulos diseñados para llevar ciertas sustancias a la célula y enviar otras fuera de ella, sustancias que no pueden atravesar la membrana sin ayuda. Las membranas celulares son semipermeables. Esto significa que algunas moléculas pueden pasar por ellas muy fácilmente, mientras que otras solo llegan al interior de la célula a través de una ruta especial o haciendo que otra molécula las acompañe y les abra paso, como los guardias de seguridad que vigilan los alrededores de la mansión y solo dejan entrar a las personas que conocen. Por ejemplo, receptores especializados de las membranas celulares reconocen sustancias como la hormona tiroidea, la insulina, la testosterona y los neurotransmisores serotonina y dopamina.

A estas alturas debería estar claro lo que puede suceder cuando la membrana celular no se desarrolla adecuadamente. Se impide la entrada a las sustancias que se supone que deberían entrar, mientras que aquellas que deberían salir no pueden hacerlo. Y la cosa no termina ahí. Si la misma membrana es deficiente, algunos de esos transportadores, canales y receptores no funcionarán correctamente, lo mismo que una casa con puertas y ventanas que no tienen la forma o el tamaño adecuados. Para hacernos una idea de lo que esto significa en un sentido práctico, si nuestros receptores celulares de LDL no funcionan bien, tendremos más partículas de estas lipoproteínas flotando en nuestra corriente sanguínea porque no pueden llegar a las células (si piensas que LDL es lo que se conoce como «colesterol malo», tienes razón, pero esa es una simplificación exagerada de cómo son en realidad las cosas. Aprenderás más sobre el colesterol en el capítulo 9). Si tus receptores de insulina y los transportadores de glucosa no están cumpliendo su función porque la membrana celular se ha desarrollado deficientemente, tus niveles de glucosa en la sangre serán superiores de lo que deberían ser porque la insulina no puede ayudar a la glucosa a entrar en las células. Tener los componentes adecuados es lo que diferencia a las membranas celulares que son capaces de realizar su función fisiológica de las membranas celulares que no funcionan bien, causando daños en el cerebro y en el resto del cuerpo.

¿A qué me refiero al decir que la membrana celular no se ha desarrollado correctamente? Recuerda que los ácidos grasos le proporcionan a la membrana su estructura básica. Y necesitamos los tres tipos de ácidos grasos: saturados, monoinsaturados y poliinsaturados. Pero durante más de medio siglo se nos ha dicho que evitemos las grasas saturadas. Se nos ha recomendado que limitemos su consumo y aumentemos el de las insaturadas. Que eliminemos la mantequilla, el queso, el tocino, el sebo de vacuno, la yema de huevo y los cortes grasos de carne y que en su lugar usemos aceite de oliva, de soja, de maíz, de canola, de girasol y de cártamo.

Estos desequilibrios dietéticos afectan a la estructura de nuestras membranas celulares. Además, un exceso de grasas poliinsaturadas en la dieta significa que gran cantidad de ellas se incorporarán a las membranas. Y cuando hay demasiadas grasas poliinsaturadas, la membrana se vuelve débil e inestable. Para mejorar la estabilidad estructural de estas membranas debilitadas, el cuerpo manda refuerzos (es como si colocara muros de carga o simplemente clavos), algo que impida que se derrumbe el resto de la casa (o de la membrana). ¿De qué están hechos estos refuerzos? ¡De colesterol!

Esta podría ser una de las razones por las que en ocasiones se ha demostrado que las dietas ricas en grasas poliinsaturadas disminuyen el colesterol sérico: el colesterol se sale de la corriente sanguínea y penetra en las membranas, porque cuando hay un exceso de grasas poliinsaturadas, las membranas se desarrollan mal y necesitan colesterol para reforzarse y estabilizarse. El cuerpo humano puede generar grasas saturadas, lo mismo que colesterol. De manera que la grasa saturada no es un nutriente esencial, pero podría haber individuos cuya síntesis interna de los ácidos grasos saturados no sea capaz de satisfacer la demanda, y ciertas enfermedades o estados traumáticos pueden requerir un suministro mayor de grasa saturada y colesterol para efectuar reparaciones. El perímetro de las células no es el único lugar de nuestro cuerpo en el que hay membranas. Las estructuras del interior de las células también están rodeadas de membranas. Las que más nos interesan, por su relación con la función cerebral y el alzhéimer, son las mitocondrias, que veremos detalladamente en el siguiente capítulo.

5

LA FUNCIÓN Y LA DISFUNCIÓN MITOCONDRIALES

Como vimos en el capítulo anterior, las membranas no solo aparecen en el borde superficial de las células, sino que también rodean las miniestructuras llamadas orgánulos del interior de la célula. Los orgánulos que nos interesan especialmente son las mitocondrias, los «motores» o centrales de energía de nuestras células. En ellas es donde se produce la energía. La figura 5.1 nos muestra una ilustración de la estructura mitocondrial básica.

Se están recabando cada vez más pruebas que sugieren que la disfunción mitocondrial está íntimamente relacionada con la patofisiología del alzhéimer [...] La disfunción mitocondrial y el déficit resultante de energía activan el inicio de la degeneración y muerte neuronales.

—Paula I. Moreira
y colaboradores[1]

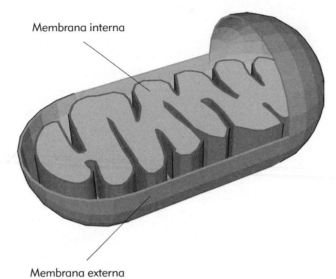

Membrana interna

Membrana externa

Figura 5.1 Estructura mitocondrial básica. Cada mitocondria es una entidad con capa doble. Una membrana interna rodea el núcleo y una membrana externa encapsula la mitocondria en su totalidad. Imagen de Yuri Andreichyn/Shutterstock.com.

Puedes ver que las mitocondrias tienen tanto membrana externa como interna. Y el proceso de producción de energía se lleva a cabo en un sistema integrado dentro de la membrana mitocondrial. La parada final es una enzima llamada sintasa ATP (hay miles de sintasas ATP alojadas a lo largo de la membrana mitocondrial interna, como puede verse en la figura 5.2).

La ATP es, como si dijéramos, la «divisa energética» del cuerpo humano: lo mismo que en Europa se usan euros para las transacciones comerciales, las células de nuestros cuerpos utilizan ATP al realizar transacciones fisiológicas o bioquímicas. Y si la ATP es nuestra divisa energética, las mitocondrias serían las fábricas de moneda que acuñan esa divisa.

El término *disfunción mitocondrial* se emplea cada vez más para describir lo que subyace bajo la degeneración neurológica, como el alzhéimer, el párkinson, la esclerosis lateral amiotrófica (ELA –también conocida como enfermedad de Lou Gehrig–), la esclerosis múltiple y otros trastornos.[2] Si las mitocondrias se dedican, literalmente, a

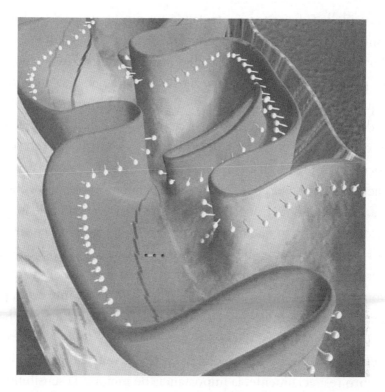

Figura 5.2 Detalle de la membrana interna de una mitocondria. Las enzimas que producen ATP están incrustadas en esta membrana interna. Las células del cuerpo contienen miles de mitocondrias, y cada mitocondria individual contiene miles de estas enzimas generadoras de energía. Imagen de sciencepics/Shutterstock.com.

crear energía, dañarlas provocará una crisis energética a nivel celular. Y ahora ya estás empezando a entender que el alzhéimer es una crisis energética celular del cerebro.

El mal funcionamiento de las mitocondrias podría deberse a muchas razones, entre ellas mutaciones y fallos genéticos de nacimiento. En este capítulo examinaremos la glicación y la oxidación, dos de las causas más prominentes de disfunción mitocondrial sobre las que podemos influir. Ambas son en gran medida la consecuencia de un consumo excesivo de hidratos de carbono refinados y aceites de semillas y vegetales aislados que son tan abundantes en la alimentación moderna. Verás que puedes mantener las mitocondrias saludables adoptando una dieta rica en nutrientes y reducida en hidratos de carbono, durmiendo lo suficiente y controlando tus niveles de estrés. A tus mitocondrias también les vendrá bien la actividad física habitual, ya sea en forma de paseos, ciclismo, jardinería, levantamiento de pesas, golf, yoga, pilates, natación, ejercicios aeróbicos para personas mayores..., cualquier cosa que puedas hacer y disfrutar. Volveremos a ver esto cuando hablemos del ejercicio en el capítulo 17, pero es lo suficientemente importante como para decirlo dos veces: cuando se trata de las mitocondrias, piensa en la frase «lo que no se usa se atrofia». Permanecer activo le da al cuerpo una razón para generar nuevas mitocondrias sanas. El movimiento físico, especialmente el de gran intensidad, proporciona el estímulo que el organismo necesita para crear más mitocondrias y, combinado con la dedicación regular a una actividad de baja intensidad (como caminar o trabajar en el jardín), puede mantener en forma las que tenemos. Proporciónale a tu cuerpo una razón para generar y mantener mitocondrias sanas que funcionen bien, y lo hará.

Te resultará útil familiarizarte con los términos *glicación* y *oxidación* con objeto de entender mejor la estrategia nutricional descrita en este libro (especialmente, la importancia de mejorar la sensibilidad a la insulina y el control de la glucosa en la sangre y el énfasis en incluir ciertos tipos de grasas dietéticas y evitar otras).

La glicación y la oxidación son procesos que tienen lugar en el cuerpo humano como resultado de un metabolismo normal y saludable. Son, sencillamente, consecuencia de estar vivo, respirar, metabolizar los alimentos y mover nuestro cuerpo. Sin embargo, la glicación y la oxidación se supone que se producen a niveles bajos, muy lentamente durante un largo periodo de tiempo. Cuando tienen lugar más rápidamente y a un nivel superior al normal, sobrepasan la capacidad del organismo de reparar las células y los tejidos que podrían dañarse como consecuencia de esos procesos. La glicación fuera de control y el estrés oxidativo están asociados con muchas enfermedades crónicas de nuestro tiempo, entre ellas el alzhéimer, e incluso podrían causarlas directa o indirectamente.

La glicación y la oxidación descontroladas del cerebro pueden considerarse como dos tipos de «daño cerebral» que son parte del círculo vicioso del alzhéimer, que se inicia con los problemas para distribuir glucosa e insulina, así como con un desequilibrio de los ácidos grasos de la dieta. La glicación y la oxidación son parte del círculo vicioso porque los problemas metabólicos originados por la intolerancia aparecen primero, pero una vez que estos dos procesos se descontrolan, dificultan aún más el funcionamiento adecuado de las neuronas y la comunicación fluida entre ellas. A continuación, lo explicaré más detalladamente, empezando por la glicación.

GLICACIÓN

¿Te has dejado alguna vez una piruleta o un caramelo en el salpicadero de un coche en un día caluroso de verano? ¿Qué succde? El azúcar se derrite, se extiende por toda la superficie cercana y lo vuelve todo pegajoso y casi imposible de limpiar. Y cuando el azúcar se endurece y se seca, se solidifica y se vuelve casi tan quebradizo como el cristal.

Algo parecido sucede dentro del cuerpo cuando tenemos una gran cantidad de azúcar (glucosa) en la sangre durante periodos prolongados de tiempo. El término médico es *hemoglobina A1C*, del que ya te he hablado, y se refiere a la hemoglobina (la proteína que transporta oxígeno a la sangre) que se ha vuelto pegajosa por el azúcar. Se trata de hemoglobina glicada. La glicación es un mecanismo que depende de la exposición y del tiempo, es decir, cuanto mayor es la cantidad de glucosa en la sangre y cuanto más tiempo se mantienen esos niveles elevados, más glicación tiene lugar en todo el organismo. Los diabéticos con glucosa en la sangre mal controlada suelen tener valores elevados de A1C porque su nivel de azúcar está casi siempre un poco más alto de lo saludable (quizá recuerdes del capítulo 2 que la hemoglobina A1C equivale aproximadamente a la media del nivel de glucosa en la sangre de los últimos tres meses). Y cuando la A1C es elevada, puedes imaginar que es como si la sangre se volviera viscosa y pegajosa. Su consistencia ha pasado de ser aguada a volverse más como el jarabe o la melaza, y cuando la sangre es más espesa, no fluye con tanta facilidad como debiera. Esto puede provocar diversos problemas derivados de la deficiencia de suministro de oxígeno y nutrientes de la sangre a los tejidos que lo necesitan.

La hemoglobina no es la única parte del cuerpo que puede sufrir la glicación. Casi cualquier estructura de nuestro interior puede ensuciarse y volverse pegajosa debido al azúcar, entre ellas las proteínas estructurales que forman las arterias, los capilares y otros vasos sanguíneos. Los vasos sanguíneos sanos son como mangueras de goma blandas, extremadamente flexibles, lo que significa que pueden dilatarse y expandirse fácilmente para adaptarse al flujo sanguíneo. Por el contrario, los vasos sanguíneos en los que se ha producido la glicación están duros y rígidos y actúan más como tubos de vidrio, frágiles y quebradizos. De manera que cuando la glucosa está crónicamente elevada, en lugar de agua que fluye por una manguera flexible de goma, tenemos algo parecido a una melaza espesa que tratamos de hacer pasar a la fuerza por un tubo frágil de cristal que tiene mucha menos capacidad de expandirse y adaptarse al volumen de sangre.

Ten en cuenta que el corazón necesita esforzarse mucho más para bombear sangre a través de este espacio más estrecho y que la sangre también ejercerá más presión contra las paredes de los vasos sanguíneos. Esto podría contribuir a una presión arterial alta (hipertensión), que es muy frecuente en individuos con diabetes tipo 2 y resistencia a la insulina. La hipertensión es uno de los criterios definitorios del síndrome metabólico, y es probable que los niveles crónicamente altos de insulina sean una de las causas de la hipertensión esencial e idiopática [3] (Esa es también la razón por la que muy a menudo la presión arterial alta se soluciona al adoptar una dieta baja en hidratos de carbono).

La consecuencia lógica y prácticamente inevitable de unos vasos sanguíneos dañados y una disfunción vascular derivados de niveles crónicamente elevados de glucosa e insulina en la sangre es la alta incidencia de varias complicaciones cardiovasculares que padecen muchos enfermos de diabetes y que van más allá de la hipertensión: infarto cardiaco, rotura de vasos sanguíneos oculares, mala circulación, insuficiencia renal (debida a daños en los minúsculos vasos sanguíneos que participan en la filtración de la sangre), pérdida de sensibilidad en las extremidades (neuropatía diabética), etc.[4]

Las consecuencias de la desregulación del sistema cardiovascular son devastadoras. Pues bien, ahora imagínate los efectos que pueden producirse en el cerebro. Las células cerebrales se vuelven glicadas (lo mismo que el salpicadero del coche), y si quedan cubiertas de azúcar o bien pegajoso o bien endurecido, que es frágil como el cristal, dejan de funcionar apropiadamente. La glicación es una de las conexiones entre unos niveles anormales de glucosa e insulina y los daños cerebrales.

Sin embargo, el daño que causa la glicación no termina aquí. A veces, las estructuras glicadas conectan (o se adhieren) entre sí, formando grupos mayores de células y tejidos más duros y pegajosos llamados productos finales de glicación avanzada, a los que nos solemos referir por el acrónimo AGE, dicho sin ninguna connotación irónica.[*] De hecho, la glicación de las proteínas de la piel podría contribuir en parte a las señales visibles del envejecimiento, como una piel seca, frágil y flácida y líneas de expresión y arrugas. Pero lo que le sucede a la piel en el exterior no es nada comparado con lo que le sucede al cerebro en el interior. Según la investigadora Stephanie Seneff y sus colaboradores:

> Con el incremento de la exposición a la glucosa, múltiples proteínas tanto de los astrocitos como de las neuronas se vuelven vulnerables a los daños de la glicación. Una proteína glicada sufre una pérdida funcional, un aumento de la susceptibilidad al daño oxidativo, e incrementa su resistencia a la degradación y la eliminación.[5]

Otra manera de entender los AGE es como una carne requemada o carbonizada. Piensa en la costra oscura que se forma en la superficie de la carne cuando la asas a la parrilla o la doras, que también es un producto final de glicación avanzada. Las consecuencias para nuestra salud de los AGE que contienen los alimentos que consumimos son bastante diferentes de cuando se forman dentro de nuestros cuerpos,

---

* N. del T.: AGE, el acrónimo de *Advanzed Glication End-Products*, significa 'edad' en inglés.

pero aun así sigue siendo una imagen útil para pensar en el daño o la «quema» que se produce cuando se generan en el interior del cerebro:

- Células pegajosas, dañadas.
- Células que ya no pueden transmitir impulsos nerviosos.
- Células cuyos daños les impiden acceder a la memoria a largo y corto plazo.
- Células cuyos daños interfieren en una conducta adecuada y en el control de los impulsos.
- Células cuyos daños dan lugar a los síntomas del alzhéimer.

DAÑO OXIDATIVO

La otra forma principal de «daño cerebral» en el enfermo de alzhéimer en la que podemos pensar es el daño oxidativo, llamado también estrés oxidativo, o sencillamente oxidación. Como la glicación, un nivel bajo de oxidación es una consecuencia normal e inevitable de los procesos metabólicos humanos saludables. Es solo la oxidación descontrolada, crónica, abrumadora y constante la que contribuye al deterioro del cerebro en el alzhéimer, y hay muchas causas diferentes que pueden llevar a este estrés oxidativo descontrolado. Los dos factores más importantes y más fácilmente modificables son la mala alimentación y el estrés crónico (aquí hay que incluir la falta de sueño).

Si has leído publicaciones sobre salud, seguido las noticias sobre temas médicos en la televisión, probablemente habrás oído hablar de los *radicales libres*. Profundizar en su aspecto científico es algo que escapa a los propósitos de esta obra; podemos hacernos una idea de los radicales libres imaginándolos como si fueran esas bolas metálicas que había en las antiguas máquinas de *pinball* y que corrían de un lado a otro golpeando en diferentes puntos; solo que, en lugar de en una máquina, se encuentran dentro de nuestras células. ¿Qué son estas «bolas»?

Técnicamente hablando, estos radicales libres son «especies reactivas del oxígeno» (ROS, por sus siglas en inglés). Bioquímicamente, son moléculas con electrones no emparejados. Las moléculas con electrones sin emparejar son inestables, de manera que «roban» electrones de algún otro sitio para remediar esta situación. Esto deja a otra molécula con un electrón no emparejado, y el proceso continúa como una especie de reacción en cadena. Uno de los lugares de los que las ROS roban electrones son los ácidos grasos que forman las membranas de las células. Cuando una molécula pierde un electrón, se dice que se oxida. Y cuando los ácidos grasos experimentan esto, el daño se llama oxidación. Tratando de reparar este daño, cualquier molécula que haya sido oxidada (es decir, golpeada por la bola) intenta robar recursos de otro sitio, dando lugar a la reacción en cadena que he mencionado. Los nutrientes llamados *antioxidantes* son útiles para limitar este daño y a veces impiden que se produzca.

La pregunta es: ¿de dónde vienen esas bolas de radicales libres que causan destrozos golpeando de célula en célula y de estructura en estructura? Una de las fuentes de estos elementos son los aceites vegetales que son ricos en ácidos grasos poliinsaturados (por ejemplo, los aceites de soja, maíz, semillas de algodón y cártamo). Cuando se exponen al calor, la luz o el aire, las grasas poliinsaturadas se oxidan, creando ROS que consumimos al ingerir alimentos que contienen estos aceites o que han sido cocinados con ellos (exploraremos esto más a fondo en el capítulo 12).

Otra fuente de radicales libres es el metabolismo humano diario. A nivel celular las mitocondrias (recuerda que son esos hornos minúsculos que crean energía dentro de nuestras células) generan ROS. Tenemos antioxidantes naturales «internos» generados por nuestros propios cuerpos (especialmente glutatión y superóxido dismutasa), cuya función es limitar el daño causado por estas ROS, pero cuando se filtran demasiadas, pueden abrumar la capacidad antioxidante natural del organismo, provocando mayores cantidades de daño oxidativo. La creación de ROS durante la generación de energía es algo normal e inevitable, pero se produce en un grado mayor y más abrumador cuando el cuerpo está tratando de crear energía a partir de la glucosa que cuando lo hace a partir de la grasa. Como vimos antes, las grasas son un combustible más eficiente y «más limpio» que la glucosa. La generación de energía de glucosa y de ácidos grasos es ligeramente diferente a nivel molecular, y a esta ligera diferencia se debe la mayor cantidad de radicales libres nocivos originados por el metabolismo de la glucosa. En cuanto a cómo afecta esto a la función cognitiva, según la investigadora Paula Moreira y sus colaboradores: «Si la cantidad de especies de radicales libres producida supera la capacidad neuronal para neutralizarlos, se produce el estrés oxidativo, seguido por la disfunción mitocondrial y el daño neuronal».[6] Pasar de la combustión constante de hidratos de carbono a un metabolismo basado en grasas es una manera de reducir el daño oxidativo del cerebro y de las restantes partes del cuerpo.

Teniendo en cuenta el importante papel de los antioxidantes para limitar el alcance del estrés oxidativo, podrías pensar que unas dosis elevadas de nutrientes antioxidantes serían beneficiosas. Desde luego, incrementar las reservas de antioxidantes del organismo podría ser útil, pero no son recomendables las dosis suprafisiológicas. La oxidación no es totalmente perjudicial; es una parte normal y necesaria de la fisiología humana. De hecho, es una de las herramientas de las que se vale el sistema inmune para neutralizar a los agentes patógenos invasores: las células que participan en la respuesta inmunitaria oxidan a los patógenos; de ese modo, o los destruyen o los apartan para su eliminación o excreción.

Asimismo, la oxidación participa en un proceso llamado *apoptosis*, que consiste en una especie de «suicidio celular» programado o modo autodestructivo celular. Esta es una manera que tiene el cuerpo de deshacerse de las células viejas, gastadas o que funcionan mal (las células cancerosas evitan la apoptosis; ese es el motivo por el que siguen creciendo y expandiéndose, aunque no están funcionando adecuadamente). De manera que a pesar de que es fundamental tener una reserva importante de antioxidantes para impedir que el daño oxidativo se adueñe de los tejidos corporales, en realidad, inundar el cuerpo con dosis masivas de antioxidantes podría ser dañino porque puede interferir en este equilibrio crucial. Una manera razonable de introducir más antioxidantes en el cuerpo es consumir alimentos ricos en nutrientes antioxidantes. Muchas de las verduras y frutas de bajo contenido glucémico permitidas en una dieta muy baja en hidratos de carbono reúnen estas condiciones, como lo hace la mayoría de las hierbas y especias, entre ellas la cúrcuma, el romero, la albahaca, el ajo, el orégano, la pimienta de Jamaica y el tomillo. Te animo a que las uses abundantemente al cocinar; es muy difícil que puedas «excederte» en los antioxidantes de fuentes alimenticias.

El cerebro es más susceptible al daño oxidativo que ningún otro de los órganos principales por su elevado consumo de oxígeno. Las neuronas son especialmente vulnerables al estrés oxidativo porque su índice metabólico es unas cinco veces mayor que el de otras células cerebrales. Además, contienen una alta proporción de ácidos grasos poliinsaturados que pueden interactuar con ROS para establecer una cadena autopropagada de peroxidación lipídica y degradación molecular.

—**Mortimer Mamelak**[7]

EL CAOS MITOCONDRIAL

Las mitocondrias, al ser las centrales que generan la energía que necesitamos, son tanto una fuente como un objetivo de los radicales libres. De hecho, debido a la fragilidad de los ácidos grasos poliinsaturados que forman una gran parte de la estructura de las membranas mitocondriales interna y externa, estas minúsculas centrales energéticas son especialmente vulnerables al estrés oxidativo. Solo tienes que pensar en la carga que soportan por culpa de nuestra alimentación moderna: rica en azúcares y cereales refinados, así como en aceites vegetales que forman ROS. Se vuelven glicadas y además sufren los continuos estragos de la oxidación. Es decir, reciben un doble golpe.

La disfunción mitocondrial es uno de los problemas principales del alzhéimer. Las mitocondrias producen, de una manera bastante literal, la mayor parte de nuestra energía. Si están dañadas o menguadas en cantidad, esto se traducirá claramente en menos energía producida en todo el cuerpo, y obviamente en el cerebro. El alzhéimer es la peor situación posible, una en la que se dan a un tiempo en el cerebro la glicación mitocondrial y la oxidación, lo que daña gravemente la salud neuronal y la función cognitiva.

Es fundamental proteger las mitocondrias en primer lugar limitando la cantidad de daños que se producen y en segundo lugar proporcionando nutrientes que sirvan para minimizar la cantidad normal de daño que es ineludible, inevitable y natural. Esto es así con las personas sanas, pero es incluso más importante llevarlo a cabo con los enfermos de alzhéimer. El cerebro afectado por el alzhéimer ha estado sufriendo los efectos de una oxidación y una glicación descontroladas durante años, a veces décadas. Cuanto más rápidamente y con mayor eficacia se reduzcan los daños, antes podrá mejorar la función cognitiva del paciente. Es por esto por lo que te aconsejo la potente estrategia nutricional de este libro y también por lo que te sugiero suplementos específicos como complementos de la dieta. No podemos hacer las cosas a medias. Hay que acometer una intervención radical, contra reloj. Estamos tratando de conservar y posiblemente restaurar la función cognitiva sana, en parte restaurando la salud mitocondrial.

Una de las maneras en las que el daño oxidativo causa la destrucción de unas facultades cognitivas sanas es alterando la forma de las neuronas. Como vimos en el capítulo 3, las neuronas están cubiertas de mielina, que contiene principalmente colesterol y ácidos grasos. Si consumimos una cantidad excesiva de los tipos de grasa inapropiados, estas grasas oxidadas quedarán incorporadas en la estructura de mielina, y ésta no funcionará adecuadamente, ocasionando una ruptura de la comunicación celular y la transmisión de impulsos nerviosos entre neuronas, que constituye una de las causas de la pérdida de memoria y de la deficiente función cognitiva en el alzhéimer.

Para expresarlo de una manera sencilla, las células del cerebro dejan de funcionar correctamente y el resultado lógico es el deterioro cognitivo, la pérdida de memoria y las alteraciones de la conducta.

Lo mismo puede decirse de las membranas celulares: están formadas a base de ácidos grados, colesterol y otros materiales. Si hay un equilibrio inadecuado en las grasas de nuestra dieta, puede suceder que una gran cantidad de grasa inadecuada acabe en las membranas celulares, que se oxidarán, con lo que se dañará la función celular.

Para llegar a comprender realmente por qué es tan importante esto y por qué una alteración de la estructura y la función de algo tan aparentemente irrelevante como las membranas celulares afecta tanto a todos los aspectos de la salud (entre otros la función cognitiva), tengamos presente lo que hacen las membranas celulares. Recuerda que son los porteros de la célula y, como tales, dejan entrar las sustancias beneficiosas y expulsan las nocivas, además de ayudar a las células a conservar su forma apropiada. Si se altera la forma de una neurona, se altera su función.

Ahora que hemos estudiado algunos de los daños celulares y subcelulares que contribuyen a la pérdida de memoria, las alteraciones de conducta y otras características del alzhéimer, hay otro factor bioquímico importante que debemos tratar: las placas beta-amiloides. Estas placas, y el debate que despierta su papel en la progresión de la enfermedad, son el tema del siguiente capítulo.

6

LAS PLACAS BETA-AMILOIDES COMO CAUSA DEL ALZHÉIMER: ¿CULPABLE O INJUSTAMENTE ACUSADO?

S i tú o tus seres queridos habéis investigado las causas del alzhéimer, sin duda os habréis encontrado con el término *beta-amiloide* (BA). Las placas beta-amiloides, que mencioné brevemente en el capítulo 1, figuran de manera destacada en casi todas las publicaciones científicas relacionadas con el alzhéimer, pero no hay consenso sobre el papel exacto que desempeñan en la enfermedad. Muchos investigadores sostienen que las BA son una de las causas principales del alzhéimer, mientras que otros afirman que son un efecto. Basándonos en la etiología del alzhéimer desarrollada en este libro, y tal y como sucede con muchos trastornos de la fisiología humana, en realidad ambas teorías serían correctas.

Las placas BA pueden compararse a la fiebre: es un mecanismo protector natural que el cuerpo utiliza para eliminar y neutralizar a los patógenos invasores (el objetivo es elevar la temperatura interna corporal hasta un nivel que sea fatal para las bacterias y virus que causan la enfermedad). Sin embargo, aunque es un mecanismo protector, si la fiebre se vuelve muy alta, puede tener efectos desastrosos para determinadas partes de la fisiología humana. Lo mismo se puede afirmar de las BA. Podrían comenzar como una medida defensiva en el cerebro, para progresar hasta un punto en el que, en lugar de ser beneficiosas, se volverían perjudiciales. Podemos especular con cierto grado de certeza que la acumulación de BA y su formación en placas amplias no es una causa del alzhéimer, porque uno de sus síntomas (el uso reducido de la glucosa en el cerebro), que es una característica incluso más importante de esta enfermedad, se produce años, y a veces décadas, antes de la aparición de las placas BA. La formación de estas placas no es el primer paso en la patología del alzhéimer y, por lo tanto, no es probable que sea el factor desencadenante.

> La producción del amiloide es una reacción protectora [...] Desde el punto de vista biológico, no tiene sentido la idea de eliminar el amiloide sin entender por qué está ahí.
>
> —Dale Bredesen[1]

Es más, no hay pruebas de que los enfermos de alzhéimer produzcan un exceso de BA. Parece que la acumulación de estos restos de proteína y su transformación en placas insolubles no es el resultado de un exceso sino más bien de deficiencias en la depuración. Es decir,

> Un rasgo prominente y bien caracterizado del alzhéimer es el declive progresivo del índice metabólico cerebral de glucosa (CMRgl) en áreas específicas de este órgano [...] Quienes portan un gen de susceptibilidad común al alzhéimer [APOE E4] tienen anormalidades funcionales del cerebro en los primeros años de la edad adulta, varias décadas antes de la posible aparición de la demencia. Por lo tanto, parece que el CMRgl local bajo se produce al principio del proceso de la enfermedad, mucho antes de que aparezcan señales clínicas de demencia, y con mucha anterioridad a cuando se supone que se produce la pérdida celular o la sedimentación de la placa.
>
> —Samuel Henderson[2]

como se explicó en el capítulo 1, la razón de que las BA se acumulen en el cerebro afectado por el alzhéimer es que no se descompone ni se elimina eficazmente. Un factor fundamental que impide la eliminación efectiva de estas placas es la elevación crónica de la insulina. Según la investigadora Sónia Correia y sus colaboradores: «Bajo condiciones hiperinsulinémicas, la insulina compite con el amiloide B (BA) por la enzima degradadora de la insulina, lo que lleva a la acumulación de BA y la formación de la placa senil».[3]

Recordemos una vez más que la insulina y las BA son degradadas y desechadas por la enzima que degrada la insulina (IDE, por sus siglas en inglés), pero la insulina es «la favorita» de la IDE. Esto quiere decir que mientras los niveles de insulina estén elevados, la IDE le dará prioridad a eliminar la insulina, permitiendo así que se acumulen las placas BA. Solo cuando los niveles de insulina están bajos (como al seguir una dieta baja en hidratos de carbono y otras modificaciones del modo de vida) puede la IDE dedicarse a las proteínas amiloides.

> La enzima que degrada la insulina (IDE), una importante enzima degradadora de BA, podría estar inhibida competitivamente por la insulina, dando lugar a una disminución de la degradación de BA. Se ha demostrado que los niveles elevados de insulina en la diabetes tipo 2 inducen a la acumulación de BA debido a que tanto la insulina como las BA compiten por la IDE.
>
> —**Sónia Correia y colaboradores**[4]

BETA-AMILOIDE COMO FACTOR PROTECTOR

Como vimos en las secciones anteriores, el consumo excesivo y prolongado de hidratos de carbono y aceites vegetales poliinsaturados dañados es una de las causas principales de la glicación y la oxidación descontroladas en el cerebro y el resto del cuerpo.

Para impedir que siga produciéndose este tipo de «daño cerebral», el cerebro debe emplear las BA como herramienta para cerrar la llave de la glucosa. Si se reduce la cantidad de glucosa que está siendo metabolizada en el cerebro, también se reducirán la glicación y el estrés oxidativo.

Una de las formas en las que las proteínas BA ayudan a limitar el metabolismo de la glucosa es inhibiendo algunas de las enzimas implicadas en la conversión de glucosa en energía. Es comprensible que ciertos investigadores vean en esto una de las causas de la patología del alzhéimer. Sabiendo que las BA reducen el uso de la glucosa en el cerebro (en parte al interferir en la actividad de enzimas importantes) y que la reducción del metabolismo de la glucosa cerebral es un síntoma clave del alzhéimer, es razonable pensar que la acumulación de placas beta-amiloides disminuye el uso de la glucosa. Pero la investigación sugiere que la reducción del metabolismo de glucosa cerebral ocurre mucho antes de la acumulación de estas placas. Es más, si las neuronas están dañadas por el desajuste metabólico prolongado, en realidad, las proteínas BA podrían cumplir una función protectora al interferir en el flujo continuo de glucosa. Es el exceso de esta sustancia lo que probablemente ha sido un factor fundamental para provocar ese desajuste metabólico. Desde esta perspectiva, a un nivel celular, en realidad las BA están haciéndole un favor al cerebro.

> La formación de BA podría ser en realidad un elemento de la defensa del cerebro contra el estrés oxidativo [...] El estrés oxidativo podría ser lo que provoca la liberación de BA con fines protectores.
> —Mortimer Mamelak[5]

Desgraciadamente, en el contexto de la dieta occidental moderna, rica en hidratos de carbono, ponerle freno al uso de glucosa por parte del cerebro sería un desastre absoluto, porque la glucosa le sirve de combustible principal a este órgano. Por eso, cuando la ingestión de carbohidratos es elevada, la razón por la que las neuronas se deterioran al reducirse su capacidad de usar la glucosa es que no disponen de un combustible alternativo. Recuerda que los otros combustibles de los que puede servirse el cerebro (las cetonas) solo se generan en cantidad suficiente para abastecer a este órgano cuando los niveles de insulina son muy bajos (o se ingieren aceites ricos en TCM o cetonas exógenas). Hay varias formas de reducir los niveles de insulina, pero una de las más eficaces es por medio de una dieta muy baja en hidratos de carbono. En el contexto de la dieta de los principales países industrializados, basada en almidón y cereales, no se produce la elevación de las cetonas, por lo que las células cerebrales tienen dificultades para obtener combustible y terminan sufriendo un proceso de degeneración. Esto se produce a lo largo de un periodo prolongado de tiempo (es importante recordar que el alzhéimer no surge de la noche a la mañana. En las primeras fases, el cerebro podría ser capaz de compensar la reducción de energía, pero llega un momento en que comienzan a aparecer las señales y los síntomas. Esto podría llevar a un diagnóstico de deterioro cognitivo leve, pero si no se hace nada para revertir el desajuste metabólico que lo provoca, la fase final será desarrollar el alzhéimer).

Siguiendo con la perspectiva de las BA como mecanismo protector en un principio (aunque finalmente se descontrole y se vuelva perjudicial), ¿cómo se llega a esto? De varias formas; una de ellas es que grandes cantidades de placas BA alteran la forma de las sinapsis que hay entre las neuronas (imagínate que las placas «se pusieran en medio» y bloquearan la transmisión de los impulsos nerviosos). Si los axones y las dendritas son transmisores y receptores, imagina si alguien los bloqueara. Los mensajes se distorsionarían o se perderían por completo, y se interrumpiría la comunicación entre las neuronas, dando lugar a episodios observables de pérdida de memoria, dificultades para pensar, alteraciones de conducta, estallidos emocionales y los demás síntomas asociados con el alzhéimer. Además de alterar la forma de las sinapis, las mismas placas BA son también objeto de glicación y formación de enlaces cruzados entre unas y otras; esto crea productos finales de glicación avanzada, que perjudican todavía más la estructura y la función cerebrales.

Como probablemente las BA no constituyen un factor causal importante del alzhéimer, no es raro que los fármacos desarrollados específicamente para tratar la secreción de estas proteínas y su transformación en placas hayan tenido poco impacto en el avance de la enfermedad.[6] El enfoque conocido como «hipótesis amiloide» o «hipótesis de la cascada amiloide» tiene demasiados errores y deficiencias para que las BA puedan considerarse responsables de muchas de las anormalidades metabólicas y fisiológicas del alzhéimer y el DCL. Seguir invirtiendo enormes sumas de dinero en esta trayectoria fallida solo retrasará la investigación en terrenos que son mucho más prometedores.[7] Poco a poco los investigadores están empezando a comprenderlo, y algunos están pasando de la hipótesis amiloide a la mitocondrial, que defiende que la disfunción mitocondrial (y la consecuente interrupción de la producción de energía celular) es uno de los factores principales del deterioro cognitivo.[8] Entender el alzhéimer como un trastorno metabólico sistémico que implica alteraciones anormales en la señalización de insulina, el uso de glucosa, la inflamación y el estrés oxidativo, en lugar de algo localizado exclusivamente en el cerebro, sugiere vías terapéuticas nuevas que probablemente sean mucho más eficaces que las adoptadas hasta ahora. Solo empezaremos a hacer verdaderos progresos en la lucha contra esta enfermedad cuando centremos los esfuerzos terapéuticos en las causas subyacentes del alzhéimer, y no en tratar los síntomas individuales.

7

APOE4: ¿EXISTE UN GEN DEL ALZHÉIMER?

Es probable que investigando sobre tu diagnóstico de DCL o alzhéimer, o el de algún ser querido, te hayas encontrado con el término *ApoE4*. ApoE4 es la abreviatura del alelo e4 del gen que codifica la molécula apolipoproteína E. No te dejes intimidar por los términos científicos. Lo que todo esto significa es que ApoE4 es una variante de un gen que se expresa de alguna manera en el cuerpo. Del mismo modo que hay personas que tienen los genes de los ojos azules y otras los de los ojos castaños, algunos tienen genes ApoE4 y otros ApoE2 o ApoE3. Estos genes crean partículas de apolipoproteína E.

Entonces, ¿qué es esta molécula de apolipoproteína que crea el gen ApoE?

Las sustancias que no son solubles en agua no pueden desplazarse por sí mismas a través de la corriente sanguínea. Hay varios nutrientes y componentes estructurales fundamentales para el cuerpo que no son solubles en agua, de manera que para transportarlos a donde son necesarios hay que «empaquetarlos» en moléculas que pueden desplazarse por la corriente sanguínea. Estas moléculas se denominan lipoproteínas, y para hacernos una idea, son como los buques de carga que surcan el mar. No podemos mandar todas nuestras mercancías al mar en cajas de cartón; las cajas nunca llegarían hasta su destino. De manera que las ponemos en barcos, que sí pueden transportar estas sustancias preciosas hasta su destino sin sufrir daños. Sustancias como las vitaminas A, D, E y K; el colesterol y los ácidos grasos (necesarias para una buena salud y para el funcionamiento apropiado del cerebro y el resto del cuerpo) son los cargamentos indisolubles en agua que hay dentro de nuestro cuerpo, y para protegerse necesitan estar dentro de estas lipoproteínas. Y lo mismo que los buques de carga disponen de un equipo especial que los ayuda a atracar en un puerto, las lipoproteínas tienen moléculas especiales en su exterior que las ayudan a «atracar», o a fijarse a ciertas partes del interior de nuestro organismo donde se necesita ese cargamento. Estas moléculas especiales que ayudan a entregar las preciosas cargas nutricionales y bioquímicas son las apolipoproteínas.

Prosigamos con la analogía del buque de carga: si un barco quedara desprotegido durante una tormenta, podrían producirse daños graves en el equipo que utiliza para atracar. Del mismo modo, las moléculas de apolipoproteína sufren daños ante la tormenta nutricional de la alimentación moderna (rica en azúcar, hidratos de carbono refinados y aceites vegetales). Al parecer, las moléculas apoE4 causan más daños que las moléculas apoE2 y apoE3, y esta es una de las razones por las que el gen ApoE4 se asocia a un mayor riesgo de alzhéimer que las otras variantes, así como a una mayor gravedad de la enfermedad una vez que esta se desarrolla.

¿Por qué supone un problema el daño a las apolipoproteínas? Las neuronas del cerebro tienen receptores apoE (lugares en los que estas partículas pueden «atracar»), lo que sugiere que el apoE juega un papel en la distribución y la recogida en el cerebro de ácidos grasos, colesterol y fosfolípidos fundamentales (la apolipoproteína E hace mucho más que esto. Es una molécula de señalización de hasta mil setecientos genes, muchos de los cuales influyen directamente en los procesos celulares implicados en la patogénesis del alzhéimer.[1] Sin embargo, por el momento, para nuestros propósitos, nos centraremos en su papel en el transporte y entrega de lípidos). La entrega y reciclaje del colesterol en el cerebro es esencial porque este órgano contiene un 25% del colesterol corporal total, usado como antioxidante, aislante eléctrico y componente estructural clave de las membranas celulares y plasmáticas. A pesar de su mala reputación de sustancia peligrosa, en realidad el colesterol es un colaborador esencial de la estructura y el funcionamiento de todo el cuerpo, pero especialmente del cerebro, y cualquier interrupción de su suministro podría tener probablemente consecuencias nefastas para la función cognitiva (en el capítulo 9 veremos esta sustancia en detalle).

El colesterol se distribuye por el organismo principalmente mediante lipoproteínas de baja densidad. El gen ApoE4 se asocia con una absorción menos eficaz de LDL que las demás variantes de ApoE; por lo tanto, quienes portan el ApoE4 experimentan con más frecuencia y mayor intensidad que los portadores de otros genotipos las consecuencias de esta falta de eficacia. Una de estas consecuencias es la distribución reducida de colesterol y ácidos grasos a los astrocitos, células cerebrales especializadas cuyo papel principal es recibir estas importantísimas sustancias y alimentar con ellas a las células circundantes.[2]

El motivo de que las moléculas ApoE2, E3 y E4 funcionen de manera diferente e influyan desigualmente en el riesgo de enfermedad es que tienen formas distintas. Como todas las proteínas, estas apolipoproteínas están compuestas de cadenas largas de aminoácidos, como palabras colocadas en un orden determinado para componer una frase. Cambia el orden de las palabras y cambiarás el significado de la frase (piensa en «un hombre muerde a un perro» y en «un perro muerde a un hombre»). Los cambios en solo uno o dos aminoácidos afectan a la forma de la proteína. Las proteínas que forman las partículas ApoE2, E3 y E4 difieren solo en unos pocos aminoácidos, pero a este nivel bioquímico los cambios aparentemente minúsculos pueden tener consecuencias extraordinarias para un organismo (un ser humano) en su totalidad. Las diferentes formas de estas apolipopro-teínas significan que difieren en la manera en que se unen a otras mo-léculas y estructuras del cerebro y el resto del cuerpo, lo que explica por qué están asociadas con diferentes tendencias en el procesamien-to de los lípidos, es decir, el colesterol (por ejemplo, los portadores de E4 parecen tener un mayor riesgo de desarrollar enfermedades car-diovasculares; sin embargo, esto podría no ser resultado del genotipo E4, por sí mismo, sino más bien del desajuste entre el E4 y la dieta moderna). *Cambia la estructura y cambiará la función* es un principio que suele enseñarse el primer día de clase de bioquímica para convencer a los estudiantes del importantísimo papel del orden de los aminoá-cidos para determinar la estructura proteínica y las acciones de estas proteínas.

EL GENOTIPO APOE4 Y EL RIESGO DE ALZHÉIMER: CAZADORES Y RECOLECTORES EN EL MUNDO DEL SUPERMERCADO MODERNO

El gen ApoE4 se ha vuelto importante en la investigación del al-zhéimer porque quienes tienen una copia de este gen corren mayor riesgo de desarrollar la enfermedad que quienes no la tienen, y el ries-go de los individuos con dos copias es aun mayor.[3] (Portamos dos co-pias de cada gen en nuestro cuerpo, una de la madre y otra del padre). El riesgo de desarrollar alzhéimer entre los portadores del ApoE4 es tan significativo que los autores de un estudio lo llamaron «el gen de la vulnerabilidad».[4] Los sujetos con una copia del gen ApoE4 presen-tan cinco veces más riesgos de desarrollar alzhéimer, mientras que en quienes tienen dos copias, se estima que el riesgo de contraerlo durante su vida se sitúa entre el 50 y el 90%.[5] No obstante, el gen ApoE4 no causa el alzhéimer. Lo que hace es que la persona se vuelva más vulnerable al daño metabólico infligido por la dieta y el estilo de vida occidentales modernos. En palabras de muchos investigadores: «La genética carga la pistola, pero la alimentación y la forma de vida aprietan el gatillo».

A pesar de esta herencia genética aparentemente perjudicial, el alelo ApoE4 no es ni necesario ni suficiente para el desarrollo del alzhéimer, ya que el 50% de los que lo sufren no son portadores del E4, y algunos homocigotos (dos copias de un mismo gen) E4 nunca desarrollan la enfermedad.[6] Por otro lado, el otro factor de riesgo conocido (la hiperinsulinemia crónica) eleva el riesgo independientemente del estado del ApoE. Y como la hiperinsulinemia crónica afecta aproximadamente a un 40% de las personas mayores de sesenta años, no es raro encontrar una correlación entre ello y una enfermedad que preferentemente ataca a los ancianos, como el alzhéimer.[7] De hecho, las pruebas indican que el riesgo de esta enfermedad atribuible únicamente a la hiperinsulinemia llega hasta el 39%.[8]

Por lo tanto, si tienes una o dos copias del gen ApoE4, esto no significa que inevitablemente vayas a desarrollar demencia. Solo te advierte que debes ser especialmente cuidadoso con lo que comes y con cómo vives para no tentar a la suerte y activar esa gran vulnerabilidad que tienes.

El ApoE4 se considera un gen de riesgo, y según la Asociación Estadounidense del Alzheimer: «Los genes de riesgo incrementan la probabilidad de sufrir una enfermedad, pero no aseguran que esto suceda».[9]

El alelo APOE Ɛ4 podría no ser inherentemente perjudicial sino solo combinado con una dieta rica en hidratos de carbono, que es perjudicial en sí misma y que probablemente contribuya en gran medida a elevar el riesgo de enfermedad de arteria coronaria y, posiblemente, de alzhéimer, en las poblaciones modernas con o sin el alelo APOE Ɛ4 [...] El alzhéimer sería similar a la obesidad, la enfermedad de la arteria coronaria y la diabetes mellitus tipo II en que es consecuencia del conflicto entre nuestra constitución genética paleolítica y nuestra dieta actual neolítica.

—**Roger Lane y Martin Farlow**[10]

Debemos señalar que el Ɛ4 no es un alelo nocivo; solo es perjudicial en combinación con una dieta rica en hidratos de carbono (que es perjudicial en sí misma).

—**Samuel Henderson**[11]

En la población mundial, las frecuencias de los genotipos E2, E3 y E4 son aproximadamente el 8, el 77 y el 15% respectivamente.[12] Se piensa que las diferentes versiones del gen ApoE podrían haber surgido de los patrones evolutivos de migración humana y de la adopción histórica de una agricultura basada en los cereales.[13] Los grupos con la exposición más prolongada al consumo de cereales tienen la menor frecuencia de E4, lo que sugiere que el consumo de hidratos de carbono podría haber influido negativamente contra este genotipo.[14] Es decir, el ApoE4 podría haber persistido entre las poblaciones ancestrales dedicadas a la caza y a la recolección, que presumiblemente consumían menos cereales (hidratos de carbono) que sus contemporáneos dedicado a la agricultura y el pastoreo. Las poblaciones con las frecuencias más reducidas de E4 son los árabes que viven en el norte de Israel (4%), los griegos (6,8%) y los mayas (8,9%), mientras que está mucho más extendido entre los grupos que tradicionalmente han sido cazadores y recolectores, como los pigmeos africanos (40%) y los inuit de Norteamérica (21%).[15] Los árabes y los griegos podrían haber tenido una mayor ingesta de cereales por medio del trigo que sus contemporáneos cazadores y recolectores y los mayas habrían consumido más cereales a través del maíz.

Una «prescripción paleolítica» modificada podría impedir el alzhéimer. La prescripción paleolítica propone un cambio de alimentación y actividad para acercarnos a un nivel parecido al de nuestros antepasados paleolíticos [...] Por lo tanto, sería preferible reducir el consumo de hidratos de carbono altamente glucémicos e incrementar la proteína, la fibra y la grasa. Al parecer, dietas similares reducen el riesgo de alzhéimer. Como se ha sugerido que las dietas ricas en hidratos de carbono podrían ser la causa principal de alzhéimer independientemente del genotipo ApoE, una dieta así reduciría el riesgo de esta enfermedad en general. Y se estima que esta dieta sería especialmente beneficiosa para los portadores de ApoE4.

—**Samuel Henderson**[16]

Esto sugiere que las personas con el genotipo ApoE4 podrían estar mejor preparadas biológicamente para una dieta baja en hidratos de carbono, o al menos más baja en hidratos de carbono procedentes de cereales (quizá sus fuentes más densas de carbohidratos habrían sido las raíces y los tubérculos, como patatas, remolacha, ñame, yuca y taro). Esta teoría tiene sentido sabiendo lo que sabemos sobre los efectos perjudiciales de la carga de hidratos de carbono refinados de la alimentación moderna occidental. Parece que hay ciertos grupos de población que sencillamente están mejor adaptados a un mayor consumo de grasas y proteínas, con una menor ingesta de hidratos de carbono, especialmente las que provienen de los cereales.

El hecho de tener el genotipo ApoE4 no basta por sí mismo para causar alzhéimer.[17] Lo sabemos porque hay mucha gente con este genotipo que no ha desarrollado la enfermedad. De hecho, a la edad de noventa años solo la ha desarrollado aproximadamente la mitad de los sujetos homocigóticos para el ApoE4.[18] Por supuesto, es una incidencia extraordinariamente elevada, pero deberíamos observar que también significa que cerca de la mitad de los homocigóticos E4 no desarrollan alzhéimer. Cuando esta enfermedad se desarrolla en un portador de E4, es más probable que se deba a la combinación de una dieta rica en hidratos de carbono y baja en micronutrientes y ácidos grasos esenciales con el incremento de la vulnerabilidad que confiere este genotipo, en lugar de a los alelos E4 *per se*. Se calcula que el alzhéimer afecta aproximadamente al 47% de las personas mayores de ochenta y cinco años, pero la incidencia del ApoE4 en todo el mundo es mucho más baja que este 47%, de manera que claramente hay otros factores que contribuyen al riesgo de esta enfermedad aparte de un simple rasgo genético.[19]

Los sujetos con cualquier clase de combinación de los genes alelos ApoE2, E3 y E4 son propensos al alzhéimer. Ningún genotipo confiere inmunidad; no hay cartas en la baraja genética que te permitan «salir de la cárcel sin pagar fianza». Entre los pacientes a los que se han diagnosticado alzhéimer, se calcula que la prevalencia más elevada del genotipo E4 se da en el norte de Europa y la más baja en Asia y el sur de Europa.[20] Esto parece apoyar las hipótesis de que las poblaciones con una exposición más prolongada al consumo elevado de hidratos de carbono procedentes de cereales (presumiblemente de arroz en Asia y trigo en el sur de Europa) tendrían una prevalencia más baja de E4, mientras que las de los climas más fríos (como el norte de Europa) podrían tener constituciones genéticas mejor dotadas para dietas más ricas en grasa animal y proteína.

También sabemos que es posible desarrollar alzhéimer sin el gen ApoE4, es decir, que no se requiere este genotipo para inducir la enfermedad. Lo sabemos porque muchos pacientes de alzhéimer *no* son portadores de este gen. De hecho, la mayoría de los pacientes de alzhéimer no lo son. De manera que pese a que el ApoE4 recibe mucha atención en la investigación sobre esta enfermedad, en realidad es un asunto que nos desvía de la causa real: la hiperinsulinemia crónica, provocada por el consumo excesivo de hidratos de carbono y otros factores de la vida moderna que se cree que contribuyen a la resistencia a la insulina, la inflamación y el estrés oxidativo descontrolado.

Se ha prestado atención al ApoE4 porque las moléculas apoE4 son las más dañadas por la dieta moderna, tan alejada del modo de vida de caza y recolección bajo en el que presumiblemente se desarrollaron. Insisto una vez más: el genotipo ApoE4 no causa el alzhéimer. Incrementa la susceptibilidad bajo ciertas condiciones dietéticas y de estilo de vida, del mismo modo que genes específicos están asociados con ciertos tipos de cáncer pero no necesariamente los causan a no ser que se den otros factores.

Si el genotipo ApoE4 hace que alguien sea más vulnerable a los ataques metabólicos de una alimentación repleta de hidratos de carbono refinados y grasas y aceites dañados, es fundamental que las personas con este genotipo regresen a una alimentación para la que su fisiología individual podría estar mejor equipada: abundantes verduras sin almidón, marisco, aves de corral, carnes rojas, frutos secos, semillas y frutas de la temporada con un índice glucémico bajo, restringiendo al mínimo los cereales y los lácteos o prescindiendo por completo de ellos.

Investigaciones recientes sugieren que los sujetos con el genotipo ApoE4 podrían responder negativamente a grandes cantidades de grasa saturada en su dieta. En concreto, experimentarían cambios perjudiciales en los lípidos de la sangre (colesterol) que se reflejarían en las pruebas de laboratorio. El genotipo ApoE4 está asociado con niveles elevados de LDL y de triglicéridos en la sangre. El único modo de saber si una dieta baja en hidratos de carbono y rica en grasas te está afectando de esta manera es hacerte pruebas regularmente, quizá cada pocos meses. Sin embargo, debo advertir aquí que lo que algunos profesionales del sistema médico convencional moderno consideran un perfil de colesterol «desfavorable» o «de riesgo» ha sido cuestionado por muchos cardiólogos y expertos en lípidos y que ni un nivel elevado de colesterol total ni un nivel elevado de colesterol LDL son siempre perjudiciales por sí mismos, especialmente en personas mayores[21] (ampliaré este tema en el capítulo 9). En realidad, el colesterol elevado a una edad tardía se asocia con el riesgo reducido de toda clase de mortalidad, y entre los ancianos sin demencia, el colesterol bajo es un importante indicador de mortalidad.[22]

Si tu constitución genética te lleva a creer que tú o tu ser querido deberíais limitar el consumo de grasa saturada, aun así sin ninguna duda podríais seguir una dieta baja en hidratos de carbono y rica en grasas. La principal modificación que hay que conseguir es darles prioridad a las grasas monoinsaturadas y poliinsaturadas en lugar de las saturadas, por ejemplo, cocinar principalmente con aceite de oliva o de aguacate, en lugar de sebo, manteca de cerdo o *ghee*, y consumir grasas poliinsaturadas que se producen de manera natural en los alimentos integrales, como los frutos secos y las semillas, en lugar de aceites vegetales como el de soja y el de maíz. En cuanto a la proteína animal, aves y mariscos tienen una mayor proporción de grasas monoinsaturadas y poliinsaturadas que la carne de ternera y de cerdo, pero ten en cuenta que la ternera y el cerdo también contienen cantidades importantes de grasa monoinsaturada. Otra categoría de alimentos que deberías tratar de consumir con moderación, o eliminar por completo, son los lácteos (mantequilla, queso, crema agria, yogur), ya que la grasa láctea es predominantemente saturada (si el genotipo E4 se asocia más con las poblaciones de cazadores y recolectores que con las de agricultores, el organismo de los individuos con este genotipo en el mundo moderno podría estar tan poco adaptado a los lácteos como lo está a los cereales).

Esto se parece a las recomendaciones del doctor Steven Gundry, experto en nutrición para el genotipo ApoE4. El doctor Gundry ha señalado que los nigerianos tienen una incidencia elevada del genotipo ApoE4; sin embargo, experimentan índices de demencia extraordinariamente bajos.[23] Según el doctor Dale Bredesen, cuyo trabajo pionero sobre la reversión del alzhéimer y el DCL mencioné en el capítulo 1, el ApoE4 es el genotipo más antiguo, mientras que las otras variantes han aparecido más recientemente en la historia de la evolución.[24]

Teniendo esto presente, los portadores del E4 harían bien en evitar la mayoría de los alimentos que no se han consumido en grandes cantidades en muchas partes del mundo hace miles de años, específicamente los cereales y los productos lácteos. El doctor Gundry recomienda una alimentación sin cereales ni lácteos, con una cantidad moderada de proteína animal procedente principalmente de mariscos y pescado, con pequeñas cantidades de ternera y cordero de gran calidad alimentados con hierba y de aves de corral. Los ácidos grasos omega-3 de cadena larga que aparecen de modo predominante en los alimentos marinos y en menor cantidad en animales terrestres son especialmente beneficiosas para quienes tienen el E4 (hablaré más detalladamente sobre el omega-3 en el capítulo 13). Las verduras recomendadas para los portadores del ApoE4 son las que no tienen almidón, con énfasis en las de hoja verde (por ejemplo, espinacas, diente de león, acelgas), verduras crucíferas (brócoli, coliflor, coles de Bruselas, coles) y las especies de *alliums* (cebollas, ajo, puerros, cebollinos, cebolletas, chalotes). El doctor Gundry desaconseja las «verduras con semillas» (tomates, berenjenas, pimientos, calabazas), ya que estas actúan más como frutas en los portadores del E4 y podrían incrementar los triglicéridos. Aconseja consumir ampliamente grasas monoinsaturadas (tanto como un litro de aceite de oliva a la semana) con muy pocas grasas saturadas, como las del aceite de coco.[25] (aconseja el uso de aceite TCM en lugar de aceite de coco). Otras fuentes estupendas de grasas insaturadas son las aceitunas, los aguacates, los frutos secos –macadamias, almendras, nueces, avellanas, pecanas, nueces de Brasil y pistachos– y las semillas.

Hasta ahora hemos tratado numerosos asuntos. Desde el tema fundamental del alzhéimer como crisis energética en el cerebro hasta el papel de la glucosa y las cetonas como combustible, pasando por cómo influyen en el avance de la enfermedad los cambios de forma de las neuronas o los daños a las mitocondrias generadoras de energía hasta los factores genéticos que influyen en el riesgo de desarrollo de la demencia. Hemos establecido los cimientos sobre los que construir una dieta para reducir y, a ser posible, incluso revertir e impedir los daños neuronales que subyacen en el alzhéimer. En la segunda parte veremos de manera detallada cómo lograr esto último.

UNA ESTRATEGIA NUTRICIONAL PARA RESTAURAR LA FUNCIÓN COGNITIVA SALUDABLE

Esta sección presenta una dieta baja en hidratos de carbono y más rica en grasas para nutrir el cerebro afectado. Acabaremos con algunos mitos acerca del colesterol y la grasa saturada para que te sientas seguro al emprender este periplo nutricional. Aquí encontrarás todo lo que necesitas para orientarte en tu cambio dietético: qué comer, qué evitar y cómo poner en práctica este nuevo plan alimentario cuando vayas a la tienda, cuando cocines y cuando comas fuera.

8

LOS PRINCIPIOS BÁSICOS DE LA DIETA BAJA EN HIDRATOS DE CARBONO

Por lo que he expuesto hasta ahora debería haber quedado claro que la base fundamental de esta estrategia nutricional para luchar contra el alzhéimer y el deterioro cognitivo es una reducción radical de los hidratos de carbono dietéticos. Me estoy refiriendo a una dieta baja en hidratos de carbono, no una dieta sin hidratos de carbono. Sin embargo, requiere consumir muchos menos de los que probablemente tú o la persona que estás cuidando estéis acostumbrados a tomar. Este régimen se centra en la grasa y la proteína, con una pequeña cantidad de carbohidratos (pero pocos cereales o ninguno en absoluto). La mayoría de tus calorías vendrán de la grasa, una cantidad moderada de la proteína y un pequeño porcentaje de los hidratos de carbono. Seguramente, es lo contrario de lo que estás acostumbrado a oír que para el mundo médico convencional constituye una «dieta sana», pero recuerda que al prescindir de los hidratos de carbono y darles prioridad a las grasas estamos induciendo intencionalmente un cambio metabólico en el organismo. Si imaginamos que el cuerpo es como un coche, y que estamos tratando de hacer funcionar nuestro motor (el cerebro) con cetonas, que se originan mediante la descomposición de las grasas, veremos que no nos beneficia seguir llenando el depósito de hidratos de carbono.

Como he descrito en la primera parte, al emplear esta estrategia nutricional, apartamos al cerebro y al resto del cuerpo del uso de la glucosa como combustible principal. Es importante observar que «glucosa» no es solo lo que identificamos con el azúcar. Esta dieta requiere limitar el azúcar refinado, por supuesto, pero también requiere limitar todos los hidratos de carbono con almidón, porque estos se descomponen en glucosa dentro del cuerpo. De manera que no son solo las formas obvias de azúcar (caramelos, pasteles, galletas, refrescos o zumos) lo que necesitamos reducir; son todos los hidratos de carbono que terminan convertidos en glucosa en nuestro interior. Esto hace que haya que especificar un poco más la dieta.

El grado de restricción de hidratos de carbono requerido para realizar este cambio metabólico difiere según el individuo. La mayor parte de la gente experimentará los efectos metabólicos y cognitivos de esta reducción si consume menos de 50 gramos de carbohidratos al día. Algunos pueden consumir mayores cantidades, pero otros tendrían que limitar incluso más su consumo, especialmente si su deterioro cognitivo o demencia es grave y lleva mucho tiempo produciéndose. Como se suele decir, las situaciones drásticas exigen medidas drásticas.

Comparados con la alimentación a la que estamos acostumbrados en los países industrializados,

> Lo que favorece principalmente el desarrollo del alzhéimer es el consumo de una dieta discordante a nivel evolutivo caracterizada por un alto contenido en hidratos de carbono. Esta hipótesis considera que la aplicación de medidas preventivas relativamente sencillas, como la disminución del consumo de hidratos de carbono y el incremento de los ácidos grasos esenciales en la alimentación obtendrá buenos resultados.
> —Samuel Henderson[1]

50 gramos de hidratos de carbono pueden parecer poco. De hecho, no tiene nada de especial consumir 250 gramos al día, ¡y a veces más! Un total de 50 gramos no es mucho cuando consumes alimentos densos en hidratos de carbono y almidón, como pan, bollería, pasta, arroz, maíz, patatas, galletitas saladas, cereales para el desayuno, barras de fibra y alimentos por el estilo (¡un solo bol grande de pasta puede contener más de 50 gramos!). Sin embargo, 50 gramos nos permite consumir una cantidad sustancial y una amplia variedad de verduras sin almidón, como verduras de hoja verde, calabazas de verano, berenjena, pimientos, espárragos y coliflor, y además de frutas de bajo índice glucémico como las bayas.

Aunque esta alimentación puede parecer radicalmente diferente a aquella a la que estás acostumbrado, puedes estar tranquilo, en absoluto es tan radical. Y no es difícil, tan solo es distinta (puedes verlo en el cuadro 8.1).

LOS TRES GRANDES MACRONUTRIENTES DEL CUERPO: PROTEÍNAS, GRASAS E HIDRATOS DE CARBONO

Hay tres macronutrientes principales que el cuerpo reconoce como fuentes de energía (calorías): proteínas, grasas e hidratos de carbono. Todos los alimentos encajan en una o más de estas categorías (el alcohol se considera a veces un macronutriente porque proporciona energía –7 calorías por gramo– pero no es una fuente principal de calorías en este plan). Algunos son casi enteramente (o predominantemente) un macronutriente, mientras que otros son combinaciones. Por ejemplo, el aceite de oliva y el aceite de coco son grasas puras, pero un filete de lomo es proteína y grasa. Las claras de los huevos son proteínas casi en su totalidad, pero las almendras son grasa y proteína (con una pequeña cantidad de hidratos de carbono en forma de fibra). Las legumbres en general –alubias, frijoles negros, lentejas o garbanzos– son hidratos de carbono y proteína.

Las proporciones de los tres macronutrientes principales en la dieta que seguirás depende de lo sensible que seas a los hidratos de carbono. Como mencioné anteriormente, todo el mundo tiene un

Cuadro 8.1. Las reglas básicas

Lo que esta dieta es:	Lo que esta dieta no es:
• Una estrategia dietética basada en nuestros conocimientos sobre la fisiología y la bioquímica humanas. • Una manera de restaurar el equilibrio metabólico y promover la curación. **Por encima de todo es:** • Una terapia nutricional, segura, no tóxica y sin fármacos.	• Una cura milagrosa para el alzhéimer que funciona de la noche a la mañana.

Lo que se requiere para seguir esta dieta:	Lo que NO se requiere para esta dieta:
• Una mente abierta. • Estar dispuesto a desprenderse de antiguas creencias profundamente enraizadas sobre lo que constituye una «dieta sana». • Estar dispuesto a comprar, preparar y cocinar más alimentos en casa y abandonar las comidas «cómodas» preparadas y procesadas. • Estar dispuesto a probar alimentos nuevos y a abandonar algunos de los favoritos que están interfiriendo en la función cognitiva. • Comprometerse a pasar más (solo un poco más) tiempo en la cocina.	• Pasar hambre y privaciones. • Batidos, barritas y productos para «reemplazar comidas». • Una segunda hipoteca para dedicarla únicamente a comprar alimentos orgánicos. • Alimentos exóticos que solo pueden adquirirse en tiendas especiales. • Desplazarse a cuatro supermercados diferentes para comprar ingredientes poco comunes. • Un equipamiento especializado de cocina. • Ser un chef profesional.

límite o umbral de tolerancia diferente para el consumo de carbohidratos, por debajo del cual puede hacer que su metabolismo pase a funcionar con la grasa y generar cantidades considerables de cetonas que sirvan de combustible al cerebro. Algunas personas pueden llegar a consumir de 60 a 80 gramos de hidratos de carbono y aun así obtener beneficios metabólicos y cognitivos, mientras que otras tendrán que restringir mucho más su consumo, por ejemplo, a menos de 30 gramos por día.

Una cosa es cierta: la mayor parte de tu consumo calórico vendrá de la grasa. Esta representará al menos el 55% del total de tus calorías, y probablemente se acerque más al 65 o incluso al 70% o más. Dependiendo de tu sensibilidad individual a los hidratos de carbono y de tu capacidad para generar suficientes cetonas, la distribución de tus macronutrientes podría parecerse a alguno de los siguientes modelos. Por favor, ten en cuenta que se trata solo de ejemplos. Lo ideal sería que consultaras con un profesional de la salud cualificado que esté familiarizado con estos tipos de dietas para determinar la proporción de macronutrientes y las cantidades específicas de alimentos que son adecuadas para ti. Asimismo, ten presente que tus necesidades calóricas diarias podrían ser diferentes de los ejemplos que vienen a continuación, dependiendo de tu sexo, de tu complexión y de tu nivel de actividad. Como regla general, los hombres necesitan más calorías totales que las mujeres, una persona con un mayor tamaño corporal más que una pequeña y una activa más que una sedentaria.

En los siguientes capítulos veremos los alimentos específicos que no son adecuados para esta estrategia dietética. La verdad es que no hay alimentos que estén totalmente «prohibidos». Sin embargo, si quieres realizar la transición metabólica para alimentar el cerebro de una manera tan rápida, efectiva y eficaz como sea posible, harías bien en evitar por completo algunos de ellos y centrarte en otros. No es que el pan, la pasta, el arroz y otros cereales con almidón estén terminantemente prohibidos. Sencillamente, es mejor evitarlos porque incluso las cantidades más pequeñas de estos alimentos sitúan a la mayoría de las personas al límite de su consumo total de hidratos de carbono, y la verdad es que no merece la pena. Para alcanzar tu cuota de hidratos de carbono, mejor que media ración de almidón o cereales, come varias raciones generosas de coliflor, espinacas, calabacín y otras verduras bajas en hidratos de carbono.

En el capítulo 10 hablaré de los tipos de hidratos de carbono que vas a comer en tu nuevo plan nutricional.

No obstante, antes de eso hay algo incluso más urgente que debemos cubrir. Muchos de los alimentos recomendados en esta estrategia son ricos en colesterol. Siguiendo los consejos de las autoridades sanitarias e incluso de tu propio médico o dietista, los has eliminado

UN ENFOQUE DE PLAN DIETÉTICO BAJO EN HIDRATOS DE CARBONO Y RICO EN GRASA DE CUATRO FASES

Proporción de macronutrientes = grasas 65%; proteínas 20%; hidratos de carbono 15%

La figura 8.1 representa un buen punto de partida general.
Con 2.000 calorías al día, esto equivale a:
* Grasas...................... 1.300 calorías (144 gramos)
* Proteínas .... 400 calorías (100 gramos)
* Hidratos de carbono.... 300 calorías (75 gramos)

Con 1.700 calorías al día, esto equivale a:
* Grasas...................... 1.105 calorías (123 gramos)
* Proteínas .... 340 calorías (85 gramos)
* Hidratos de carbono.... 255 calorías (64 gramos)

Proporción de macronutrientes = grasas 70%; proteínas 20%; hidratos de carbono 10%

La figura 8.2 es el siguiente paso: se incorpora más grasa y se restringen todavía más los hidratos de carbono.
Con 2.000 calorías al día, esto equivale a:
* Grasas...................... 1.400 calorías (156 gramos)
* Proteínas .... 400 calorías (100 gramos)
* Hidratos de carbono.... 200 calorías (50 gramos)

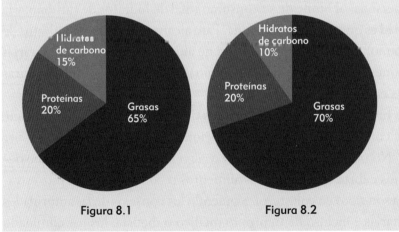

Figura 8.1   Figura 8.2

Con 1.700 calorías al día, esto equivale a:
* Grasas...................... 1.190 calorías (132 gramos)
* Proteínas .... 340 calorías (85 gramos)
* Hidratos de carbono.... 170 calorías (42 gramos)

Si tu cuerpo parece resistirse especialmente a generar suficientes cetonas para proporcionarle un suministro adecuado y continuo de energía
a tu cerebro, puedes incrementar el consumo de grasas, disminuir los
hidratos de carbono e incluso reducir ligeramente las proteínas. Esto
podría servir porque la proteína eleva ligeramente los niveles de insulina, aunque no hasta el grado en que lo hacen los hidratos de carbono.
El nivel de consumo de proteína que puede considerarse «demasiado»
depende totalmente de cada uno. Tendrás que experimentar y ver por ti
mismo qué es lo que te hace sentir mejor y cómo responden tu cerebro
y el resto de tu cuerpo.
Un aumento del consumo de grasas y una disminución del de proteínas
se asemejaría a lo siguiente:

**Proporción de macronutrientes = grasas 75%; proteínas 15%; hidratos
de carbono 10%**

La figura 8.3 es el paso siguiente.
Con 2.000 calorías al día, esto equivale a:
* Grasas...................... 1.500 calorías (167 gramos)
* Proteínas .... 300 calorías (75 gramos)
* Hidratos de carbono.... 200 calorías (50 gramos)

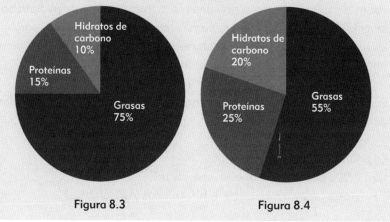

Figura 8.3   Figura 8.4

Con 1.700 calorías al día, esto equivale a:
- Grasas........................ 1.275 calorías (142 gramos)
- Proteínas .... 255 calorías (64 gramos)
- Hidratos de carbono.... 170 calorías (42 gramos)

Si realizas mucha actividad física y crees que puedes tolerar una mayor cantidad de hidratos de carbono y aun así seguir experimentando los beneficios de una insulina más baja, un nivel inferior de glucosa y cetonas elevadas, prueba con una ingestión ligeramente superior de hidratos de carbono, con un poco menos de grasa y quizá con más proteína. Otros individuos que podrían obtener buenos resultados con un mayor consumo de hidratos de carbono son aquellos cuyo deterioro cognitivo es muy leve y de reciente aparición. En estos casos, podría no ser necesaria una dieta muy baja en carbohidratos. Algunos quizá experimenten beneficios con un consumo moderado –superior al de otros enfoques mostrados aquí, pero de todos modos significativamente inferior al consumo de hidratos de carbono que suele darse en el mundo industrializado moderno, quizá en el ámbito del 25 al 30% del total de calorías, con esos hidratos de carbono adicionales provenientes principalmente de más verduras y tal vez de pequeñas cantidades de fruta, legumbres o tubérculos ricos en almidón, en lugar de azúcares y cereales refinados–. A la mayoría le resultará difícil producir cantidades considerables de cetonas en este nivel de consumo combinado de hidratos de carbono y proteína, pero una vez más, podría haber algunos sujetos con problemas cognitivos relativamente ligeros que no necesiten seguir una dieta baja en hidratos de carbono muy estricta para alcanzar algunos de los beneficios (determinadas personas que son especialmente activas físicamente podrían obtener buenos resultados dentro de este rango, pero, en general, para un individuo corriente esto es probablemente demasiado, sobre todo si tiene una edad avanzada o un alzhéimer muy desarrollado).

Proporción de macronutrientes = grasas 55%; proteínas 25%; hidratos de carbono 20%

La figura 8.4 es el paso siguiente.
Con 2.000 calorías al día, esto equivale a:
- Grasas........................ 1.100 calorías (122 gramos)

- Proteínas .... 500 calorías (125 gramos)
- Hidratos de carbono.... 400 calorías (100 gramos)

Con 1.700 calorías al día, esto equivale a:
- Grasas......................... 935 calorías (104 gramos)
- Proteínas .... 425 calorías (106 gramos)
- Hidratos de carbono.... 340 calorías (85 gramos)

de tu dieta durante años. Para poder volver a consumir estos alimentos sin que esto sea motivo de preocupación, debo dejar bien claro el tema del colesterol, qué es, qué hace, por qué no hay que temerle a comer alimentos ricos en colesterol y, sobre todo, por qué el colesterol es el rey de todos los nutrientes cuando se trata de restaurar la función cognitiva.

9

EL COLESTEROL: EL MEJOR
AMIGO DEL CEREBRO

P ara proceder con seguridad al adoptar una dieta baja en hidratos de carbono y rica en grasas, o guiar a tu ser querido a través de ella, es imprescindible que tengas algunos conocimientos básicos sobre el colesterol. Muchos de los alimentos recomendados en esta estrategia nutricional (huevos, mantequilla, cortes grasos de proteína animal, etc.) tienen un contenido elevado en colesterol, y es importante que te olvides de tu miedo a volver a traer a tu mesa estos alimentos que hasta ahora tenías prohibidos. No hay por qué tenerles miedo; todo lo contrario, deberías darles la bienvenida con los brazos abiertos y reservarles

> La falta de suministro de colesterol a las neuronas perjudica la neurotransmisión y la plasticidad sináptica, induciendo la enfermedad neurodegenerativa y la patología tau.
> —**Roger Lane y Martin Farlow**[1]

un sitio de honor. No hay casi nada más nutritivo para un cerebro con dificultades que el colesterol. No puedo insistir lo suficiente en ello. El colesterol es el nutriente más incomprendido, atacado e injustamente denigrado de toda la ciencia de la salud.

FUNCIONES DEL COLESTEROL EN EL CUERPO

El colesterol no es la sustancia peligrosa que nos han hecho creer que es; no se puede destacar lo suficiente este hecho. En realidad, es justo todo lo contrario. El colesterol es uno de los factores más cruciales y esenciales para la salud general, y es especialmente fundamental para la salud cerebral y la función cognitiva.

Antes de entrar en los detalles de la función del colesterol en el cerebro, exploremos unas cuantas de las maravillosas aportaciones que esta sustancia le hace a la totalidad de nuestro cuerpo:

- Sirve como componente estructural esencial de las membranas celulares y las membranas plasmáticas.
- Es un componente estructural esencial de la vaina de mielina, que aísla y protege a las neuronas y facilita la comunicación entre ellas.
- Es necesario para la síntesis de todas las hormonas esteroides, entre ellas la testosterona, el estrógeno, la progesterona, la aldosterona, el cortisol y otras.
- Se utiliza de materia prima para la producción endógena (interna) de vitamina D, por medio de la interacción de la luz solar con nuestra piel.
- Es importante para el buen funcionamiento de los receptores de serotonina del cerebro.
- Sirve como componente esencial de las sales biliares, necesarias para la digestión de grasas y vitaminas, así como fitonutrientes solubles en grasa.
- Es imprescindible para la reparación y regeneración del tejido dañado.

Teniendo en cuenta que el colesterol sirve a tantas funciones vitales de nuestro organismo (y especialmente del cerebro), imagina lo que sucedería con una deficiencia prolongada de esta sustancia, como la que inducirían una dieta muy baja en colesterol, las estatinas u otros medicamentos para bajar el colesterol. En palabras de Jimmy Moore y el doctor Eric Westman, autores del libro *Cholesterol Clarity* (Claridad con respecto al colesterol): «Una de las mayores tonterías que podría hacer tu médico es recetarte como primera línea de defensa estatinas para bajar el colesterol sin detenerse a investigar la causa».[3]

Recuerda la explicación sobre la mielina del capítulo 3 y su relación con la función cerebral. La mielina está formada en gran parte por colesterol. Si no hay suficiente colesterol en el cuerpo para crearla y mantenerla, las neuronas sufrirán «cortocircuitos» como los cables eléctricos sin toma de tierra. El resultado natural de las neuronas fallando y sin comunicarse entre sí sería exactamente como la clase de pérdida de memoria, confusión y alteraciones de comportamiento que caracterizan al DCL y al alzhéimer.

> No hay pruebas de que el colesterol (por sí mismo) bloquee las arterias coronarias o cerebrales, causando infartos cardiacos o accidentes cerebrovasculares. El colesterol es un coparticipante de la sedimentación de lípidos en el endotelio de los vasos arteriales dañados por la hiperinsulinemia.
>
> —Joseph Kraft[2]

Más allá de eso, como el colesterol es un componente fundamental de todas las membranas celulares y plasmáticas, podemos ver fácilmente lo que le sucedería a la salud a niveles celulares y subcelulares si los suministros de colesterol fueran limitados. ¿Recuerdas la analogía de la membrana celular como una especie de portero? Para que las sustancias beneficiosas (los nutrientes, el combustible, los antioxidantes, etc.) entren en la célula y las perjudiciales (las toxinas y los productos normales de desecho metabólico) salgan de ella, tienen que atravesar la membrana. Si el cuerpo no tiene suficiente colesterol para construir membranas celulares bien formadas, el resultado será desastroso. Las sustancias beneficiosas no pueden entrar y las perjudiciales no pueden salir.

Todas las células del cuerpo están constituidas principalmente de membranas. La pared celular, las paredes de los orgánulos en el interior de las células y las paredes que separan los diferentes compartimentos de cada célula son todas membranas [...] Nuestros cuerpos están formados por células; cada órgano, cada tejido, cada partícula de nosotros está hecha de células. Se estima que del 40 al 80% de las células de nuestro cuerpo están compuestas de membranas [...] Bien, ¿de qué están formadas las membranas? La respuesta es: todas las membranas están formadas de grasa y colesterol, ¡lo que significa que en gran parte nuestros cuerpos están compuestos de grasas y colesterol!

—**Natasha Campbell-McBride**[4]

Yendo un poco más lejos, pensemos en las mitocondrias. Recuerda que son los generadores de energía de nuestras células. La estructura de las mitocondrias está repleta de colesterol. Las dos secciones en las que se dividen están rodeadas por membranas ricas en colesterol. Los auténticos «motores» que generan energía en las mitocondrias están incorporados dentro de la membrana interior. De manera que si estas membranas sufren malformaciones o no funcionan bien debido a la falta de colesterol, es obvio que se producirán efectos devastadores en la capacidad de la célula para generar energía. Y recuerda: el alzhéimer es en gran parte el resultado de que las células cerebrales ya no pueden generar suficiente energía. Se encogen y terminan muriendo do de inanición. Si quieres tener unas membranas bien desarrolladas que funcionen correctamente, asegúrate de proveer a tu cuerpo del suficiente colesterol para hacerlo posible.

¿QUÉ SUCEDE CON LOS NIVELES «ALTOS» DE COLESTEROL?

Lo mismo que está ocurriendo con las grasas en general, y con las grasas saturadas en particular, la medicina convencional está lentamente (muy lentamente) llegando a la conclusión de que hemos

En realidad, tener el colesterol excesivamente bajo es mucho peor que tenerlo excesivamente alto. El colesterol forma parte de todas las células del cuerpo y juega un papel en el mantenimiento de la salud celular. De manera que pensar que hay que reducir el colesterol y restringir la cantidad de esta sustancia que comes es simplemente absurdo.

—**Fred Pescatore**[5]

Muchos estudios han demostrado que personas con un nivel normal de colesterol mueren de enfermedades cardiacas con tanta frecuencia como las que tienen el colesterol alto, y que el nivel de colesterol en la sangre no puede predecir un ataque al corazón. Al menos el 60% de las personas que sufren ataques al corazón tienen niveles normales de colesterol en la sangre.

—**Natasha Campbell-McBride**[6]

El problema no es el colesterol dietético [...] No se puede inducir una enfermedad cardiaca consumiendo colesterol.

—**Fred Kummerow**[7]

estado equivocados acerca de los «peligros» del colesterol. Mortalmente (en el sentido literal de la palabra) equivocados. De hecho, los estudios sobre personas mayores han demostrado que los niveles más altos de colesterol en los últimos años de la vida vienen asociados a un riesgo reducido de demencia.[8] El líquido cerebroespinal de los enfermos de alzhéimer es más bajo en colesterol que el de las personas sanas, sin demencia, de la misma edad.[9] Los niveles más altos de colesterol se asocian a una mejor función cognitiva en las personas mayores.[10]

Puede que hayamos malinterpretado el valor del colesterol a cualquier edad, pero especialmente en el caso de las personas mayores, que obviamente es el sector de población más afectado por los trastornos cognitivos no derivados de traumas físicos. En lo que se refiere a su salud cardiovascular, el colesterol total alto e incluso el LDL alto no son factores de riesgo para el aumento de la mortalidad general o el fallecimiento por enfermedades coronarias. De hecho, algunos investigadores sugieren que el colesterol bajo es más indicativo de problemas de salud subyacentes que el colesterol alto y que permite predecir mejor el riesgo elevado de mortalidad.[11] Numerosos estudios confirman que en personas mayores, el colesterol LDL elevado va asociado a un riesgo menor de mortalidad general, lo que lleva a los investigadores a afirmar que ha llegado el momento de replantearse lo que consideramos un nivel de colesterol «sano» u «óptimo» entre los ancianos.[12] Los autores de un análisis de datos a gran escala que examinaron los niveles de colesterol entre sujetos de sesenta o más años de edad descubrieron una relación inversa entre la mortalidad general y el colesterol LDL, lo que significa que cuanto más elevado es este tipo de colesterol, más bajo es el riesgo de mortalidad.[13] (Por supuesto, el riesgo de mortalidad de todos los seres humanos vivos es del 100%. Todos vamos a morir en algún momento, de algo. En pocas palabras, una reducción del riesgo de mortalidad general significa menos probabilidades de fallecer de una determinada enfermedad o de alguna afección crónica en lugar de simplemente de vejez).

Como esto contradice frontalmente lo que nos hicieron creer sobre lo peligroso que es el colesterol, algunos investigadores han afirmado que ese papel aparentemente protector de un nivel más elevado tanto de LDL como de colesterol total es una «paradoja».[14] Profundicemos un poco más en el colesterol y veremos que esto no es una paradoja en absoluto sino que, de hecho, tiene todo el sentido del mundo.

EL COLESTEROL DE LA ALIMENTACIÓN FRENTE AL COLESTEROL DEL CUERPO

El colesterol —me refiero al colesterol que obtenemos de los alimentos— tiene muy poco efecto en nuestro colesterol *sérico* —los niveles obtenidos en nuestra sangre—. Cuando comes alimentos que contienen colesterol, este no se adhiere a tus arterias como cuando viertes grasa de tocino por el fregadero y se obstruyen las tuberías. El cuerpo humano no funciona de una manera tan simple. Cuando comes brócoli, ¿te vuelves verde? Naturalmente que no. El cuerpo no se comporta así. De manera que cuando consumes yemas de huevo o mantequilla, el colesterol no se queda automáticamente atascado en tus vasos sanguíneos. Por favor, tu cuerpo –ese cuerpo complejo, fuerte, fascinante, asombroso– se merece que confíes bastante más en él.

La inmensa mayoría de nuestro colesterol viene del interior. Lo fabricamos nosotros mismos. El colesterol es una sustancia tan importante para el cuerpo humano que cuando consumimos menos colesterol nuestro organismo genera más y cuando consumimos más, genera menos. En último término, la cantidad de colesterol que tenemos en nuestro cuerpo es la cantidad de esta sustancia que necesitamos en un momento determinado. Y a veces, como cuando estamos sometidos a un nivel alto de estrés, hemos sufrido un trauma físico o estamos tratando de restaurar la función cognitiva, nos podría beneficiar incluir incluso más colesterol en nuestras dietas, porque en esos momentos, nuestro cuerpo tiene una demanda muy elevada de esta sustancia nutritiva, y quizá no seamos capaces de producir la suficiente para cubrir nuestras necesidades. Podemos ayudar a paliar los daños del cerebro y el resto del cuerpo obteniendo más colesterol a partir de nuestra alimentación.

Como sabemos que el colesterol es una de las sustancias más importantes de reparación, en lugar de bajar automáticamente sus niveles de cualquier manera, deberíamos profundizar más y preguntarnos en primer lugar a qué se debe que estén elevados. ¿Qué es lo que está causando que el colesterol se acumule en la sangre? ¿Por qué un cuerpo determinado, con toda esa maravillosa sabiduría innata que posee, genera tal cantidad de colesterol?

> La frase «aunque no comieras nada de colesterol, tu hígado generaría suficiente para cubrir las necesidades de tu cuerpo» se ha repetido tantas veces que la gente ha terminado por creerla. Pero, en realidad, hay pruebas que demuestran que para algunas personas el colesterol es un elemento esencial de la alimentación, porque no pueden sintetizarlo adecuadamente.
>
> —Mary Enig[15]

Mirándolo desde otro ángulo, ¿por qué el cuerpo no es capaz de eliminar el colesterol que produce, sino que permite que se acumule hasta alcanzar niveles «elevados» en la sangre? Hay razones por las que podríamos producir cantidades «excesivas» de colesterol, y hay razones por las que no las eliminamos a su debido tiempo. Este nivel «elevado» de colesterol es el resultado de estos factores subyacentes, sean cuales sean. Por lo tanto, deberíamos dejar de centrarnos en el colesterol, en sí, e investigar más para descubrir por qué alcanza niveles tan altos y abordar esas causas. Como sucede con gran parte de la atención sanitaria convencional de hoy en día, recetar estatinas y otros medicamentos reductores del colesterol es tratar un síntoma, no la causa fundamental. Y cuando tratamos únicamente el síntoma, la causa persiste. Para emplear una analogía que te facilite la comprensión, tomar estatinas para bajar el colesterol es como poner cinta aislante negra sobre la luz de tu coche que te avisa «compruebe el motor». Solo porque no puedas ver la luz de verificación del motor no significa que de verdad hayas solucionado el problema. Solo has tapado la señal que te estaba alertando de que algo iba mal. En todo caso, es probable que el problema empeore, porque vas a ignorarlo en lugar de corregirlo. Podríamos decir lo mismo sobre administrar insulina para reducir el azúcar en la sangre en los enfermos de diabetes tipo 2, la mayoría de los cuales son hiperinsulinémicos o resistentes a la insulina, lo que significa que ya producen demasiada. Administrar insulina le pone un parche al síntoma del azúcar elevado en la sangre, pero no hace nada por tratar la causa de que los tejidos estén respondiendo mal a la insulina presente en ellos. Jimmy Moore y Eric Westman lo expresaron bien: «La medicina convencional aconseja inmediatamente tomar estatinas para reducir el colesterol cuando es más alto de lo considerado normal, pero ignora lo que, para empezar, ha causado que suba el colesterol».[16]

El colesterol podría estar elevado por muchas razones. Cuando te sacan sangre para medir sus niveles, los resultados son como una instantánea de ese preciso momento: te muestran el nivel de colesterol que tenías entonces en la sangre. Podría ser significativamente superior o inferior al día siguiente, la próxima semana o el mes que viene. Es más, al ser un componente fundamental de la estructura de todas las células, el colesterol se elevará cuando estén realizándose reparaciones en mayor medida de lo normal, como por ejemplo después de un trauma físico (accidente u operación quirúrgica), un procedimiento dental o durante una enfermedad o infección graves. En cuanto a que el colesterol se eleve por una depuración deficiente de la sangre, un posible factor sería la función del tiroides baja, ya que la hormona tiroidea es necesaria para el funcionamiento apropiado del receptor de LDL.

El simple hecho de que el colesterol aparezca en las placas implicadas en la enfermedad cardiaca (ateroesclerosis) no implica que la esté causando. Esto es declararlo culpable por asociación. Este es el razonamiento: solo porque veamos bomberos cada vez que hay un incendio no significa que sean los causantes de esos incendios. ¡Todo lo contrario! Están ahí para apagarlos, ¿verdad? Lo mismo sucede con el colesterol. Lo cierto es que hay muchas cosas que pueden dañar el recubrimiento de las arterias. Algunos de los enemigos más comunes de estos vasos sanguíneos son los niveles altos de glucosa e insulina en la sangre o un consumo elevado de grasas poliinsaturadas inestables, que se oxidan con facilidad (veremos más sobre esto en el capítulo 12). De manera que puedes ver que la alimentación de la mayoría de los países industrializados —rica en hidratos de carbono y aceites vegetales insaturados— proporciona enormes cantidades de irritantes arteriales, y podría ser que los niveles elevados de colesterol fueran la manera que tiene nuestro organismo de protegernos de ellos. El cuerpo genera más colesterol para dedicarlo a reparar los daños arteriales infligidos por estos alimentos perjudiciales.

Recuerda que las membranas celulares están formadas por diferentes tipos de ácidos grasos: saturados, monoinsaturados y poliinsaturados. Cuando consumimos demasiadas grasas poliinsaturadas —como es muy frecuente en la alimentación de los principales países desarrollados, que utilizan mucho aceite de soja, maíz, canola y semillas de algodón— una gran cantidad de este tipo de grasa queda incorporada en las membranas, impidiendo que funcionen adecuadamente. Con objeto de restaurar la forma correcta de las membranas y su fluidez, se incorpora también el colesterol para estabilizar estas membranas que de otro modo sufrirían deformaciones, de manera que podría ser que el cuerpo produjera más colesterol porque se necesite más de esta sustancia. Según la doctora Mary Enig, prominente investigadora sobre los lípidos:

> Las moléculas de colesterol proporcionan el grado adecuado de rigidez a las membranas. En otras palabras, el colesterol ayuda a una membrana a mantener su propia forma [...] La cantidad de colesterol que tiene una membrana depende de cómo de insaturados sean los ácidos grasos de los fosfolípidos; cuanto más insaturados sean, más colesterol se necesitará para proporcionarle a la membrana el grado justo de rigidez o flexibilidad.[17]

Cada día surgen más investigaciones que nos muestran lo equivocados que estábamos sobre las conexiones entre el colesterol y la enfermedad cardiaca. Piensa con lógica: las grasas más apreciadas y que más se usaban antaño –las que nuestras abuelas y bisabuelas usaban para cocinar y comer– eran en su mayoría las que producían naturalmente los animales, que son ricas en grasa saturada y colesterol: manteca de cerdo, sebo de ternera y cordero, mantequilla, *ghee* y *schmaltz* (grasa de pollo). Y sin embargo, la enfermedad cardiaca no se convirtió en una epidemia médica importante hasta entre mediados y finales del siglo pasado. Así que, ¿cómo es que esas personas sanas y fuertes consumían habitualmente este tipo de grasas pero no sufrían enfermedades del corazón en la medida en que las sufrimos ahora? La respuesta es que esas clases de grasa no causan enfermedad cardiaca alguna. Como observó sabiamente el cirujano naval británico T. L. Cleave: «Que una enfermedad moderna esté relacionada con un alimento pasado de moda es una de las cosas más ridículas que he oído en mi vida».[18]

Lo que sí contribuye a la enfermedad cardiaca –al menos hasta cierto punto– es la gran cantidad de aceites vegetales que consumimos actualmente, aceites que solo pueden obtenerse en cantidades significativas gracias a los prodigios de la tecnología del procesamiento (veremos más sobre este tema en el capítulo 12). Estos aceites son especialmente dañinos al combinarlos con niveles crónicamente elevados de glucosa en la sangre inducidos por el consumo excesivo de hidratos de carbono refinados.

LA SÍNTESIS DEL COLESTEROL Y LAS CONSECUENCIAS DE SEMBRAR EL MIEDO AL COLESTEROL

Como si todo eso no fuera lo bastante revelador, las décadas dedicadas a infundir el miedo al colesterol han tenido consecuencias involuntarias pero devastadoras. Aquí tienes solo dos ejemplos:

- El miedo al colesterol ha hecho que la gente se abstenga de consumir alimentos ricos en colesterol que además son ricos en colina. La colina es un nutriente necesario para la producción de acetilcolina, un neurotransmisor (sustancia química cerebral) que participa en el procesamiento de la memoria y el aprendizaje. Los pacientes de alzhéimer tienen niveles reducidos de acetilcolina en el cerebro. Algunas de las mejores fuentes dietéticas de colina son las yemas de huevo, el hígado y las gambas, precisamente los tipos de alimentos que nos han advertido que no debemos consumir debido a su contenido en colesterol. Por el contrario, deberían considerarse superalimentos para el cerebro (la colina está presente en algunos alimentos vegetales, pero las fuentes más ricas son los de origen animal con un alto contenido en colesterol). La colina también es necesaria para crear fosfatidilcolina y esfingomielina, dos componentes que son parte de la mayoría de las membranas celulares y muy necesarios en las neuronas. Es más, el hígado y las yemas también son ricos en vitamina B_{12}, que como recordarás es fundamental para una mielina saludable. ¡Ni aun poniendo todo nuestro empeño en ello habríamos podido establecer unas recomendaciones más contraproducentes para la salud cerebral!

- La ruta metabólica por la que se sintetiza internamente el colesterol también crea un componente llamado *coenzima* (CoQ10). La CoQ10 es una parte integral del proceso por el que se crean las mitocondrias interiores. No solo eso, además es un antioxidante crucial para el cerebro. Las estatinas tienen como objetivo esta ruta con objeto de bloquear la producción de colesterol, pero al hacerlo bloquean también la producción de CoQ10.

La CoQ10 puede funcionar como antioxidante protegiendo los fosfolípidos de la membrana y las lipoproteínas séricas de baja densidad de la peroxidación, sofocando los radicales lipídicos o la iniciación de los tipos de peroxidación lipídica, y además protege las proteínas de la membrana mitocondrial y el ADN del daño oxidativo inducido por los radicales libres.

—**Paula Moreira**[19]

Teniendo esto en cuenta, cualquier cosa que interfiera en la producción de CoQ10 —como ciertos medicamentos que bajan el colesterol— podría tener implicaciones graves para la función mitocondrial saludable y la generación de energía celular. Al reducir la producción de colesterol y CoQ10, las estatinas asestan un golpe doblemente perjudicial a un cerebro que está esforzándose por protegerse y usar eficazmente el combustible.

La figura 9.1 representa de manera simplificada la trayectoria de la síntesis del colesterol. Como puedes ver, incluso esta versión condensada y simplificada es bastante compleja, y el colesterol no es la única sustancia que se produce durante el proceso. En realidad, es solo uno de los últimos productos finales. También se generan otros muchos componentes útiles, como la CoQ10, y los fármacos a base de estatinas reducen la síntesis de todos ellos. Esto es así porque el blanco de estos medicamentos es una reacción química que ocurre en lo más alto de la trayectoria y, por lo tanto, interfiere en todo lo que viene a continuación, no solo en la producción del colesterol (puedes ver el punto en el que se produce el efecto de las estatinas, marcado cerca del extremo superior de la figura 9.1).

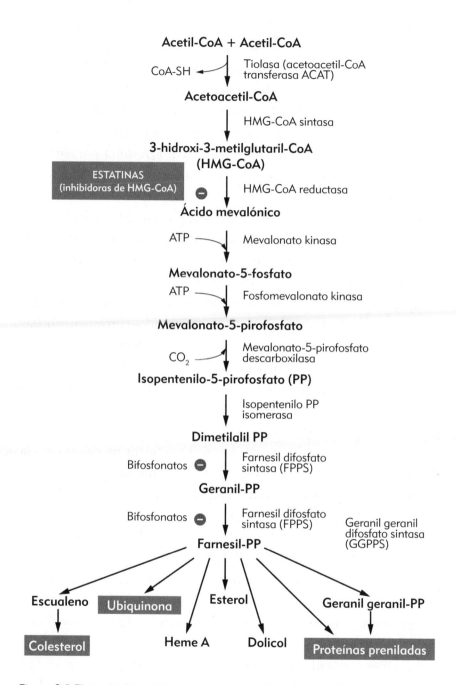

Figura 9.1 El circuito bioquímico que produce el colesterol también genera muchas otras moléculas importantes. Observa que las estatinas interfieren en las primeras fases de este circuito inhibiendo así la síntesis de todas las moléculas que vienen a continuación.

En la parte inferior de la imagen verás tres sustancias enmarcadas. La primera es el colesterol —puedes comprobar que el colesterol está al final de un circuito muy largo que las estatinas inhiben desde muy arriba—. La siguiente es la ubiquinona. La ubiquinona es otra manera de llamar a la CoQ10. Y a la derecha, verás las proteínas preniladas. Estas son proteínas especializadas que tienen varias funciones en el cuerpo, entre ellas la secreción adecuada de la insulina por parte del páncreas y el transporte adecuado de la glucosa por medio de la insulina.[20] Es decir, contribuyen a uno de los mecanismos biológicos por los que se extrae la glucosa de la corriente sanguínea para llevarla a las células. Por eso es por lo que algunas estatinas han sido asociadas con un incremento del riesgo de diabetes tipo2.[21] Estos fármacos afectan tanto a la secreción como a la sensibilidad de la insulina —hay un estudio que demuestra un aumento del desarrollo de la diabetes de hasta un 46% entre quienes toman estatinas comparados con quienes no las toman—.[22] En los dos tipos más populares de estatinas (simvastatina y atorvastatina), este efecto depende de la dosis, es decir, cuanto mayor sea la dosis del medicamento, mayor será la probabilidad de desarrollar diabetes. Si estos fármacos interfieren en la secreción adecuada de insulina, la sensibilidad a la insulina y el transporte de la glucosa a las células, es de sentido común que sean un factor de riesgo para la diabetes. La glucosa permanecerá en la corriente sanguínea durante un periodo más prolongado de tiempo, y a largo plazo dará lugar a la infinidad de complicaciones que surgen de las anormalidades del azúcar en la sangre, una de las cuales podría ser el alzhéimer. Por otra parte, según el doctor Dominic D'Agostino, investigador especializado en las aplicaciones terapéuticas de las cetonas: «El aumento de las vías proinflamatorias asociadas con los niveles elevados de azúcar e insulina en la sangre será más perjudicial para la salud cardiovascular que el colesterol elevado».[23]

Es bien conocida la relación entre las estatinas, la alteración del control de la glucosa en la sangre y el deterioro cognitivo. Según la Clínica Mayo, una de las instituciones médicas más prestigiosas de Estados Unidos, entre los efectos secundarios de las estatinas figuran «el aumento del azúcar en la sangre o la diabetes tipo 2» así como efectos secundarios neurológicos, como confusión y pérdida de memoria.[24] (Además, la Clínica Mayo informa que los individuos de sesenta y cinco años o mayores se sitúan entre los de mayor riesgo comparados con la población general debido a los efectos secundarios que experimentan con las estatinas. No es una coincidencia que en este segmento de edad se tenga también un mayor riesgo de demencia).

Ahora que conoces las funciones cruciales que desempeña el colesterol en el cuerpo y especialmente en el cerebro, estos efectos secundarios no deberían sorprenderte. La Administracion de Alimentos y Medicamentos estadounidense ha reconocido también que entre quienes toman estatinas se suelen producir quejas de «deterioro cognitivo (relacionado con el cerebro), como pérdida de memoria, olvido y confusión» y que «los sujetos tratados con estatinas podrían tener un aumento del riesgo de niveles elevados de azúcar en la sangre y el desarrollo de diabetes tipo 2».[25]Además, señala: «Se han descrito pérdidas de memoria y confusión con el uso de estatinas. Estos síntomas por lo general no eran graves y desaparecieron una vez que dejó de tomarse el medicamento».[26] Pero ¿con qué frecuencia crees que los médicos aconsejan a sus pacientes que dejen de tomar estatinas? Si los medicamentos causan estos efectos (muy probablemente debido a la interrupción de la síntesis del colesterol y la CoQ10), mientras se estén tomando estos fármacos, continuarán las pérdidas de memoria y la confusión.

Sabiendo lo que sabemos sobre el papel de la insulina y la glucosa en la etiología del alzhéimer, la necesidad fundamental de contar con bastante colesterol para garantizar la estructura y el funcionamiento adecuados de las neuronas y el papel de la CoQ10 en la generación de energía celular, las estatinas presentan una triple amenaza letal para la función cognitiva y el desarrollo y agravamiento de la demencia.

LOS PELIGROS DEL COLESTEROL BAJO

Ahora que conoces algunos de los valiosos beneficios que nos aporta el colesterol, echemos un vistazo a unos cuantos problemas de salud que pueden surgir debido a niveles excesivamente bajos de esta sustancia. Los que veremos a continuación están ligados al bajo colesterol y son también efectos secundarios bien documentados de las estatinas (aunque me resisto a usar la expresión *efectos secundarios*, ya que no son efectos secundarios sino efectos directos de estos medicamentos debido al mecanismo por el que inhiben la producción interna de colesterol. No son efectos casuales que sencillamente se presentan, sino que son las consecuencias obvias e inevitables de lo que sucede cuando privamos a nuestro cuerpo de algo tan importante y esencial como el colesterol).

Depresión: el colesterol es necesario para el funcionamiento adecuado de los receptores de serotonina. La serotonina es uno de los neurotransmisores que nos hacen «sentir bien» y ayuda a favorecer los estados de ánimo positivos. Los niveles bajos de serotonina se han ligado a la depresión, la «tristeza invernal» y una perspectiva pesimista general.

Fatiga y dolor y debilidad musculares: recuerda que las estatinas bloquean la producción de CoQ10, la molécula que forma parte de los generadores de energía mitocondriales. Lo que hay que observar aquí es que la CoQ10 no solo es necesaria para la producción de energía de las neuronas; ¡también lo es en prácticamente todas las células del cuerpo! No hace falta tener un doctorado para arriesgarse a predecir lo que podría ocurrir si las células no pueden generar energía. Fatiga y dolor y debilidad musculares son las consecuencias completamente lógicas y predecibles de la privación de CoQ10 ocasionada por las estatinas.

Desequilibrios hormonales e infertilidad: como el colesterol es la materia prima con la que se fabrican la testosterona, la progesterona y el estrógeno, su falta puede provocar problemas hormonales e infertilidad tanto en mujeres como en hombres.

Pérdida de libido: esto sucede por la misma razón evidente que he expuesto anteriormente, es decir, que necesitamos colesterol para sintetizar las «hormonas sexuales». Ahora puedes ver por qué muchos hombres mayores, a los que durante décadas se les ha aconsejado que disminuyan el consumo de alimentos ricos en colesterol y que probablemente estén tomando también estatinas, requieren fármacos para conseguir o mantener una erección y estimular su deseo sexual, que ha sido eliminado por la falta de colesterol (el deseo sexual de las mujeres también puede verse afectado).

Digestión deficiente de grasas y de nutrientes solubles en grasa: el colesterol es necesario para producir la bilis, que ayuda a descomponer las grasas con objeto de digerir y absorber no solo la energía que contienen, sino también otros compuestos que se absorben mejor con ellas —entre otros, las vitaminas solubles en grasa (A, D, E y K) y los carotenoides, como el beta-caroteno, el pigmento amarillo anaranjado de las zanahorias, las batatas y otros alimentos de coloración similar (¡de manera que ponle mantequilla a la batata o rocía con aceite de oliva las zanahorias asadas! Los nutrientes de estos alimentos se absorben mejor al comerlos con grasa)—. Las deficiencias prolongadas en la digestión y absorción de estos nutrientes pueden provocar múltiples problemas de salud. Ese viejo dicho de «eres lo que comes» no es correcto; uno no es lo que come sino, más bien, lo que digiere y absorbe.

Pérdida de memoria y función cognitiva deficiente: debería ser evidente a estas alturas que cualquier interrupción de la síntesis del colesterol o de la CoQ10 tendrá graves consecuencias para la función cognitiva, por no hablar del papel de las estatinas en la inducción de anormalidades en el azúcar de la sangre y problemas con la señalización de la insulina. El cerebro no puede funcionar sin colesterol ni CoQ10. Déjame repetirlo: el cerebro no puede funcionar sin colesterol y sin CoQ10.

Según el doctor Bredesen, cuyo programa «Refuerzo metabólico para la degeneración neurológica» ha conseguido revertir el DCL y el alzhéimer:

Tenemos pacientes que están tratando de bajar mucho su LDL. Eso lo vemos continuamente, aparece algún tipo de atrofia (cerebral) asociada con tener un colesterol muy bajo. ¿Por qué? Porque estás tomando estatinas [...] Y así les impides a tus células hacer lo que en realidad deberían estar haciendo, por lo que tu cerebro, al carecer del contenido lipídico apropiado, termina encogiéndose. Cuesta trabajo explicarle a la gente que, en realidad, esto no es bueno para el cerebro.[27]

No puedo pedirte, ni voy a sugerírtelo, que dejes de tomar ninguna medicación por tu cuenta, pero te ruego encarecidamente que hables con tu médico y empieces a explorar esa opción si estás tomando estatinas para reducir el colesterol y experimentas pérdida de memoria, lagunas mentales u otras alteraciones perturbadoras de tu cognición o comportamiento.

La dieta baja en hidratos de carbono propuesta en este libro contribuirá en buena medida a un funcionamiento cerebral saludable, pero es probable que el progreso y la mejoría se vean obstaculizados si se reduce la síntesis del colesterol dentro del cuerpo. Si a tu médico no le convence esto, tienes derecho, como paciente responsable preocupado por tu propia salud o la de tu ser querido, a acudir a tu cita provisto de información para respaldar esa nueva perspectiva (si tu médico se muestra poco cooperativo y no está dispuesto ni siquiera a plantearse este otro punto de vista para ayudarte a recuperar la salud, ¡también tienes todo el derecho del mundo a cambiar de médico! Busca uno que sea más abierto y receptivo a una conversación sobre el colesterol y las estatinas).

NOCIONES BÁSICAS: PARA EMPEZAR, ¿QUÉ ES EL COLESTEROL?

Debido a que en la estrategia dietética recomendada en este libro vas a consumir intencionalmente más colesterol, me arriesgaré a dar por hecho que estarás preocupado por los efectos de esta dieta en tu colesterol sanguíneo o en el de tu ser querido. Por lo tanto, te será útil tener unas nociones básicas sobre la terminología empleada en los análisis de sangre que determinan los niveles de colesterol.

En realidad, no existe colesterol «bueno» y colesterol «malo». Hay un solo colesterol. Se trata de una sustancia grasa, no es soluble en agua, lo que significa que no puede desplazarse a través de la corriente sanguínea, sino que se deposita en vehículos de transporte. Regresando a una analogía que vimos anteriormente, imagínate que es como enviar contenedores en buques de carga: no podemos poner los contenedores directamente sobre el mar; hay que cargarlos en barcos. El colesterol funciona del mismo modo, y los «barcos», o vehículos de transporte, en los que viaja se llaman lipoproteínas.

Hay diferentes tipos de lipoproteínas, pero las dos con las que seguramente estás más familiarizado son las lipoproteínas de alta densidad (HDL) y las de baja densidad (LDL). Quizá hayas oído que se refieren al HDL como «colesterol bueno» y al LDL como «colesterol malo». Pero recuerda: no hay colesterol bueno ni malo; solo hay un único colesterol. La razón por la que a las lipoproteínas de baja densidad se las considera «malas» es porque, en general, transportan el colesterol del hígado (donde se fabrica) y lo suministran al resto del cuerpo. Y la razón por la que las lipoproteínas de alta densidad se consideran «buenas» es porque, en general, extraen el colesterol de los otros tejidos y lo devuelven al hígado para reciclarlo o eliminarlo. Pero cuando piensas en todas esas funciones maravillosas, vitales y esenciales para la salud que desempeña el colesterol, parece que deberíamos llamar al LDL «colesterol bueno», ¿no crees? Después de todo, las partículas de LDL ayudan a transportar el colesterol nutritivo a las partes del cuerpo que lo necesitan. Entonces, ¿por qué el colesterol total y el colesterol LDL se usan tan a menudo como indicadores de riesgo para enfermedades cardiovasculares? A veces estos son los únicos valores que miran los

> Si aún sigues pensando que el LDL es el colesterol «malo», llevas treinta años de retraso.
> —Ken Sikaris[28]

> La manera más inexacta de estimar tu riesgo aterogénico en una prueba convencional de colesterol sería mirar el colesterol total o el colesterol LDL.
> —Thomas Dayspring[29]

médicos al evaluar la salud cardiaca de un paciente, como si no hubiera que tener en cuenta otros datos para obtener una imagen completa.

Teniendo en cuenta que parte de lo que forma tu colesterol es HDL (algo que es «bueno»), mirar el colesterol total como indicador de enfermedades cardiacas no tiene sentido. Después de todo, cuanto más elevado sea tu «colesterol bueno», más elevado será también tu colesterol total.

Los análisis de sangre para determinar el colesterol han evolucionado mucho durante los últimos años. Si tu médico te hace una prueba para examinar únicamente tu colesterol total, HDL, LDL y triglicéridos, se ha quedado bastante atrasado. No es que esos valores carezcan de sentido, pero son una parte muy reducida del panorama total, y esta visión tan limitada de las cosas podría estar proporcionándote una información engañosa sobre tu riesgo de enfermedades cardiacas y tu salud en general.

Aparte de esos valores tan básicos, hay dos elementos que se pueden medir actualmente: el número de partículas de lipoproteína y el tamaño de estas partículas (aquí estoy simplificando con objeto de proporcionarte solo la suficiente información para que tengas un conocimiento básico de este tema sin abrumarte con la terminología y los detalles técnicos. Para obtener más información, puedes acceder a algunas de las lecturas recomendados que aparecen al final de este libro).

Hay dos tipos principales de partículas LDL: las que se conocen como LDL «pequeño y denso» (en ocasiones llamado «patrón B») y las conocidas como LDL «grande y esponjoso» o «flotante» (denominado «patrón A»). Las partículas pequeñas y densas tienden a acumularse en las paredes arteriales más que las grandes y esponjosas —las placas ateroescleróticas se forman tras el revestimiento de la arteria, no dentro del lumen[*] de la arteria misma (ver la figura 9.2)—. Por lo general, el colesterol se envía allí cuando hay un desgarro o cualquier otro daño en el revestimiento arterial (recuerda que el colesterol es una sustancia reparadora). Las partículas más pequeñas se deslizan

---

[*] N. del T.: cavidad tubular interior de la arteria.

más fácilmente que las grandes tras las rasgaduras del revestimiento, de manera que se supone que las lipoproteínas del patrón B podrían ser más aterogénicas que las del patrón A.

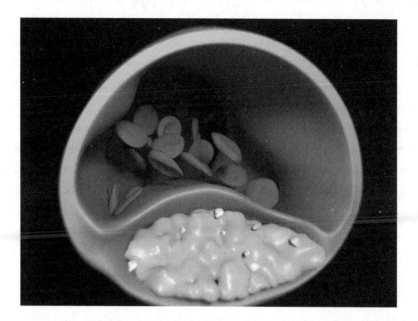

Figura 9.2 Las placas ateroescleróticas se forman entre la pared de la arteria y su interior, o lumen, no en medio de la misma arteria, como la grasa en la tubería de una cocina. El cuerpo traslada colesterol, calcio y otras sustancias y las deposita detrás de las paredes arteriales dañadas o rotas para consolidar y reforzar el tejido. Están ahí para reparar los daños, con frecuencia debidos a los niveles elevados de glucosa e insulina. El colesterol de las paredes arteriales es el resultado de la lesión arterial, no la causa. Imagen de iStock.com/selvanegra.

Además del tamaño de las partículas, también puede ser útil medir su número, porque aunque las partículas pequeñas y densas tienden a influir más que las grandes y dinámicas en el riesgo de enfermedad cardiaca, también podría ser «cuestión de cantidad». Es decir, aunque tengas principalmente partículas de LDL grandes y esponjosas, que suelen ser más benignas, si su cantidad es muy elevada, pueden causarte problemas (las pruebas convencionales de colesterol miden la cantidad de esta sustancia en el interior de las partículas, no el número de partículas en sí. Volviendo a la analogía del buque de carga, miden la cantidad de carga que se transporta en un barco, en lugar del número de barcos. Y en lo que respecta al riesgo de enfermedad cardiaca, en ocasiones el número de barcos [partículas] puede ser un indicador más preciso que la cantidad de carga [colesterol] que transportan).

Aparte de eso, lo que se queda adherido a la pared arterial y causa el estrechamiento que termina provocando un flujo reducido de sangre y oxígeno (con el dolor de pecho, dificultades para respirar y, en el peor de los casos, ataque cardiaco que esto conlleva) no es cualquier clase de lipoproteína. Suelen ser las partículas de lipoproteína oxidada las que causan problemas. Y, como veremos al tratar las grasas dietéticas en el capítulo 12, el consumo elevado de grasas poliinsaturadas puede causar reacciones en cadena de oxidación en el cuerpo. Una sustancia que se oxida muy fácilmente (¿recuerdas la bola de radicales libres, moviéndose de un lado a otro y golpeándolo todo?) son las lipoproteínas. De manera que una dieta rica en aceites vegetales y de semillas puede ocasionar ateroesclerosis independientemente de los niveles de colesterol total.

Tu nivel de colesterol total no dice nada sobre el grado de placas ateroescleróticas de tus vasos sanguíneos. Y, a propósito, las enfermedades cardiacas y los ataques al corazón no se producen exclusivamente en personas con un colesterol alto. Cualquier cardiólogo te dirá que muchos pacientes con niveles de colesterol «normales» e incluso bajos sufren de enfermedad cardiaca y cardiovascular.

Aparte del número, tamaño y grado de oxidación de las partículas de lipoproteínas —los barcos— hay algo más que contribuye al riesgo de enfermedad cardiaca y complicaciones cardiovasculares, y es el estado de los vasos sanguíneos en sí, es decir, el mar. Imagínatelo de la siguiente forma: si tienes un barco viejo, destartalado, roto y agujereado, va a darte problemas aunque el mar esté en calma y el tiempo sea excelente, ¿verdad? Y, por otro lado, si dispones de un barco moderno, de última tecnología, en perfectas condiciones, con un gran número de dispositivos de seguridad, aun así puede verse en dificultades si está mar adentro en medio de una tormenta, con las aguas picadas, olas enormes y vientos de más de cien millas por hora.

Voy a parafrasear una explicación excelente de Ash Simmonds acerca de este tema. Simmonds lleva muchos años siguiendo una dieta baja en hidratos de carbono y ha recopilado una estupenda colección de publicaciones científicas relacionadas con las dietas cetogénicas y la salud (en las que se habla también del colesterol).[30] Apartándonos del ejemplo anterior del barco en un mar tempestuoso, vamos a utilizar ahora otro que habla de coches y vías urbanas. Esto te proporcionará una imagen que te será muy útil a la hora de tratar sobre el número de partículas de colesterol y el estado del sistema vascular (arterias y otros vasos sanguíneos).

Si las calles de tu ciudad son estrechas, se encuentran en mal estado, están llenas de baches, tienen una pésima señalización y a esto le añadimos que el tráfico es un desastre porque además los conductores son torpes o distraídos, el número de coches que estén circulando por estas calles tiene una gran importancia. Aun así, incluso con las vías en tan malas condiciones el tráfico puede fluir más o menos sin problemas si hay pocos vehículos en ellas.

En esta situación, cuando se produzcan las inevitables colisiones, las ambulancias, la policía y los bomberos podrán atravesar las calles y atender los daños sin muchas dificultades. Pero en esas mismas vías con un mantenimiento tan deficiente, si hay muchos coches, tendrá lugar más accidentes y, a consecuencia de esto, se producirán colisiones en cadena y los servicios de emergencia no lograrán llegar a tiempo para ayudar, o terminarán formando parte de esas colisiones múltiples (en otras palabras, si los vasos sanguíneos están dañados y son frágiles, un pequeño número de partículas de colesterol podría no ser perjudicial, pero un gran número puede ocasionarte problemas).

Ahora imagínate una buena carretera, amplia, bien asfaltada, con un buen mantenimiento y una buena señalización para dirigir el tráfico. Por supuesto que alguna vez se producirá algún accidente, pero cuando esto sucede, los servicios de emergencia pueden llegar allí rápidamente y con toda facilidad y tienen suficiente espacio para encargarse de la situación. En este caso, el número total de coches en la carretera no importa mucho (si el estado general de tu sistema vascular es saludable, con niveles muy bajos de inflamación y estrés oxidativo, es menos probable que desarrolles ateroesclerosis, independientemente del número de partículas de lipoproteína).

Nota: por favor, ten en cuenta que no estoy diciendo que no exista un número de partículas o de contenido de colesterol dentro de esas partículas que pueda considerarse «excesivamente elevado». Lo único que digo es que no podemos determinar el riesgo de enfermedad cardiaca o de un incidente coronario o isquémico (por ejemplo, un infarto al corazón o una embolia) guiándonos únicamente por las cifras del colesterol. Esto representa solo uno entre varios factores que, tomados en conjunto, nos muestran una imagen más precisa del estado de salud cardiovascular y del cuerpo en general.

Los datos científicos están siempre evolucionando, pero las investigaciones recientes se cuestionan ahora seriamente el papel de un colesterol total y de un colesterol LDL elevados en los resultados adversos para la salud, especialmente en las personas mayores.[31]

El doctor Thomas Dayspring, uno de los lipidólogos más prestigiosos de Estados Unidos, ha afirmado que la mayoría de los infartos de miocardio (ataques cardiacos) se explican por la resistencia a la insulina, y que el colesterol LDL no le alarma a menos que esté por encima de 200 mg/dL —y eso es solo el LDL, lo que quiere decir que el colesterol total podría ser superior a esos valores y aun así no ser problemático—.[32] Teniendo en cuenta los efectos secundarios de las estatinas, que en ocasiones son debilitadores (entre ellos el deterioro de la cognición), tengo que estar de acuerdo con Jimmy Moore y Eric Westman, que afirmaron lo siguiente acerca del uso de estos fármacos para reducir el colesterol: «Llamarlo a esto el mayor error en la historia de la medicina no es ningún desatino».[33]

OTRAS MANERAS DE EVALUAR LA SALUD CARDIOVASCULAR Y EL RIESGO DE ENFERMEDAD CARDIOVASCULAR

Los paneles de colesterol realmente ofrecen información útil, siempre que sean exhaustivos. El colesterol total, el HDL y el LDL muestran solo una fracción de la información completa. Pídele a tu médico que te hable sobre exámenes avanzados que midan muchos mas parámetros que estos indicadores bastante básicos. Aparte del número de proteínas y tamaño de las partículas hay otros indicadores que pueden ofrecer información útil sobre tu salud cardiometabólica general.

Un indicador útil que se debe tener en cuenta son los triglicéridos. Los triglicéridos se suelen poner en un mismo

> Creo que es razonable preguntarse si de verdad tiene sentido someter a la gente a pruebas rutinarias de colesterol. Ahora mismo el indicador preferido es el colesterol LDL. Sin embargo, sus niveles no son un indicador muy fiable para la enfermedad cardiaca, y la mayoría de la gente que sufre ataques al corazón tiene niveles normales o bajos de colesterol LDL.
>
> **—John Briffa**[34]

«paquete» con el colesterol en las pruebas de sangre estándar, pero no son lo mismo. Los triglicéridos son grasas –tres ácidos grasos unidos a una molécula de glicerol–. Pero incluso aunque sean grasas, medidos en la sangre proporcionan más información sobre el consumo de hidratos de carbono que sobre el consumo de grasas. Los triglicéridos elevados son un indicador de intolerancia a los hidratos de carbono. Si tienes unos niveles altos, será mejor que reduzcas el consumo de carbohidratos en lugar del consumo de grasas o colesterol. No obstante, ten en cuenta que reducir todos los carbohidratos puede ser beneficioso, pero a veces los triglicéridos elevados pueden ser un indicador de consumo excesivo de fructosa, específicamente de azúcar refinado, sirope de maíz rico en fructosa o incluso grandes cantidades de fruta o zumo de fruta.

Cuando ingerimos más hidratos de carbono de los que nuestro cuerpo puede usar inmediatamente o almacenar en nuestro hígado y nuestros depósitos de glucógeno muscular (que son limitados y en poco tiempo alcanzan el máximo), el hígado los convierte en triglicéridos (grasas) que se almacenan en nuestro tejido graso. Sí, lo has leído correctamente: el exceso de hidratos de carbono puede convertirse en grasas. De hecho, uno de los «efectos secundarios» más rápidos y espectaculares de una dieta baja en carbohidratos es que los triglicéridos elevados disminuyen hasta niveles más saludables.

Según algunos de los cardiólogos más prestigiosos de estados Unidos, uno de los mejores indicadores del riesgo de enfermedad cardiaca es la proporción de triglicéridos con respecto a HDL. En líneas generales, cuanto más bajos sean los triglicéridos y mayor sea el HDL, menor será el riesgo de enfermedad cardiaca. En realidad, no hay una proporción mágica, pero que tu HDL sea superior a tus triglicéridos es algo positivo (observa que esto no tiene nada que ver con tu colesterol total ni con tus niveles de LDL). Una proporción ideal entre triglicéridos y HDL sería de 2 o por debajo de esa cifra, aunque algunos investigadores consideran satisfactorio -3,5.

Otros indicadores a los que prestar atención son la proteína C reactiva (PCR) o proteína C reactiva de alta sensibilidad (PCR as) y la homocisteína. Estos son indicadores de inflamación, y los vasos sanguíneos inflamados y dañados son un mayor precursor de los problemas cardiovasculares que el colesterol elevado. Y, por supuesto, te convendría examinar habitualmente la hemoglobina A1C, además de los niveles de glucosa e insulina en ayunas. En el capítulo 24 aparecen los rangos óptimos de estas sustancias.

Por último, dos de las pruebas más útiles para calcular el riesgo de enfermedad cardiaca no tienen nada que ver con el colesterol, y a pesar de ello ofrecen unas evidencias mucho más directas de los cambios perjudiciales en los vasos sanguíneos. La primera de estas pruebas es la del grosor íntima-media de la carótida (GIMC). El GIMC se usa para diagnosticar la extensión de la enfermedad vascular en la carótida. Mide el grosor de las capas internas de esta arteria y puede mostrar el daño existente y la enfermedad mucho antes de que surjan los síntomas. La segunda prueba es la del calcio arterial coronario (CAC). Es incluso mejor que la del GIMC ya que se trata de una imagen visual directa del daño vascular, en este caso de las arterias coronarias. Permite a los médicos medir la extensión de la calcificación de las arterias que rodean el corazón y es un indicador mucho más fiable del riesgo de ataques cardiacos y otros episodios cardiovasculares que cualquier otro que tenga que ver con el colesterol.

Los niveles de colesterol solo son indicadores indirectos y no predicen por sí mismos el riesgo de enfermedad cardiovascular. Estamos hablando de indicadores, no de enfermedades en sí. Es decir, son datos inferidos que podrían o no mostrar un estado de enfermedad. Por el contrario, el GIMC, al mostrar el grosor arterial que ya se ha producido, podría ser un indicador mucho más preciso de futuros episodios cardiovasculares (no obstante, esta es una medida de la arteria carótida y los resultados quizá no indiquen el estado de las arterias coronarias que rodean el corazón). El CAC es incluso más revelador, ya que muestra la extensión de la placa ateroesclerótica presente en las arterias coronarias, y acuérdate de que la cantidad de colesterol en la sangre no dice nada sobre el grado de sedimentación de esta placa. ¿Por qué basarse en indicadores indirectos que apenas te proporcionan información práctica cuando puedes evaluar directamente el estado de tus arterias coronarias?

> ¿Y cuál es la mejor manera de mejorar la proporción entre triglicéridos y HDL? Las reducciones drásticas de triglicéridos plasmáticos y el aumento consistente de colesterol HDL como reacción a las dietas bajas en hidratos de carbono van más allá de cualquier otra intervención en el modo de vida, o incluso de tratamientos farmacéuticos, y por lo tanto representan el método más potente para mejorar esta proporción.
>
> —**Jeff Volek**
> **y Stephen Phinney**[35]

Si quieres aprender más sobre el colesterol y la enfermedad cardiaca y enterarte de cómo se rebaten algunos de los mitos en los que seguramente llevas años creyendo, existen varias obras excelentes de divulgación sobre el tema asequibles a un público no especializado. Las encontrarás en las lecturas recomendadas al final de este libro.

10

LOS HIDRATOS DE CARBONO: CON Y SIN ALMIDÓN, Y NO TAN «COMPLEJOS» COMO CREES

Cuando hablamos de hidratos de carbono, tendemos a pensar exclusivamente en alimentos con almidón, como el pan, la pasta, el arroz, los dulces y las patatas. Pero, como he mencionado antes, hay muchísimos otros alimentos que no tienen almidón pero aun así entran en la clasificación de hidratos de carbono.

Como ya sabes, hay tres tipos principales de macronutrientes en los alimentos que consumimos: proteínas, grasas e hidratos de carbono. Piensa por ejemplo en el brócoli, las espinacas, las moras y las berenjenas. Desde luego, no son grasas, y tampoco parecen ser proteínas. La única categoría que nos queda son los hidratos de carbono, y eso es exactamente lo que son. Sí, como lo oyes, ¡la lechuga es un hidrato de carbono! ¡Los pepinos son hidratos de carbono! Solo que no contienen almidón. Estas verduras sin almidón son ricas en agua y fibra, por lo que puedes comer una gran cantidad de ellas siguiendo esta estrategia dietética. Recuerda que es una dieta baja en hidratos de carbono, no sin hidratos de carbono. Aunque hay que limitar la ingestión de alimentos con almidón, puedes comer cantidades generosas de los siguientes, dependiendo de tu nivel individual de sensibilidad a los hidratos de carbono:

- Acelgas (todos los colores).
- Alcachofas.
- Alimentos del género *allium* (como cebollas, ajo, chalotas, cebollinos, puerros o cebolletas).
- Apio.
- Berenjenas (todas las variedades).
- Berza.
- Brócoli* (y brócoli rabe, llamado también grelo).
- Calabacín.
- Calabaza (si usas calabaza en lata, asegúrate de comprar 100% calabaza, no mezcla para tarta de calabaza, que contiene azúcar añadido).
- Col rizada (todas las variedades).*
- Coles de Bruselas.*
- Coles* —todas las variedades (napa o col china, col de Saboya, verde, roja, achicoria, endivia).
- Coliflor.*
- Espárragos.

- Espinacas.
- Guisantes.
- Hinojo (también llamado anís).
- Jícama.
- Judías verdes (habas tiernas).
- Lechuga —todos los tipos (romana, iceberg, de hoja roja, de hoja verde, *bibb*, mezcla de primavera, etc.)—.
- Pepino.
- Pimientos dulces —de todos los colores (y también otro tipo de pimientos, como las guindillas, los jalapeños, los poblanos, los anchos, etc.)—.
- Quingombó.
- Rábano (todas las variedades.
- Repollo chino).*
- Setas (todas las variedades).
- Tomate (todos los colores y variedades).
- Verduras de hoja (berzas, diente de león, mostaza, hojas de nabo, hojas de remolacha).
- Zanahorias.

* Es una verdura crucífera. Las verduras crucíferas crudas son difíciles de digerir y un consumo elevado puede interferir en la función tiroidea saludable. No la consumas cruda en grandes cantidades. Son alimentos excelentes, altamente nutritivos. Tan solo asegúrate de comerlas cocinadas.

¿QUÉ HAY DE LA FRUTA?

La fruta es deliciosa y nutritiva. Sin embargo, recuerda que es el «caramelo de la naturaleza». Se trata de uno de los alimentos naturales más dulces a los que se puede acceder cómodamente, y como sabe tan bien, es fácil excederse en su consumo. No tienes que eliminarlo por completo de tu dieta, siempre que seas capaz de controlar las raciones y tomar solo las frutas con menor carga glucémica (aunque, si lo deseas, puedes prescindir totalmente de la fruta sin que eso afecte a tu salud ya que en ella no hay ningún nutriente que no puedas obtener con otros alimentos).

Frutas que hay que evitar

- Fruta seca (pasas, ciruelas, arándanos, melocotones, etc.) –son fuentes muy concentradas de azúcar porque se ha eliminado el agua.
- Bananas y plátanos (ricos en azúcar y almidón, respectivamente).
- Uvas, manzanas y peras.
- Frutas tropicales (mango, papaya, piña, guayaba...).

Frutas aceptables

- Bayas (frambuesas, arándanos, zarzamoras, fresas, moras sin endulzar, etc.) –las bayas son las frutas con menor contenido glucémico y son relativamente ricas en fibra y fitonutrientes comparadas con las demás–.
- Frutas cítricas (naranja, mandarina, pomelo, limón o lima) –consúmelas enteras, no en zumo (se permiten pequeñas cantidades de zumo de limón o de lima recién exprimido como condimento o añadido a bebidas)–.

HIDRATOS DE CARBONO QUE HAY QUE
LIMITAR O ELIMINAR TOTALMENTE

Verduras y legumbres con almidón*

- Calabaza de invierno (bellota, zapallo, etc.).
- Chirivías.
- Colinabo.
- Legumbres –todos los tipos (judías negras, alubias rojas, lentejas, garbanzos, alubias blancas, alubias pintas, habas, frijoles de carita, etc.).
- Patatas, batatas, ñame–.
- Remolachas.
- Taro.
- Yuca.

Cereales y pseudocereales*

- Alforfón.
- Amaranto.
- Arroz (todas las variedades).
- Avena.
- Cebada.
- Centeno.
- Espelta.
- Maíz.
- Mijo.
- Quinoa.
- Sémola de trigo.
- Trigo (kamut, farro y escanda).

*Esto incluye también cualquier producto elaborado a base de las legumbres y cereales mencionados anteriormente: pan, bollería, cereales para el desayuno, avena, granola, pasta, tabulé, tortitas de arroz, galletas saladas, arroz pilaf, pan de pita, *wraps* y tortillas de harina de trigo o harina de maíz, *pretzels*, pasteles, galletas, *muffins*, masa de tarta, escones, pizza, frijoles fritos, etc. Con el tiempo, como he dicho antes, algunos pueden volver a añadir pequeñas cantidades de estos alimentos a su dieta mientras evalúan su sensibilidad a los hidratos de carbono, pero al principio, con objeto de permitir que el cuerpo haga la transición a utilizar la energía de la grasa (y a generar cetonas para alimentar el cerebro), es mejor evitarlos por completo.

- Pequeñas cantidades de frutas con hueso (melocotones, nectarinas, ciruelas o cerezas), kiwi y melón.

En caso de que te preguntes si estás perdiéndote vitaminas y minerales importantes al eliminar los alimentos con almidón, la fruta y los «cereales integrales buenos para la salud», la respuesta es un *no* rotundo. Según el doctor Keith Runyan, un médico que padece diabetes tipo 1 y sigue una dieta muy baja en hidratos de carbono para controlarla:

> Las críticas más habituales que he escuchado sobre la dieta cetogénica, y que en ningún caso tienen una base científica, consisten en la pregunta: «Al excluir o limitar rigurosamente los «cereales integrales buenos para la salud» y la fruta, ¿no te estarás privando de nutrientes importantes?». Mi respuesta es que todos los nutrientes que se encuentran en los cereales y la fruta pueden obtenerse de la carne, las aves, el pescado, los huevos, las verduras sin almidón, los frutos secos y las semillas, al tiempo que se evitan los hidratos de carbono y el gluten que acompañan a los cereales y la fruta.[1]

EVITAR EL AZÚCAR: CONVIÉRTETE EN UN DETECTIVE DE ETIQUETAS

El azúcar tiene un sinfín de denominaciones. Los fabricantes utilizan diferentes nombres con objeto de ocultar qué cantidad de esta sustancia contienen realmente sus productos. Ahora que tú o tu ser querido vais a evitar el azúcar todo lo posible, tendrás que aprender a leer cuidadosamente las etiquetas para identificarlo bajo nombres menos incriminatorios. Mantente alerta. No dejes que una operación hábil de *marketing* sabotee tus progresos.

Aquí tienes una lista de azúcares y de otros edulcorantes que deberías evitar. Ten en cuenta que esto es solo un conjunto de los nombres más corrientes que verás en las etiquetas de alimentos. Hay otros términos además de estos para referirse al azúcar. Cuando tengas dudas sobre un ingrediente, evítalo.

- Azúcar de caña.
- Azúcar de coco.
- Azúcar de dátil.
- Azúcar de palma.
- Azúcar de remolacha.

- Azúcar invertida.
- Azúcar moreno.
- Azúcar.
- Dextrosa.
- Fructosa.

- Glucosa.
- Maltosa.
- Melaza.
- Melaza.
- Miel.
- Néctar de agave.
- Sacarosa.
- Sirope de agave.
- Sirope de arce.
- Sirope de arroz integral.

- Sirope de glucosa.
- Sirope de maíz de alto contenido en fructosa.
- Sirope de maíz de lato contenido en maltosa.
- Sirope de maíz.
- Sirope dorado.
- Sólidos de sirope de maíz.
- Zumo de caña evaporado.

Es mejor evitar por completo los azúcares. Sin embargo, algunos de los alimentos preparados que pueden ayudaros a ti o a tu ser querido a seguir una dieta baja en hidratos de carbono contienen pequeñas cantidades de azúcar, miel y otros agentes edulcorantes. Por ejemplo, en los aderezos envasados para ensaladas, como la salsa César, el azúcar suele figurar en la lista de ingredientes. A pesar de ello, por lo general, la cantidad de azúcar que hay en dos cucharadas de salsa es de 1 a 2 gramos. Lo mismo puede decirse del embutido. En estos casos la presencia de azúcar (o sirope de maíz, o cualquier otro tipo de azúcar) en la lista de ingredientes de un alimento envasado no tiene por qué hacer peligrar el seguimiento de la dieta. Las cantidades muy pequeñas son aceptables siempre que no excedan del total de hidratos de carbono permitido diariamente; no dejes que el árbol te impida ver el bosque y la preocupación por una minucia interfiera en el seguimiento de los principios básicos de la dieta.

CONTAR HIDRATOS DE CARBONO E HIDRATOS DE CARBONO NETOS

Es bastante difícil adoptar este tipo de dieta en un mundo en el que estamos rodeados de comida basura barata repleta de hidratos de carbono. Recomiendo comenzar la dieta sin estresarse mucho sobre la cantidad exacta de hidratos de carbono que tú o tu ser querido estáis comiendo. En la mayoría de los casos, comer solo esos alimentos compuestos de hidratos de carbono que son aceptables y evitar por completo los que no lo son contribuirá decisivamente a facilitar que el metabolismo de tu cuerpo pase de estar centrado en la glucosa a alimentarse más de grasas y cetonas. No obstante, si descubres que tú o tu ser querido no os halláis regularmente en un estado de cetosis o no notáis una mejoría cognitiva, sería una buena idea que durante un tiempo hiciérais un seguimiento de vuestro consumo para ver si involuntariamente estáis ingiriendo más hidratos de carbono de lo que pensáis.

Hay libros para aprender a contar los hidratos de carbono que te ayudarán a hacerte una idea de la cantidad que hay en los alimentos que consumes, y también puedes encontrar muchas tablas de carbohidratos en internet, además de recursos para hacer un seguimiento de las comidas. Si descubres en internet una tabla que te guste, podrías imprimir varias copias, una para dejarla en la cocina, si quieres, y otras para llevarlas en tu bolso, en tu maletín o en la guantera del coche, para que siempre tengas una a mano cuando vayas a hacer las compras, cenar o preparar la comida. La página web de recursos para la dieta cetogénica, creada por la nutricionista Ellen Davis, ofrece tablas que presentan esta información para la mayoría de los alimentos permitidos en esta dieta baja en hidratos de carbono que estimula el cerebro (puedes encontrarlas en www.ketogenic-diet-resource.com/carb-counter.html). Son muy prácticas para consultarlas cuando sea necesario si no estás familiarizado con el contenido aproximado de hidratos de carbono de los alimentos que consumes con mayor frecuencia. También podrías plantearte adquirir una báscula para alimentos con objeto de controlar el tamaño de las raciones. No son caras y puedes conseguirlas por internet o en la mayoría de los grandes almacenes y tiendas de productos para el hogar.

El término *hidratos de carbono netos* se usa para referirse al contenido total de hidratos de carbono de un alimento menos su contenido en fibra y, a veces, también menos su contenido en alcohol de azúcar. Como la porción de fibra del alimento no se digiere ni se absorbe, no es probable que influya en la glucosa y la insulina sanguíneas. Esa es la razón por la que muchos seguidores de las dietas bajas en carbohidratos piensan que al calcular su consumo diario de este macronutriente pueden sustraer la fibra, es decir, pueden contar los hidratos de carbono netos, en lugar de los hidratos de carbono totales. En efecto, cuando consumes verduras con fibra, frutos secos y semillas, esto te permite tomar más hidratos de carbono. Puedes consumir una mayor cantidad de alimentos que son ricos en fibra y bajos en hidratos de carbono, por ejemplo más espinacas, col rizada, almendras, coles de Bruselas y semillas de girasol. Por favor, ten en cuenta que eso no significa que puedas consumir productos de grano integral, salvado de cereales, barritas de granola u otros similares, por más que en el paquete se destaque que tienen un «alto contenido en fibra». Contar los hidratos de carbono netos significa que tienes un poco más de margen en tu consumo de alimentos cuando te ciñes a aquellos que son ricos en fibra y también bajos en hidratos de carbono.

Los alcoholes del azúcar son una historia ligeramente diferente. Se encuentran sobre todo en los dulces y el chocolate sin azúcar o bajos en hidratos de carbono. Pueden afectar a las reacciones de la glucosa y la insulina sanguíneas, pero el grado en que lo hacen depende de la persona. Si decides consumir alimentos que contienen alcoholes del azúcar, tendrás que hacer un seguimiento de tus resultados para ver si puedes seguir tomándolos (lee el capítulo 14 para obtener más información sobre los alcoholes del azúcar y los edulcorantes artificiales).

De ti depende contar los hidratos de carbono totales o netos. Si empiezas contando los netos y te das cuenta de que no notas ninguna mejoría en tu función cognitiva o en la de tu ser querido, plantéate calcular los totales, ya que quizá sencillamente consumías demasiados y has de ser más estricto con tu dieta.

El mayor riesgo de contar los hidratos de carbono netos es que se puede utilizar como justificación para consumir lo que en realidad no es más que comida basura baja en carbohidratos. Hay muchas barritas, batidos, chocolates sin azúcar y otros alimentos dulces bajos en carbohidratos que tienen esa designación solo porque están repletos de alcoholes del azúcar y fibra. Los cuerpos de algunas personas son más sensibles a estos componentes que los de otras, y algunos experimentan aumentos bruscos de los niveles de azúcar e insulina en la sangre tras consumirlos.

Espero que después de ver la amplia variedad de verduras deliciosas sin almidón y frutas de bajo contenido glucémico que puedes tomar con esta dieta, ya no te intimide tanto la idea de prescindir de cereales, azúcares e hidratos de carbono con almidón. Además de los hidratos de carbono, hay otras dos fuentes de calorías que se adaptan a esta estrategia nutricional para apoyar la salud cerebral y la función cognitiva. En el próximo capítulo nos centraremos en la proteína y a continuación pasaremos a la grasa.

11

LA PROTEÍNA: SU PAPEL FUNDAMENTAL EN EL CUERPO Y EN LA ALIMENTACIÓN

En las noticias sobre temas de salud y nutrición para el público general, las grasas y los hidratos de carbono se llevan la palma en cuanto a atención mediática se refiere. Durante la segunda mitad del siglo XX se produjo una demonización que afectaba prácticamente a todas las grasas y que más adelante pasó a centrarse especialmente en las grasas saturadas. En el nuevo milenio el péndulo ha comenzado a oscilar hacia los hidratos de carbono, con un dedo amenazador que en la actualidad apunta a los azúcares y los cereales altamente refinados y procesados. El macronutriente que parece indetectable al radar es la proteína. Y es una lástima, porque el consumo de una proteína adecuada es esencial para la salud; a pesar de ello, la mayoría de la gente ni siquiera es consciente de sus múltiples funciones beneficiosas y, por lo general, no la considera importante.

Al leer la palabra *proteína*, seguramente lo primero que piensas es en el tejido muscular. Es verdad que los músculos están hechos principalmente de proteína, pero esta también forma el pelo, las uñas, los vasos sanguíneos, los tendones, los ligamentos e incluso los huesos, ¡que no están constituidos solo de calcio! Los anticuerpos que emplea el sistema inmunitario para combatir las enfermedades infecciosas y luchar contra los agentes patógenos invasores también están compuestos de proteína, y lo mismo sucede con muchas hormonas, como la insulina, el glucagón, la hormona del crecimiento humano, etc. Como si todo eso no fuera suficiente, los aminoácidos (que proceden de los alimentos proteínicos) son también los elementos básicos para otras hormonas y algunos de los neurotransmisores que se requieren para tener un estado de ánimo equilibrado, una mentalidad positiva y una respuesta saludable al estrés, como la tiroxina y la triiodotironina (hormonas tiroideas T4 y T3 respectivamente), la dopamina, la serotonina y la epinefrina. Y en caso de que aún no estés convencido del papel fundamental de las moléculas derivadas de la proteína en nuestro organismo, piensa que las enzimas que controlan los miles de reacciones bioquímicas que se producen constantemente en nuestro interior son proteínas. Las enzimas digestivas que descomponen los alimentos que comemos, las enzimas que facilitan el intercambio de dióxido de carbono y oxígeno en los pulmones, las enzimas que convierten la glucosa en ATP, todas son proteínas. De hecho, la palabra *proteína* deriva del griego *protes*, 'primero' o *prōteios*, 'principal', lo que pone de manifiesto su importancia fundamental para todos los seres vivos, entre ellos los seres humanos.

Sin embargo, la estrategia nutritiva presentada en este libro no es una dieta rica en proteínas. Aunque es posible que consumas más proteínas de las que estás acostumbrado a consumir, eso no la convierte en una dieta rica en proteínas. Puede ser relativamente más rica en ellas comparada con la alimentación que tú o tu ser querido seguíais hasta ahora. Pero no hace falta que hagas un esfuerzo para atiborrarte de proteínas (en cualquier caso, la grasa sería el macronutriente que constituye el objetivo principal de esta dieta).

Si sigues las noticias sobre la salud, es posible que hayas visto los titulares que sugieren que una dieta más rica en proteínas es perjudicial para los riñones. Es cierto que los individuos que ya tienen afectada su función renal podrían verse obligados a limitar su consumo de proteína, pero no hay pruebas de que incrementar la ingesta de proteína provoque problemas renales en personas sanas, y podrían incluso obtener beneficios para la salud cardiometabólica.[1] Es más, muchos investigadores creen que las recomendaciones actuales del Gobierno estadounidense en cuanto al consumo de proteína podrían ser inadecuadas para satisfacer las necesidades de las personas mayores.[2]

Otro motivo de preocupación relacionado con el consumo relativamente más elevado de proteína es la carga de acidez que esta representa para el cuerpo. Todos los alimentos dejan en el organismo residuos ácidos o alcalinos tras la digestión. Las carnes (entre ellas las de ave, pescados y mariscos), productos lácteos, cereales y algunos azúcares refinados presentan una carga ácida; las grasas y los aceites son más neutrales, y las verduras y las frutas presentan un residuo alcalino.[3] Durante mucho tiempo se creyó que una carga ácida dietética superior era nociva para la salud ósea porque el calcio (un mineral alcalinizante) se desprendería de los huesos para contrarrestar la acidez. Muchos estudios han demostrado que esta es una interpretación incorrecta de anteriores publicaciones científicas. En realidad, una mayor ingesta proteica podría ayudar a reforzar el hueso, especialmente en los ancianos, que son quienes, para empezar, tienen más necesidad de este cambio dietético.[4] Es más, la ingesta proteica baja es un factor de riesgo para la densidad ósea reducida y el incremento de las tasas de pérdida ósea.[5]

Por encima de todo, ten presente que, según el Comité de Nutrición y Alimentos del Instituto de Medicina de la Academia Nacional de Ciencias de Estados Unidos, el margen aceptable de ingesta de proteínas como porcentaje del total de calorías para adultos se sitúa entre el 10 y el 35%.[6] Quizá recuerdes, del capítulo 8, que ninguna de las proporciones recomendadas de macronutrientes requieren que las proteínas excedan del 3%, de manera que sea cual sea la proporción con la que decidas comenzar este plan, no te supondrá una ingesta «elevada» de proteínas.

Aun así, es importante consumir las proteínas apropiadas en una dieta baja en hidratos de carbono. No tienes que tomar «una barbaridad» de proteínas, pero sí las suficientes. Recuerda: necesitas consumir bastantes proteínas para abastecer tus músculos, órganos y otros tejidos de materia prima para la reparación, la regeneración y el funcionamiento general saludable, por no hablar de la fabricación de hormonas, enzimas y anticuerpos del sistema inmunitario. Las personas mayores sobre todo no deben escatimar en proteínas. Nuestro cuerpo pierde masa muscular de forma natural a medida que envejecemos, pero tener activo el tejido muscular (y emplearlo) es una de las maneras más efectivas de mantener la sensibilidad a la insulina. Por eso, debemos conservar todo el músculo que podamos. Esto es así siempre, pero con más razón aun en el caso de una persona mayor que trata de recuperar la sensibilidad a la insulina y la función cognitiva.

Los ajustes con relación al consumo de proteínas se producen cuando nos planteamos la posibilidad de consumir una cantidad excesiva de ellas. La proteína estimula la secreción de la insulina (que disminuirá los niveles de cetonas), aunque no en la misma medida que los hidratos de carbono. Por esta razón, en las dietas cetogénicas muy estrictas, se suelen restringir tanto las proteínas como los hidratos de carbono, por lo que las grasas pueden llegar a suponer del 75 al 80% del consumo.

Tal vez te preguntes: ¿cuánto es «suficiente» proteína, pero no demasiada? Es virtualmente imposible proporcionar una respuesta exacta. La cantidad diaria recomendada en Estados Unidos es de 0,8 gramos de proteína por kilo de peso corporal. Este es el mínimo: deberías tratar de consumir al menos esta cantidad, y a mucha gente le beneficiaría consumir más. Los estudios indican que los ancianos que toman menos de aproximadamente 1 gramo por kilo de peso corporal tienen un incremento del riesgo de debilidad física, y aumentar la ingesta proteica de los mayores podría ayudar a reducirla.[7]

Por lo tanto, no deberías bajar de esta cantidad a menos que tengas un sobrepeso excesivo (en este caso decídete por una ingesta proteica que se acerque a la apta para lo que podría considerarse un peso corporal más saludable para tu altura). La proteína es extremadamente importante para multitud de funciones corporales, y las personas mayores tienden a consumir muy poca.

La mayoría de las calorías de esta dieta baja en hidratos de carbono deberían venir de la grasa, pero no te preocupes por consumir proteínas en exceso. La proteína es muy saciante y tiene la propiedad de autolimitarse de algún modo: es difícil atiborrarse de proteínas o comerlas en exceso; tu propio cuerpo te dirá cuándo ya ha tenido bastantes. Si quisieras consumir más de lo aconsejable de una vez, casi tendrías que obligarte a ti mismo a hacerlo. Con 0,8 gramos por kilo de peso tendrás suficiente. Recuerda que esto debería considerarse un mínimo. Si no se produce una mejoría visible en la cognición tras seguir estrictamente esta estrategia baja en hidratos de carbono, plantéate hacerte una prueba de cetonas. Algunos organismos tienen una reacción insulínica a la proteína más elevada que otros, y en esos casos habría que reducir la cantidad de proteínas.

Ten en cuenta que 0,8 gramos son gramos de proteína, no gramos de alimento. Por ejemplo, un huevo grande que pese aproximadamente de 40 a 50 gramos en una balanza de cocina contiene solo 6 o 7 gramos de proteínas, mientras que una pechuga de pollo que pesa 100 gramos contiene 31 gramos de proteína (en internet puedes encontrar el contenido proteico de las fuentes de proteína que se consumen más frecuentemente).

PROTEÍNAS QUE ES CONVENIENTE CONSUMIR

Lo ideal es que las proteínas animales que consumes procedan exclusivamente del ganado vacuno, porcino y ovino, así como de pollos y otros animales criados con pasto o alimentados con raciones de pienso biológicamente apropiadas para ellos, además de pescado o marisco capturado en el mar. Si puedes permitirte comprar estos alimentos de alta calidad, hazlo. Estás tratando de restaurar la función cognitiva saludable y de deshacer años de daño metabólico motivados en gran parte por los efectos nocivos de la dieta moderna. ¿No merece la pena gastar un poco más en comida? (en el capítulo 16 veremos los fundamentos de la calidad alimentaria).

Son adecuados como fuentes de proteína todos los cortes y variedades de carne, entre ellos filetes, chuletas, asados, carne picada y salchichas. No hay necesidad de comprar solo carne magra. Este régimen dietético aconseja el consumo de grasa animal; por lo tanto, no deberías prescindir en absoluto de los cortes grasos. Sobre todo se recomienda consumir grasa cuando la carne procede de animales de pastoreo o alimentados a base de hierba.

- Bisonte/búfalo.
- Carne de ave (pollo, pavo, pato y otras aves. ¡No hace falta que las compres sin piel!).
- Cerdo (también salchichas y tocino. ¡Sí, con este plan puedes comer tocino!).
- Cordero.
- Embutidos/carnes procesadas.*
- Huevos (con las yemas).
- Productos del mar –toda las variedades de pescado y mariscos (las conservas en lata de atún, salmón, sardinas y caballa son excelentes elecciones a un precio muy asequible)–.
- Requesón (con toda su grasa).
- Ternera.
- Venado, alce, conejo y otras carnes de caza.
- Vísceras/despojos (hígado, corazón, callos, lengua, riñones, salchichas de hígado, paté).

*Con relación a los embutidos y las carnes procesadas: la panceta, las salchichas y los embutidos son aceptables, pero presta atención a los ingredientes. Con frecuencia se curan con azúcar, azúcar moreno o dextrosa. Esto no supone ningún problema, siempre que la cantidad de hidratos de carbono sea de 2 a 3 gramos o menos por ración (aunque las carnes estén curadas con azúcar, la cantidad de esta sustancia que queda en el producto final suele ser escasa). Los embutidos no deberían ser alimentos básicos de tu dieta debido a los aditivos y conservantes posiblemente cuestionables que se utilizan pero puedes consumirlos en pequeñas cantidades. Son prácticos y estamos familiarizados con ellos, aunque comparados con otros cortes de carne no resultan especialmente económicos.

Etiquetas rojas, particularmente en cualquier alimento envasado o procesado. Busca los hidratos escondidos entre los ingredientes, como harina de trigo, azúcar, almidón de maíz, sirope de maíz y dextrosa.

Con relación a las proteínas en polvo y en batidos: para aquellos individuos a los que les cueste consumir una cantidad adecuada de proteína en forma de alimentos enteros (como los ancianos que tienen problemas para masticar o digerir la carne), las proteínas en polvo como las de suero, guisantes, arroz o cáñamo son aceptables siempre que el contenido de hidratos de carbono sea bajo. Una ración de 30 gramos no debería contener más de 3 gramos de hidratos de carbono, y hay algunas que apenas tienen 1 o 2 gramos por ración. Los batidos pueden prepararse con proteína en polvo y leche de coco o leche de frutos secos sin endulzar y aceite de TCM, para reforzar las cetonas (en el capítulo 21 encontrarás consejos para ayudar a la función digestiva).

PROTEÍNAS QUE HAY QUE EVITAR

Productos de carne preparados o envasados que contienen cantidades significativas de hidratos de carbono: esto incluye albóndigas, pasteles de carne, guisos, estofados de carne y primeros platos ricos en proteínas que usan rellenos, aglutinantes o potenciadores de sabor y textura que contienen harina de trigo, pan rallado, almidón de maíz, sirope de maíz, azúcar, etc. (de 2 a 3 gramos o menos de hidratos de carbono por ración es aceptable, pero vigila las raciones, porque sin darte cuenta podrías consumir más hidratos de carbono de los que piensas).

Carnes empanadas; como *nuggets* o bocaditos de pollo, o cualquier comida que esté envuelta en un alimento rico en almidón —como sucede con los burritos, las tortirtas u los tacos con una base de carne— o frita y rebozada con una capa de harina —como la tempura, el pescado frito o las alitas de pollo—. Las carnes a la parrilla o asadas (sin empanar) son aceptables.

Legumbres: son una fuente de proteína, pero contienen muchos más hidratos de carbono que proteínas, y por lo tanto es mejor evitarlas (mira las etiquetas de legumbres enlatadas y las bolsas de legumbres secas; verás que para ser un alimento vegetal son relativamente ricas en proteínas, pero lo son todavía más en hidratos de carbono). Esto no significa que las legumbres sean malas para la salud o que no sean nutritivas sino que no son apropiadas para una dieta diseñada específicamente para limitar los hidratos de carbono. Aquí se incluyen todas las legumbres y productos elaborados con ellas: frijoles negros, alubias rojas, lentejas, garbanzos, soja, alubias blancas, *hummus*, falafel, frijoles refritos y legumbres cocidas. Dependiendo de tu nivel individual de tolerancia a los hidratos de carbono, pequeñas cantidades podrían ser aceptables. Recomiendo evitarlas durante las primeras semanas mientras tu cuerpo se ajusta a funcionar principalmente con grasas y cetonas, y quizá más adelante introducir pequeñas cantidades de estos alimentos (un poco de *hummus* hecho con *tahini* y aceite de oliva es un buen aperitivo rico en grasas saludables, y no hace falta tomarlo con pan de pita; puedes comerlo con verduras crudas, o con cortezas de cerdo, que tienen la misma textura crujiente que el pan de pita).

Soja: no consumas productos de imitación de la carne elaborados a base de soja. Se trata de uno de los alimentos alérgenos más comunes, y muchas personas ni siquiera se dan cuenta de que no la toleran. Es difícil de digerir, y consumirla en exceso puede provocar hinchazón, gas, diarrea, molestias estomacales y otros tipos desagradables de malestar digestivo. Las pequeñas cantidades de soja preparada al modo tradicional en las culturas asiáticas (fermentada) son permisibles; es un hecho reconocido que promueven la salud. En cambio, los productos de proteína de soja altamente refinados y aislados que se utilizan para crear alimentos como el «pollo de soja» y el «queso de soja» no tienen el mismo efecto. No consumas batidos de proteína de soja ni leche de soja, ya que los niveles elevados de esta podrían afectar al buen funcionamiento de la tiroides.

CARNES ROJAS Y PROCESADAS: NO SON TAN
MALAS COMO NOS HAN HECHO CREER

Como si no fuera bastante difícil hacerte a la idea de evitar lo que estás acostumbrado a llamar «cereales integrales buenos para la salud», ahora una nutricionista te dice que está bien comer carne roja, e incluso carnes procesadas como la panceta, las salchichas, el jamón y el salami. ¿El mundo del revés?

Comprendo que esto puede suponer un cambio tremendo para ti, de manera que primero vamos a disipar tus miedos sobre el consumo de ciertos alimentos que durante muchos años, o toda tu vida, te han advertido que debes evitar. Si prescindes de la ternera o el cerdo por razones religiosas o culturales, puedes seguir haciéndolo. Estos alimentos no son imprescindibles para seguir una dieta baja en hidratos de carbono; solo trato de dejar las cosas claras para que puedan disfrutar de ellos quienes quieran consumirlos pero los hayan evitado creyendo que eran perjudiciales para la salud. No lo son, y vamos a ver por qué.

Muchos han eliminado la ternera y el cerdo de su dieta porque..., ya lo sabes..., «la grasa saturada obstruye las arterias». Lo primero que tenemos que aprender es que aunque ambas carnes contienen grasa saturada, la grasa predominante en el cerdo es la monoinsaturada (con una cantidad moderada de saturada y una pequeña cantidad de poliinsaturada) y la ternera contiene casi las mismas cantidades de grasa monoinsaturada y saturada. De hecho, el tipo específico de ácido graso monoinsaturado que forma el mayor componente de la grasa de cerdo es el ácido oleico, el mismo que se supone que es responsable de los supuestos efectos beneficiosos del aceite de oliva para la salud (de manera que la próxima vez que oigas la frase «el aceite de oliva es saludable para el corazón», piensa que también se podría decir «¡la manteca de cerdo es saludable para el corazón!»). Los productos lácteos son mucho más ricos en grasas saturadas que la ternera, el cerdo y el cordero, y las grasas más saturadas que solemos consumir no proceden de los animales sino de plantas tropicales, como los aceites de coco y de palma.

Cuadro 11.1. Contenido de nutrientes en algunos alimentos proteicos animales

Nutriente	Bistec de ternera	Lomo de cerdo	Hígado de ternera	Corazón de cordero
Vitamina A	0%	0%	522%	0%
Tiamina (B$_1$)	4%	63%	12%	11%
Riboflavina (B$_2$)	7%	23%	201%	70%
Niacina (B$_3$)	36%	37%	87%	22%
Ácido pantoténico (B$_5$)	5%	10%	69%	14%
B$_6$	26%	37%	51%	15%
B$_{12}$	29%	9%	1.386%	187%
Folato	2%	0%	65%	0%
Hierro	10%	6%	34%	31%
Cinc	32%	16%	35%	25%
Fósforo	20%	27%	48%	25%
Cobre	4%	6%	730%	30%
Potasio	9%	12%	10%	5%
Selenio	41%	54%	47%	67%

Fuente: Condé Nast, *SELF Nutrition Data*, 1 de agosto de 2016, http://nutritiondata.self.com. Nota: los porcentajes son los valores diarios para adultos o niños de cuatro o más años, basados en una dieta de referencia de 2.000 calorías por día.

La ternera y el cerdo son altamente nutritivos. No solo son fuentes excelentes de proteína sino que también están repletos de vitaminas y minerales. Cuando oímos la expresión *vitaminas y minerales* tendemos a pensar solo en verduras y frutas. Pero lo cierto es que, al peso, los alimentos animales tienen una cantidad de nutrientes que difícilmente podrían igualar los alimentos vegetales. El cuadro 11.1 muestra los porcentajes aproximados de nutrientes selectos en unos 100 gramos de carne de ternera, carne de cerdo y vísceras. Y ten en cuenta que 100 gramos es una ración relativamente pequeña, de manera que la cantidad que se suele consumir normalmente en una comida proporcionaría mayores cantidades de nutrientes que las que verás a continuación (con la excepción, quizá, del hígado. Como puedes ver, el hígado es uno de los complejos multivitamínicos más potentes de la naturaleza, pero a menos que te encante su sabor no es fácil consumir una gran cantidad de hígado de una vez).

Ha llegado el momento de dejar de culpar de todo a la carne de ternera y de cerdo, basándose más en intereses políticos que en argumentos científicos sólidos. Las carnes de cerdo, ternera, cordero y otras carnes rojas y de caza son extraordinariamente ricas en nutrientes y han alimentado a poblaciones saludables y fuertes durante siglos.[8] Además, los efectos de consumir grandes cantidades de carne roja (o, en realidad, de cualquier proteína animal) en el contexto de una ingestión baja de hidratos de carbono pueden ser bastante diferentes a los que se producen cuando este consumo va acompañado de una gran ingestión de hidratos de carbono y de otros aspectos de la dieta moderna.[9] Asimismo, es posible que en los datos que indican los efectos nocivos de consumir carne roja haya una confusión debida a la composición de sus ácidos grasos: la carne de animales alimentados con grandes cantidades de cereales en el moderno sistema de engorde presenta un perfil de ácidos grasos diferente de la de aquellos con una alimentación biológicamente apropiada a la que están adaptados, como el ganado criado a base de pasto y las presas silvestres de caza que se alimentan en su hábitat natural[10] —la carne de los animales de caza (como el venado, el ciervo o el jabalí) y de los rumiantes criados con hierba tiene proporcionalmente menos grasa saturada y más grasa mono y poliinsaturada (como las grasas omega-3, de gran importancia, de las que hablaré más tarde)—. Sin embargo, posiblemente esta no sea la causa de que la carne roja se asocie a consecuencias nocivas para la salud. Es mucho más probable que la investigación basada en datos epidemiológicos de grandes grupos de población no logre separar por completo la ingestión de carne roja de la de azúcar, cereales refinados y la ingesta independiente de aceites de semillas y vegetales. El impacto de comer carne en ausencia de estos otros factores podría ser completamente distinto. Dicho esto, si aún sigues dudando si consumir carnes que son más ricas en grasa, te diré que a las carnes magras se las asocia con efectos beneficiosos en la salud cardiovascular, el peso corporal y otras áreas de interés.[11] Y, por supuesto, no hace falta que comas nada de esto. Si prefieres seguir evitando estas carnes, puedes llevar una estupenda dieta baja en hidratos de carbono sin necesidad de comer carne roja, cerdo, y carnes procesadas, centrándote en el pescado, los mariscos, las aves, los productos lácteos y otras fuentes de carne, como el cordero o la caza silvestre. Pero la cuestión es que la proteína tiene tanta importancia para la salud y el bienestar general que no deberías sentirte mal por que solo puedas permitirte la carne más económica del mercado.

En cuanto a las carnes procesadas, gran parte de los estudios relativos a los posibles efectos negativos de su consumo para la salud carecen de claridad debido a la influencia de la ingesta actual de hidratos de carbono. Es decir, la mayoría de las carnes procesadas se consume con almidón o azúcar. Piénsalo: comemos salchichón en bocadillos, salchichas con patatas, panceta servida con tortitas o tostadas y zumo de naranja. Como afirmó el doctor Richard Feinman, investigador de las dietas bajas en hidratos de carbono: «Unos conocimientos básicos de bioquímica sugieren que los efectos de un sándwich de carne asada pueden ser diferentes a los de esa misma carne envuelta en una hoja de lechuga [...] los de la carne roja en un sándwich pueden diferir de los de esa carne si la tomamos con puré de coliflor».[12] Es difícil separar los efectos de consumir carnes procesadas de los del almidón y el azúcar que suelen acompañarlas. Una cosa es segura: los griegos, italianos y españoles del Mediterráneo, más saludables y longevos, no consumen salchichas de cordero bajas en grasas ni jamón o chorizo sin grasas.

A los lectores que digan «¡pero soy vegetariano! ¿Es imprescindible consumir proteínas animales en este plan?», les responderé detalladamente a esta pregunta en el capítulo 20, donde trataré de cómo establecer una dieta baja en hidratos de carbono para vegetarianos y veganos.

12

¡LA GRASA NO ES PECADO! LA IMPORTANCIA FUNDAMENTAL DE LA GRASA PARA EL ORGANISMO

Como ya sabes, la estrategia nutricional baja en hidratos de carbono desarrollada en este libro requiere una ingestión de grasa mucho más alta de la que probablemente estés acostumbrado a consumir. Y lo que es más importante, ahora sabes también que esta ingestión más elevada de grasa es superior a la que muchas organizaciones prestigiosas de salud, y quizá tu propio médico, consideran «segura» o «saludable». Por lo tanto, es crucial que conozcas el papel de las grasas en el cuerpo humano. Tras aprender a apreciar su importancia fundamental en la salud, pasaremos a detallar los tipos de grasas que se deben consumir preferentemente en esta dieta estimuladora del cerebro, cuáles debemos reducir al mínimo y cuáles hemos de evitar en la medida de lo posible. Lo primero que hay que hacer para apreciar los innumerables beneficios de las grasas es dejar de asociarlas automáticamente con los adjetivos *perjudiciales*, *peligrosas* o *malas para la salud*. Aunque la grasa dietética y la almacenada en el cuerpo son idénticas en términos de su estructura química, con objeto de romper esa asociación automática que hacemos entre la grasa de los alimentos y el exceso de acumulación de grasa en nuestras caderas, muslos y vientres (llamada tejido adiposo), vamos a emplear el término *ácidos grasos* al referirnos a esas grasas alimentarias tan increíblemente útiles para nosotros.

FUNCIONES DE LOS ÁCIDOS GRASOS EN EL ORGANISMO

Al igual que vimos al hablar del colesterol, a las grasas se las ha condenado, denigrado y acusado de todo tipo de daños a la salud. Pero lo cierto es que se trata de un componente estructural vital del cuerpo humano, por no mencionar la infinidad de funciones esenciales que desempeña en la salud física, mental y cognitiva. Lo siguiente son solo unos cuantos ejemplos de las muchas aportaciones importantes de los ácidos grasos:

- Sirven como excelentes fuentes de energía –mejores que los hidratos de carbono (los hidratos de carbono proporcionan solo 4 calorías de energía por gramo; las grasas aportan 9 calorías de energía por gramo)–.
- Facilitan la absorción de las vitaminas y nutrientes solubles en grasas (por ejemplo, las vitaminas A, D, E y K y los carotenoides, como luteína, licopeno y beta-caroteno).
- Sirven como elementos esenciales para la estructura de las membranas celulares y plasmáticas.
- Proporcionan aislamiento y revestimiento protector a los órganos corporales (por ejemplo, el surfactante pulmonar es rico en grasa saturada).
- Son componentes estructurales de la mielina, la vaina protectora que rodea las células nerviosas, y facilita la comunicación neuronal eficaz.
- Sirven como elementos esenciales de las moléculas que participan en una respuesta inflamatoria saludable –tanto la inflamación como la resolución de la inflamación (prostaglandinas, leucotrienos y tromboxanos)–.

- Son necesarias para el funcionamiento saludable del hígado y la vesícula, entre otras cosas para la producción y la adecuada secreción de la bilis, que emulsiona las grasas y ayuda a la digestión.
- Ayudan a hacer más lenta la digestión y a la absorción de los alimentos, con lo que contribuyen a una respuesta hormonal posprandial (después de la comida) apropiada, especialmente cuando se toman en combinación con hidratos de carbono (la presencia de grasa en la comida tiende a reducir la respuesta glucémica, lo que a su vez ayuda a moderar los niveles de azúcar e insulina en la sangre).
- Contribuyen a la suavidad y flexibilidad de la piel.
- Y por último, pero no menos importante, ¡les dan un sabor delicioso a las comidas! ¿Quién no prefiere tomar las verduras con una cucharada de mantequilla fundida por encima? ¿Crees que no te gustan las coles de Bruselas? ¡Seguramente es porque nunca las has tomado al horno untadas con aceite de oliva o grasa de tocino!

Como puedes ver, los ácidos grasos nos aportan muchísimo. Sin grasa en nuestra alimentación no podemos estar sanos. Déjame repetirlo: sin grasa en nuestra alimentación no podemos estar sanos. Sin embargo, no basta con tomar cualquier clase de grasa. Tenemos que prestar atención a los tipos de grasa que consumimos. Del mismo modo que debemos comer una variedad de alimentos vegetales y animales porque nos proporcionan diferentes vitaminas, minerales y otros nutrientes, es esencial consumir varios tipos de grasa, ya que contribuyen a diferentes procesos corporales. Además, hay ácidos grasos específicos que tienen funciones fisiológicas muy importantes, y si no consumimos suficientes, esas funciones se verán afectadas.

Una cantidad excesiva de ciertos ácidos grasos e insuficiente de otros puede provocar desequilibrios que contribuyen al dolor y la fatiga crónicos, síndrome premenstrual, piel seca, acné, envejecimiento prematuro y afecciones que conllevan una inflamación crónica. En el próximo capítulo veremos clases adicionales de grasas, pero antes hemos de tenerlo claro con respecto a las grasas dietética en conjunto.

DATOS SOBRE LOS DIVERSOS TIPOS DE GRASAS

La grasa es la munición más importante del arsenal nutricional contra el alzhéimer y el deterioro cognitivo. Es el ingrediente principal de esta dieta y su mayor fuente de calorías. Lo has leído bien: la grasa es un nutriente de una importancia fundamental, el motor de la estrategia dietética que se presenta en este libro. Como ya sabes, nuestro objetivo es la transición del cerebro y el resto del cuerpo a otros combustibles distintos de la glucosa, por lo que tenemos que proporcionarles estas otras fuentes de energía que vienen en forma de grasa y cetonas; estas últimas se generan a partir del metabolismo de la grasa.

Tanto la medicina convencional como los medios de comunicación generales están comenzando (muy lentamente) a aceptar la idea de que se ha denigrado injustamente a las grasas dietéticas durante décadas. Desde los años sesenta del pasado siglo se nos advirtió que debíamos seguir dietas bajas en grasas (especialmente grasa saturada) y darles prioridad a los hidratos de carbono en nuestra alimentación. Las epidemias actuales de obesidad, diabetes tipo 2, enfermedad cardiaca, síndrome metabólico y alzhéimer del mundo industrializado se deben directamente a estas recomendaciones erróneas, sin base científica ni pruebas que las respalden.

Según Robb Wolf, una autoridad en la nutrición paleolítica y la salud ancestral:

La presunción de que la grasa engorda y causa enfermedades cardiacas es razonable, pero eso no significa que sea verdad [...] Los expertos en hidratos de carbono siguen defendiendo este criterio [...] erróneo [...] Llevamos más de cincuenta años con una política gubernamental fallida para controlar esto y millones de vidas perdidas mientras tanto.[1]

Los nutricionistas, dietistas y médicos más influyentes reconocen ahora que la grasa es una parte esencial de una alimentación saludable.

Sin embargo, siguen estando atrasados en lo que se refiere a los tipos de grasa que creen que es beneficiosa. Pese a que cada vez hay más pruebas científicas en su contra, siguen insistiendo en que las grasas saturadas, especialmente las procedentes de fuentes animales como la mantequilla y la manteca de cerdo, son responsables de las enfermedades cardiacas, la obesidad y toda una serie de dolencias crónicas modernas. Recomiendan que limitemos nuestra ingestión de grasas animales y en lugar de ello usemos aceites vegetales como el de soja, maíz, canola y semillas de algodón. Es alentador el hecho de que esta tendencia esté cambiando y las grasas no se vean, de forma generalizada, como el enemigo público alimenticio número uno. Aun así, desgraciadamente solo se han reivindicado las fuentes de grasa que se consideran «políticamente correctas» (como el aguacate, el aceite de oliva, el salmón y las nueces), mientras que a las grasas animales y las grasas vegetales altamente saturadas (como el sebo y el aceite de coco) se las sigue considerando como el origen de todos los males.

Con objeto de aclarar este asunto extremadamente importante y animarte a seguir una dieta rica en los mismos alimentos contra los que durante muchos años te han prevenido, voy a tener que utilizar un lenguaje ligeramente técnico. Para que puedas seguir esta dieta de manera segura, es importante que conozcas algunos datos científicos sobre las grasas y los

> Uno de los mayores fraudes que las comunidades médicas y sanitarias han perpetrado contra nuestra nación es la difamación de la grasa saturada.
>
> —Jimmy Moore y Eric Westman[2]

aceites, así como sobre su papel crucial en el cuerpo humano (el término *lípido* es un modo elegante de referirse a la grasa. El término *grasa* suele referirse a lípidos que son sólidos a temperatura ambiente, como la mantequilla y el tocino, mientras que, normalmente, *aceite* se refiere a lípidos que son líquidos a temperatura ambiente, como el aceite de canola y el de maíz. Usaré el término *grasa* para abarcar tanto las grasas como los aceites, pero estableceré la diferencia cuando sea pertinente hacerlo).

Examinemos atentamente la información acerca de las grasas. Esto te ayudará a tomar decisiones con conocimiento de causa tanto en la tienda de comestibles como en un restaurante o en tu propia casa. Será mucho más fácil que la clase de química del instituto, ¡te lo prometo!

TIPOS DE GRASAS

Existen tres tipos de ácidos grasos:

* Saturados.
* Monoinsaturados.
* Poliinsaturados.

Los ácidos grasos son cadenas largas de átomos de carbono con átomos de hidrógeno acoplados a ellos (para que te hagas una idea muy simplificada de estas cadenas, puedes imaginarte las guirnaldas de bombillitas que se colocan en los árboles de Navidad). Las diferencias entre los tres tipos de ácidos grasos tienen que ver con su estructura molecular: las grasas saturadas no tienen vínculos dobles entre sus átomos de carbono, las monoinsaturadas tienen un vínculo doble en algún punto de la cadena (*mono* significa 'uno'), y las poliinsaturadas tienen dos o más vínculos dobles (*poli* significa 'muchos'). Esto es importante porque la cantidad de vínculos dobles de un ácido graso afecta a cómo reacciona al calor, la luz y el aire y a cómo interactúa con otras sustancias que hay en el interior del cuerpo.

La presencia de vínculos dobles es lo que hace a un ácido graso susceptible a la oxidación al exponerlo al calor, la luz o el aire. Con relación a las grasas, cuando oigas «oxidación», piensa en *ranciedad*. Si alguna vez has dejado frutos secos en un recipiente durante mucho tiempo y han desarrollado un olor y un sabor desagradables, eso es ranciedad, una señal de que sus grasas poliinsaturadas se han oxidado y su consumo presenta riesgos para la salud.

También puedes imaginarte la oxidación tal y como te la expliqué en el capítulo 5: recuerda esas bolas de radicales libres que chocan contra estructuras que hay en el interior de las mitocondrias y también contra la parte exterior de las células, robando electrones y creando daños oxidativos. Una de las sustancias que oxidan los radicales libres son los ácidos grasos que forman nuestras membranas celulares. Concretamente oxidan los ácidos grasos insaturados (cuantos más vínculos dobles tiene un ácido graso, más frágil es, y más susceptible a los daños causados por la oxidación). Recuerda que los ácidos grasos no son solo sustancias que se encuentran en los alimentos; también son componentes estructurales de nuestro cuerpo.

Como las grasas saturadas no tienen vínculos dobles, son las más estables. Sufren muy poca o ninguna oxidación.[3] Por lo tanto, son las grasas más seguras para emplear al cocinar, que es cuando se exponen a los tres elementos que pueden ser oxidantes: el calor, la luz y el aire.

Las grasas monoinsaturadas solo tienen un vínculo doble, por lo tanto pueden usarse para cocinar a fuego medio, pero no deberían utilizarse a fuego alto (el aceite de oliva es la grasa monoinsaturada común con la que estás más familiarizado. Asimismo, los aguacates, las nueces de macadamia y otros frutos secos y semillas son ricos en grasa monoinsaturada, pero recuerda que la manteca, es decir, la grasa de cerdo fundida, ¡también es rica en grasas monoinsaturadas! Sí, la manteca, esa grasa que estamos acostumbrados a relacionar con la frase «grasa saturada que obstruye las arterias», es predominantemente monoinsaturada).

> Sencillamente, no hay ninguna base científica para sustentar ese mensaje de prevención que afirma que reducir la grasa saturada de la alimentación disminuirá el riesgo de enfermedades cardiacas.
>
> —Cassie Bjork[4]

Las grasas poliinsaturadas tienen vínculos dobles múltiples, puntos múltiples que son susceptibles de sufrir daños por oxidación. Por este motivo, son las más inestables químicamente y las menos adecuadas para cocinar a fuego alto, o, más bien, las menos adecuadas para cocinar, a secas. Estos aceites vegetales poliinsaturados (como los de maíz y soja) supuestamente «saludables para el corazón» con los que nos han recomendado cocinar en lugar de las grasas saturadas, estables y seguras, son en realidad lo peor que podemos usar para cocinar.

LA TURBIA ELABORACIÓN DE LOS ACEITES VEGETALES

Ahora que sabemos que las grasas predominantemente saturadas y monoinsaturadas son las que hay que usar en la mayoría de las aplicaciones culinarias, avancemos un paso más y exploremos en qué consiste la elaboración de los aceites vegetales refinados y aislados. De esta manera, entenderemos que no solo hay que evitar utilizarlos para cocinar sino que aunque no se calienten su consumo en grandes cantidades no es seguro.

Comencemos con un ejercicio mental sobre las grasas. El reto es el siguiente: nombra los cinco alimentos con más grasa que se te ocurran. Tómate el tiempo que necesites para pensarlo. Alimentos con mucha grasa, al menos cinco de ellos.

Incluiste el maíz en tu lista?

¿No?

¿Y la soja?

¿Tampoco?

No me extraña, porque el maíz y la soja no son especialmente ricos en grasa, ¿verdad? Si alguien me preguntara cuáles son los alimentos con más grasa que se me ocurren, probablemente mencionaría la manteca de cerdo, el sebo de ternera y el *ghee*. Pero eso es hacer trampa, ya que son grasa pura. Sin proteína ni hidratos de carbono. De manera que digamos que tuviera que nombrar cinco alimentos enteros que son muy ricos en grasa. Diría que la panceta, el queso, el tuétano del hueso, los intestinos de cerdo y las nueces de macadamia.

Por supuesto, el maíz y la soja no son alimentos ricos en grasa. El maíz es un cereal y la soja una legumbre, dos categorías vegetales que generalmente no se considera que tengan un contenido elevado de grasa. Y lo único en lo que todos los campos nutricionales diferentes parecen estar de acuerdo (ya sean los partidarios de la dieta baja en hidratos de carbono, la baja en grasas, la paleolítica, la vegana, la vegetariana o la basada en los consejos estándar gubernamentales sobre nutrición, es en que deberíamos comer menos alimentos procesados. De manera que si el maíz y la soja no son ricos en grasa, párate un momento a pensar cuánto procesamiento se requeriría para elaborar un aceite comestible a partir de estos alimentos. ¿Cómo se consigue esa infinidad de litros de aceite claro e inodoro de fuentes que, para empezar, no contienen mucha grasa?

La respuesta es que se necesita una enorme cantidad de procesamiento y refinado. Los aceites se extraen de los cereales, las legumbres o las semillas utilizando medios mecánicos y químicos, como el prensado, el triturado, el molido y los disolventes de hexano. Hay que filtrarlos, decolorarlos y desodorizarlos con objeto de eliminar cualquier sabor u olor desagradable. Gran parte del contenido nutricional que podría estar presente en la fuente alimenticia original o incluso en el prensado inicial en frío hace tiempo que ha desaparecido para cuando se embotella y se guarda en los almacenes de las tiendas ese aceite que agrada a la vista, el olfato y el paladar. Y recuerda que estos aceites (de maíz, soja, semillas de algodón, azafrán o semillas de uva) tienen un contenido elevado en grasas poliinsaturadas. Se someten a temperaturas y presiones que los dañan y oxidan durante los procesos de extracción y refinado, y luego normalmente se embotellan en recipientes de plástico claro y se exponen a una luz deslumbrante en tiendas de comestibles, veinticuatro horas al día en algunos casos. Y para darle la puntilla final a cualquier valor nutricional o beneficio para la salud que de alguna manera pudiera aún quedar en esos aceites, los exponemos a temperaturas elevadas una vez más al ponerlos en las sartenes. Debido a la prolongada demonización de las grasas animales, estos aceites vegetales también son los que se suelen usar en las freidoras de los restaurantes de comida rápida, donde permanecen a altas temperaturas durante muchas horas. Las comidas fritas no son inherentemente perjudiciales para la salud; el problema es el tipo de aceite en el que se fríen.

Ahora que sabes que «aceite vegetal» es la terminología industrial empleada para referirse a la grasa que, de alguna manera, se ha extraído del maíz, las semillas de algodón y las habas de soja, empieza a leer las etiquetas de los alimentos del supermercado. Encontrarás estos aceites por todas partes: aderezos para ensalada, margarinas y otras «grasas vegetales para untar», cremas no lácteas, pan, mantequilla de cacahuete (excepto las variedades «naturales» que contienen solo cacahuete y sal), galletas saladas, platos preparados para microondas, galletas, pasteles, bizcochos y prácticamente cualquier alimento que venga en una caja, envase, botella o tubo. La mayonesa es un buen ejemplo: incluso aquellas que proclaman estar elaboradas con aceite de oliva contienen principalmente aceite de soja. Los fabricantes añaden una cantidad minúscula de aceite de oliva a la fórmula para darle un aire saludable y anuncian orgullosamente en letras grandes en la etiqueta que está «ELABORADA CON ACEITE DE OLIVA» mientras ocultan el hecho de que el aceite que utilizan es casi en su totalidad de soja. Otro aceite comestible de origen cuestionable es el de semillas de algodón. ¡El algodón es para vestir, no para comer!

MÁS DATOS SOBRE LAS GRASAS: ANIMALES, VEGETALES, SATURADAS E INSATURADAS

Ahora que ya hemos hablado sobre los increíbles prodigios de mecanización y procesamiento requeridos para producir los aceites vegetales supuestamente «saludables para el corazón», sabemos que por su estructura química las grasas que debemos usar principalmente en nuestra cocina son en realidad las saturadas y las monoinsaturadas. De manera que vamos a ver cómo se descomponen químicamente algunas grasas y aceites comunes (cuadro 12.1). Todos ellos consisten en combinaciones de ácidos grasos saturados, monoinsaturados y poliinsaturados. No hay grasas (ya sea de plantas o animales) enteramente saturadas o insaturadas.

Partiendo de lo que aprendimos en la sección anterior, hemos llegado a una nueva comprensión de las grasas «buenas» y «malas». Esta nueva perspectiva se basa en conocimientos bien definidos de bioquímica y fisiología humana. Los datos sobre cómo responden estos ácidos grasos a la exposición al calor, la luz y el aire durante el procesamiento, embotellado y almacenamiento nos llevan a conclusiones

Cuadro 12.1. Composición de ácidos grasos de diferentes grasas y aceites

Tipo de grasa o aceite*	% saturada	% monoinsaturada	% poliinsaturada
Aceite de coco	91	6	3
Mantequilla	66	30	4
Sebo de cordero	58	38	2
Aceite de palma	49	40	10
Sebo de ternera	49-54	42-48	3-4
Manteca de cerdo	44	45	11
Grasa de pato	35	50	14
Grasa de pollo (o de ganso)	31	49	20
Aceite de semillas de algodón	29	18	52
Aceite de cacahuete	16	56	26
Aceite de oliva	15	73	10
Aceite de soja	15	22	62
Aceite de sésamo	15	41	43
Aceite de maíz	14	27	59
Aceite de girasol	13	18	69
Aceite de semillas de uva	11	16	73
Aceite de cártamo	9	11	80
Aceite de linaza	9	17	74
Aceite de girasol alto oleico	9	81	8
Aceite de canola	7	65	28

Fuente: Mary Enig, *Know Your Fats*.
* La composición de ácidos grasos de la grasa animal difiere ligeramente dependiendo de la alimentación de los animales (por ejemplo, si se alimentan con hierba o lo hacen con cereales).

muy diferentes de las que estamos acostumbrados a escuchar en las noticias o a leer en las publicaciones sobre temas de salud.

Como puedes ver, la estrategia de terapia nutricional sugerida en este libro aconseja prácticamente lo contrario de lo que, durante varias décadas, nos dijeron que debíamos consumir. Las grasas que recomiendo para la restauración de la salud y la función cognitiva son las saturadas y las monoinsaturadas, y advierto contra el uso de los aceites vegetales supuestamente «saludables para el corazón» que, en muchos países occidentales industrializados, constituyen la mayor parte de las grasas dietéticas consumidas actualmente. Las recomendaciones anteriores se refieren específicamente a cocinar. Pero ¿qué hay de los aceites que usamos para aplicaciones en las que no interviene el calor, como aderezos caseros, adobos o el toque final de una guarnición? Los aceites que veremos a continuación (de presión en frío y sin refinar) pueden usarse, sin riesgos, para estos propósitos:

- Aceite de aguacate.
- Aceite de almendra.
- Aceite de avellana.
- Aceite de linaza.
- Aceite de macadamia.
- Aceite de nuez.
- Aceite de oliva virgen extra.
- Aceite de semilla de calabaza.
- Aceite de sésamo.

Asegúrate de almacenar estos aceites en recipientes herméticos (preferiblemente de vidrio, metal o plástico oscuro u opaco), en un lugar fresco, oscuro, alejado del calor, la luz y el aire. No los guardes en la encimera de la cocina, sobre el frigorífico o cerca de la hornilla.

Hay que superar cualquier temor a que la ingesta de grasa pueda perjudicarnos de alguna manera, a que nos haga engordar o nos cause enfermedades cardiacas. Disfruta de la grasa de un buen chuletón o del aceite de coco con el que salteas las verduras [...] Me parece asombroso que muchos de mis colegas más cercanos, cardiólogos o de la profesión médica en general, se aferren a la creencia obsoleta de que la ingestión de grasa total o saturada tiene alguna relación con el riesgo de enfermedades cardiacas. La reevaluación de los datos usados para justificar esos argumentos, así como estudios clínicos más recientes, demuestra que el consumo de grasa total y saturada no tiene ninguna relación con el riesgo de desarrollar enfermedades cardiacas.

—**William Davis**[5]

¿Qué sucede cuando consumimos alimentos que contienen grasas poliinsaturadas?

Las grasas poliinsaturadas pueden ser un alimento saludable e incluirse en una dieta cuyo objetivo es estimular el cerebro. No hace falta evitarlas por completo, y tampoco hay nada que temer si las consumimos en su forma de alimentos enteros, es decir, tal y como se presentan naturalmente en los alimentos, completas, con todos sus antioxidantes y otros nutrientes sinérgicos. Como expliqué anteriormente, los ácidos grasos, de por sí saludables, que contienen estos alimentos pueden volverse perjudiciales al someterlos a las altas temperaturas y presiones de la extracción, refinado y procesado que se emplean para aislarlos. Sin embargo, consumidos en su estado natural, son una agradable adición a la dieta y traen consigo vitaminas, minerales y fibra que nos reportan beneficios.

La siguiente es una lista de alimentos enteros que tienen naturalmente un elevado contenido de las grasas monoinsaturadas y poliinsaturadas que recomiendo para una dieta baja en hidratos de carbono:

- Aceitunas (principalmente monoinsaturadas).
- Aguacates.
- Almendras.
- Anacardos (con moderación, ya que son ligeramente más ricos en hidratos de carbono).
- Avellanas.
- Cacahuetes (con moderación; ligeramente más ricos en hidratos de carbono).
- Carne de ave.
- Mantequilla de almendra (sin azúcar añadido).
- Nueces de Brasil.
- Nueces de macadamia (principalmente monoinsaturadas).
- Nueces.
- Pacanas.
- Pistachos (ligeramente más ricos en hidratos de carbono).
- Productos del mar (pescados y mariscos).
- Semillas de calabaza (pipas).

EL ANTIGUO PLANTEAMIENTO ACERCA DE LAS GRASAS

Grasas buenas	Alimentos
• Grasas monoinsaturadas y poliinsaturadas. • «Saludables para el corazón». • De frutos secos, pescado, aguacate. • Aceites vegetales «políticamente correctos».	Aceite de canola Aceite de cártamo Aceite de maíz Aceite de oliva Aceite de soja Aguacate Margarina Nueces Salmón

Grasas malas	Alimentos
• Las grasas saturadas. • «Obstruyen las arterias». • De animales (especialmente la carne roja). • De ciertas plantas tropicales.	Aceite de coco Aceites de palma y de palmiste Grasa de panceta Grasa de pato y de pollo (o de ganso) Manteca de cerdo Mantequilla y ghee Nata espesa Piel de pollo Queso Sebo de ternera

- Semillas de girasol (pipas).
- Semillas de lino (deben estar recién molidas antes de usarlas).

- Semillas de sésamo o tahini (pasta de semillas de sésamo).

No es necesario (y, además, ni siquiera es posible) evitar por completo los aceites vegetales poliinsaturados. Están en todas partes. No te vuelvas loco tratando de eliminarlos totalmente de tu dieta. Si

EL NUEVO PLANTEAMIENTO ACERCA DE LAS GRASAS

Las mejores grasas para cocinar	Alimentos
• Grasas o aceites principalmente saturados o monoinsaturados • Grasas animales de animales alimentados con hierba o mediante pastoreo • Envases oscuros, almacenados en un lugar apartado del calor y la luz • Orgánicas, siempre que sea posible	Aceite de aguacate Aceite de cacahuete (en ocasiones) Aceite de coco Aceite de oliva Aceite de palma Aceite de sésamo (en ocasiones) Ghee Grasa de panceta Grasa de pato y de pollo Manteca de cerdo Mantequilla (a fuego medio-bajo) Sebo de ternera o cordero

Las peores grasas para cocinar	Alimentos
• Aceites poliinsaturados • Aceites parcialmente hidrogenados (grasas trans) • Margarina y manteca vegetal • Envases de plástico transparente	Aceite de cártamo Aceite de girasol (se pueden consumir cantidades pequeñas de aceite de girasol alto oleico) Aceite de linaza (se puede usar en frío) Aceite de maíz Aceite de semillas de algodón Aceite de semillas de uva Aceite de soja

quieres intentarlo, de acuerdo, pero una pequeña cantidad de estos aceites no te impedirá progresar y no interferirá en la transición a un metabolismo basado en las grasas y las cetonas.

Disminuirás su ingestión de manera natural conforme vayas cocinando cada vez más tus alimentos desde el principio, utilizando ingredientes enteros y sin procesar. La mayor parte del consumo de estos aceites viene en forma de alimentos manufacturados, como galletas saladas o dulces, pasteles, salsas, condimentos, comidas para preparar en el microondas, cremas no lácteas y productos por el estilo. Como dejarás de comer casi todos estos alimentos, tu consumo de grasas poliinsaturadas se reducirá de manera natural. Y, por supuesto, consumirás mantequilla de verdad, en lugar de margarina y otras «cremas para untar» que suelen elaborarse con aceites de maíz, soja y semillas de algodón (deberías evitar incluso las cremas para untar en cuya etiqueta se lee que no contienen grasas trans o que son «saludables para el corazón». No las consumas. ¡Utiliza mantequilla de verdad!).

Las otras fuentes principales de estos aceites en la dieta moderna son los aderezos de ensaladas, mayonesa y salsas envasadas (por no mencionar que suelen estar cargadas de azúcar y frecuentemente gluten u otros agentes espesantes). La forma más sencilla de evitar consumir muchos de estos aceites es elaborar estos productos tú mismo (puedes usar aceite de oliva o aceites de presión en frío de frutos secos para vinagretas, o nata, nata agria o yogur con toda su grasa como base de los aderezos cremosos; en el capítulo 14 te ofrezco detalles sobre condimentos apropiados a esta estrategia dietética). Si no estás dispuesto a hacer el pequeño esfuerzo de elaborar tus propios condimentos, no hay ningún problema. Eso no afectará al seguimiento de tu dieta, siempre que la mayor parte de los aceites poliinsaturados aislados que consumas proceda del aderezo para ensaladas y la mayonesa, y no de comidas preparadas ricas en hidratos de carbono. Sin embargo, aun así debo advertirte contra el uso de aceite de soja o de maíz en cualquier aplicación culinaria que implique calor. No compres botellas de aceite vegetal para cocinar. El aceite de oliva está bien, pero cuando veas «aceite vegetal» en la etiqueta, se trata invariablemente de soja o maíz.

Tienes que saber bien contra lo que luchamos: se trata de limitar el consumo total de estos aceites poliinsaturados (excepto cuando se producen de modo natural en los alimentos enteros que vimos anteriormente), así que es mejor tener una pequeña cantidad de condimentos que usar esos aceites para cocinar además de emplearlos para los aderezos y las salsas. Una vez más, procura no caer en la «parálisis del análisis» y no estresarte dándoles importancia a los detalles; en lugar de eso céntrate en los pasos más importantes que debes dar, como reducir en gran medida la ingestión de hidratos de carbono.

INFORMACIÓN SOBRE LAS GRASAS TRANS: ¡NO LAS TOQUES!

Además de limitar la ingestión de aceites poliinsaturados aislados y refinados, hay otros tipos de grasa de los que debemos prescindir por completo. Se trata de las grasas trans, y evitarlas es uno de los pocos asuntos en los que se han puesto de acuerdo las diferentes posturas sobre la nutrición, pese a su disparidad.

Las grasas trans se crean cuando los ácidos grasos insaturados son manipulados químicamente para hacerlos actuar más como grasas saturadas naturales. Al proceso se lo llama *hidrogenación*, y puedes reconocer la presencia de grasas trans en un producto alimenticio por las palabras *parcialmente hidrogenado* asociadas a un aceite vegetal de la lista de ingredientes —por ejemplo, aceite de soja parcialmente hidrogenado en galletas saladas, o aceite parcialmente hidrogenado de colza (canola) en la mantequilla de cacahuete—. Los aceites parcialmente hidrogenados son responsables de esa textura «cerosa» que envuelve tu boca cuando comes mantequilla de cacahuete, margarina, el glaseado de un pastel, galletas saladas, rellenos cremosos de galletas y otros alimentos que los contienen.

A medida que ha ido aumentando la presencia de estas grasas artificiales en nuestra alimentación, se ha producido una campaña de difamación contra las grasas saturadas, ya que uno de los resultados de la hidrogenación es que los aceites vegetales (que normalmente son líquidos a temperatura ambiente) se conviertan en sólidos o en semisólidos. El objetivo principal de esto es alargar la fecha de caducidad de los productos que contienen estos aceites y además mejorar su textura y su paladar. Como proporcionan una textura similar a la de las grasas saturadas (que son naturalmente sólidas a temperatura ambiente), usar grasas trans ha permitido a los fabricantes de alimentos replicar el gusto y la sensación de las grasas saturadas en sus productos mientras anuncian orgullosamente que están elaborados con aceites vegetales. Esto ha sido una bendición para los fabricantes de alimentos, especialmente en Estados Unidos, donde el maíz y la soja son cultivos muy subvencionados, lo que hace que los aceites de maíz y soja sean ingredientes de muy bajo coste para incluirlos en los alimentos manufacturados. Una bendición también cuando hablamos de beneficios para las empresas alimentarias, pero un desastre para la salud humana. El consumo de grasas trans está asociado a un conjunto de consecuencias nefastas para la salud, especialmente efectos perjudiciales para el sistema cardiovascular.[6] Hay múltiples mecanismos por los que las grasas trans ejercen sus efectos nocivos, pero uno de ellos es que pueden incorporarse a la estructura de las membranas celulares.[7] Recuerda que al estudiar las membranas celulares vimos que para que las funciones de una célula se realicen adecuadamente su membrana tiene que formarse con los materiales apropiados. Además, estudios realizados con animales indican que un consumo elevado de grasas trans reduce los niveles de ADH (ácido docosahexaenoico) en el cerebro.[8] El ADH es un ácido graso omega-3 que juega un papel estructural importante en este órgano (en el próximo capítulo veremos detalladamente los omega-3).

Las grasas trans producidas a nivel industrial son relativamente fáciles de evitar si la mayor parte de tu alimentación consiste en ingredientes enteros, no procesados, que preparas y cocinas en casa. Si eliminas los alimentos envasados precocinados y los hidratos de carbono refinados, tu consumo de grasas trans descenderá de manera radical sin ningún esfuerzo consciente por tu parte. Sin embargo, debes prestar atención al comprar en la tienda. Las leyes de etiquetado de algunos países industrializados permiten que los alimentos que contengan menos de 0,5 gramos de grasas trans por ración puedan afirmar en sus etiquetas de componentes nutritivos que no contienen estas grasas. Aquí la expresión clave es *por ración*. Algunos de estos alimentos tienen raciones que son ridículamente pequeñas por la única razón de permitirles a los manufacturadores asegurar que sus alimentos están libres de grasas trans. De manera que no te dejes guiar enseguida por los números de la etiqueta; lee siempre la lista de ingredientes, y si ves las palabras *parcialmente hidrogenadas*, no te lo pienses dos veces, no dudes. Déjalo en el estante.

Sin embargo, a riesgo de complicar las cosas, debo añadir que no todas las grasas trans son nocivas. Están las grasas industriales creadas por el proceso de hidrogenación, pero también están las grasas trans que se producen de manera natural en la carne y en los productos lácteos de los rumiantes, como vacas, ovejas, cabras y ciervos (de hecho, el nombre científico de uno de estos ácidos grasos especiales –ácido ruminal– es un homenaje a su fuente biológica, el rumen[*]). Estas grasas trans naturales tienen una estructura química ligeramente distinta que las producidas a nivel industrial, y esta ligera diferencia lleva a las grasas naturales a tener efectos profundamente diferentes en el cuerpo. En un marcado contraste con las grasas trans artificiales, se ha demostrado que las derivadas de los rumiantes aportan beneficios a la salud, en lugar de daños.[9] No obstante, los resultados de la investigación son contradictorios, ya que algunos de los efectos más prometedores de las grasas trans naturales son más acusados en los animales que en los seres humanos.[10] Esto podría deberse al hecho de que los experimentos clínicos suelen emplear estas grasas en forma de suplementos, en lugar de como se producen en su fuente alimenticia original, como el sebo de ternera o la mantequilla procedente de vacas lecheras alimentadas con hierba durante toda su vida (la concentración de estas grasas potencialmente beneficiosas es superior en los animales a los que se alimenta todo el tiempo con hierba que en aquellos que al final de sus vidas son cebados con cereales. Los alimentados con grano producen algunas grasas naturales trans, pero las cantidades son superiores en aquellos que se alimentan principalmente de hierba).[11] Es probable que haya sinergias entre las grasas trans producidas naturalmente y otros nutrientes presentes en el alimento entero que no es posible reproducir en un laboratorio o en la fábrica que manufactura suplementos.

No hace falta que te esfuerces por conseguir estas grasas trans producidas naturalmente. La clave aquí es que tampoco tienes que

---

[*] Primera de las cuatro cavidades de que consta el estómago de los rumiantes.

esforzarte por evitarlas. Si lees alguna publicación sobre temas de salud en la que se denuncien los peligros de las grasas trans, es importante que entiendas la diferencia entre las variedades artificiales y las naturales para que no tengas miedo de consumir algunos de los alimentos que pueden nutrir generosamente tu cerebro.

LAS GRASAS SATURADAS: ¡DELICIOSAS, NO MORTALES!

Como mencioné anteriormente, la nutrición y la dietética convencionales rara vez mencionan el concepto de *grasas saturadas* sin añadirle que «obstruyen las arterias». El resultado de más de cinco décadas de hacernos temer este tipo de grasa es que hemos llegado a asociar ambas ideas, formando una especie de todo: *lasgrasassaturadasqueobstruyenlasarterias*. Podríamos decir lo mismo sobre el concepto de *cereales integrales*, que no han dejado de repetirnos que son «saludables para el corazón»: *loscerealesintegralessaludablesparaelcorazón*. Ambas ideas son erróneas.

Todo aquel que ha perdido una cantidad importante de grasa corporal siguiendo una dieta baja en hidratos de carbono y rica en grasas puede confirmar que la grasa de nuestros alimentos no se convierte automáticamente en grasa del estómago, caderas, muslos y trasero. Ni tampoco se queda automáticamente alojada en nuestras arterias y las «obstruye». En los últimos años se ha llevado a cabo una ingente labor de investigación que ha conseguido exculpar en gran medida a la grasa saturada de los atroces atentados contra la salud de los que se la acusaba. Esto no significa que tengas que hacer un esfuerzo para atiborrarte de grasa saturada al seguir este plan, pero al menos ya no tendrás que evitarla ni temerla. Últimamente se han publicado numerosos estudios y análisis que no solo la redimen de su mala reputación, sino que además señalan con un dedo

> No existen pruebas significativas para concluir que la grasa saturada tenga relación con el incremento del riesgo de enfermedad coronaria del corazón o enfermedad cardiovascular.
> —**Patty Siri-Tarino y sus compañeros**[12]

acusador el papel del consumo excesivo de hidratos de carbono como contribuidor a la enfermedad cardiovascular. Según un metaanálisis de estudios de la Universidad de Harvard sobre la posible asociación entre grasa saturada y enfermedad cardiovascular: «Pese a que generalmente se piensa que una reducción de la ingestión de grasa saturada es beneficiosa para la salud cardiovascular, carecemos de evidencias para demostrar la relación positiva e independiente entre ambos hechos».[13] Y añaden: «Pruebas recientes indican que las limitaciones del consumo de hidratos de carbono pueden mejorar todos los aspectos de la dislipidemia aterogénica».[14] *Dislipidemia aterogénica* es la manera científica de describir un patrón en el colesterol y los triglicéridos (las grasas en la sangre) que indica un incremento del riesgo de enfermedad cardiaca. En cuanto al papel perjudicial de los hidratos de carbono, los autores afirman: «Reemplazarlas [las grasas saturadas] por una mayor ingestión de hidratos de carbono, especialmente de hidratos de carbono refinados, puede agravar la dislipidemia aterogénica asociada con la resistencia a la insulina y la obesidad que incluye un aumento de triglicéridos, partículas pequeñas de colesterol LDL y una reducción del colesterol HDL».[15] En otras palabras, cuando reducimos la cantidad de grasa saturada que consumimos y la reemplazamos por hidratos de carbono refinados, empeora la salud cardiovascular.

Lo que todo esto significa es que, en realidad, al seguir fielmente las recomendaciones convencionales de reducir la cantidad de grasa saturada de nuestra dieta y sustituirla por una mayor cantidad de hidratos de carbono, podríamos estar empeorando los problemas que tratamos de solucionar. Reemplazar la grasa saturada por esos mismos «cereales integrales saludables para el corazón» puede ser perjudicial para algunos individuos, especialmente para quienes tienen resistencia a la insulina o sufren otros problemas metabólicos que afectan a su tolerancia a los hidratos de carbono. Los cereales integrales pueden tolerarse cuando los consumimos frescos y en su verdadera forma «integral», como en una ensalada o pilaf de cebada o bayas de trigo duro rojo de invierno, pero incluso estos «cereales integrales» pueden considerarse hidratos de carbono refinados cuando están molidos en partículas microscópicas de harina, combinados con azúcar y conservantes y transformados en pan, tortillas, barras de fibra, cereales para el desayuno y otros alimentos procesados. Resulta significativo que lo que solíamos llamar «barriga cervecera» ahora con frecuencia se denomina «barriga triguera» (¡algunos médicos incluso la llaman «bolsa de insulina»!).

Últimamente está aumentando el convencimiento de que, al contrario de lo que habíamos oído durante muchos años, el riesgo de enfermedad cardiaca tiene responsables mucho más insidiosos que las grasas saturadas. Según un equipo liderado por el doctor James Di-Nicolantonio, investigador de las enfermedades cardiovasculares del Saint Luke's Mid America Heart Institute:

> Al sustituir las grasas saturadas por hidratos de carbono, especialmente por aquellos que tienen azúcares añadidos (como sacarosa o sirope de maíz de alto contenido en fructosa), el resultado final no es favorable para la salud cardiaca. Esa sustitución provoca cambios en el LDL, la lipoproteína de alta densidad y los triglicéridos que podrían incrementar el riesgo de enfermedad coronaria.[16]

Un estudio llegó a demostrar que entre las mujeres mayores con sobrepeso las dietas ricas en queso y carne eran menos aterogénicas (perjudiciales para la salud cardiaca) que una dieta baja en grasas y rica en hidratos de carbono.[17] Según investigadores de la Universidad de Harvard: «Los esfuerzos dietéticos para disminuir el riesgo de enfermedades cardiovasculares asociadas con una dislipidemia aterogénica deberían centrarse principalmente en limitar la ingestión de hidratos de carbono y en reducir el *exceso de adiposidad*,[18] término científico para referirse a la obesidad –no es una coincidencia que las dietas bajas en hidratos de carbono sean bastante eficaces para perder grasa–.

Aparte de cambiar las grasas saturadas por hidratos de carbono, las recomendaciones dietéticas convencionales también aconsejan que sustituyamos las grasas saturadas por grasas insaturadas. Es decir, que cocinemos con aceites de soja, canola, maíz u oliva en lugar de con mantequilla, *ghee*, manteca de cerdo y sebo. Pero aquí se repite lo que vimos anteriormente sobre los resultados nocivos e imprevistos de incrementar los hidratos de carbono en lugar de las grasas saturadas: el consumo de grandes cantidades de grasas poliinsaturadas, principalmente en forma de aceites aislados (a diferencia de estas grasas en su alimento entero original, como sucede con el pescado y el marisco, las aves, los frutos secos y las semillas), está relacionado con un riesgo mucho mayor para la salud cardiovascular.[19] Es como una de esas series policíacas de televisión: a las grasas saturadas se les ha echado la culpa de los delitos cometidos por el exceso de hidratos de carbono y grasas poliinsaturadas. Las pobres grasas saturadas, que son inocentes, llevan mucho tiempo a la sombra, pero finalmente se les está exculpando. Como dijo el doctor Glen Lawrence:

> La ausencia de alguna prueba clara de que las grasas saturadas contribuyan a cualquiera de las enfermedades que pueden atribuirse a los ácidos grasos poliinsaturados nos hace preguntarnos cómo es posible que estas alcanzaran tan mala fama en las publicaciones médicas. Se ha sobrevalorado la influencia de las grasas dietéticas sobre el colesterol sérico, y aún no se conoce ningún mecanismo fisiológico que explique cómo las grasas saturadas pueden causar enfermedades cardiacas.[20]

Los resultados de la investigación sobre las grasas saturadas suelen ser confusos porque se pone en un mismo saco a estas grasas y a las grasas trans industriales. A veces se las llama a ambas «grasas sólidas» porque son sólidas a temperatura ambiente. Pero recuerda que mientras que las grasas saturadas de los productos lácteos, la ternera, el cerdo y el coco son sólidas naturalmente, los aceites vegetales poliinsaturados solo se vuelven sólidos como resultado de una hidrogenación parcial. Y aunque hay varias facciones en conflicto en el campo de la nutrición que no siempre coinciden en el tema de las grasas saturadas, ya te indiqué que el consenso general entre los profesionales de la medicina y la nutrición (ya sea que estén a favor de las dietas bajas en hidratos de carbono, paleolítica, vegetariana, vegana o de cualquier otra clase) es que hay que prescindir de las grasas trans. Por otro lado, durante siglos, mucho antes de que comenzaran nuestras modernas epidemias de enfermedades cardiacas y obesidad, ha habido poblaciones saludables y fuertes que se han alimentado a base de grasas saturadas, productos lácteos y carne. Según el doctor Donald Miller:

> ¡Parece que todo lo que hacían nuestros antepasados estaba bien! Incluir grandes cantidades de mantequilla, carne, queso y huevos en la alimentación es la manera en que se conservaron sanos. El índice de obesidad de hace cien años era solo de uno de cada ciento cincuenta personas. Ahora que hemos eliminado todo eso de nuestra alimentación y lo hemos reemplazado por hidratos de carbono, ácidos grasos poliinsaturados y grasas trans, dos tercios de la población tiene sobrepeso u obesidad. Verdaderamente, es una epidemia increíble.[21]

Una nota final: durante muchos años se nos ha aconsejado reducir las grasas saturadas de nuestra alimentación y reemplazarlas por hidratos de carbono complejos y grasas insaturadas. Estas últimas se recomendaron específicamente porque sustituir las grasas saturadas por poliinsaturadas reduce el colesterol sérico total, al menos en algunas personas. Pero, como sabemos ahora, el colesterol elevado no está relacionado automáticamente con enfermedades del corazón ni con un ataque cardiaco, de manera que ¿cuál es la razón para reducir el colesterol? No hay ninguna; el colesterol desaparece de la ecuación. Según los investigadores que recientemente han vuelto a examinar datos de anteriores estudios que exploraban la posible relación entre las grasas saturadas y las enfermedades cardiacas: «Las pruebas disponibles de estudios controlados aleatorios demuestran que reemplazar la grasa saturada de la dieta por ácido linoico (una grasa poliinsaturada) disminuye eficazmente el colesterol sérico pero no sustenta la hipótesis de que esto se traduce en un menor riesgo de muerte por enfermedad cardiaca coronaria o por cualquier causa».[22] En castellano esto quiere decir: comer más grasas poliinsaturadas en lugar de saturadas baja el colesterol, pero tener un nivel más bajo de colesterol no protege contra la muerte por causa cardiovascular. De manera que, ¿para qué molestarse?

Insisto, no tienes que hacer un esfuerzo para atiborrarte de grasas saturadas, pero si has estado evitando la mantequilla, el queso, la panceta, la nata, el aceite de coco, los filetes de lomo con grasa y otros alimentos ricos en grasas saturadas porque te preocupaba que afectaran a tu corazón, ya no tienes por qué seguir temiendo comer estas delicias. *Bon appétit!*

13

GRASAS ESPECIALES PARA EL CEREBRO

En el capítulo anterior, exploramos las diferencias entre ácidos grasos saturados, monoinsaturados y poliinsaturados. Dentro de estas categorías hay tipos específicos de grasa que son especialmente beneficiosos para la salud cerebral y tendrá una extraordinaria importancia para ti o tu ser querido incluirlos en esta dieta rica en grasas que tiene como objeto nutrir a las neuronas necesitadas. La primera es una clase de grasas saturadas conocida como *triglicéridos de cadena media* y la segunda es la clase de grasas poliinsaturadas conocida como *omega-3*.

TRIGLICÉRIDOS DE CADENA MEDIA: ¡LOCOS POR EL COCO!

A estas alturas probablemente habrás notado que he nombrado en varias ocasiones el aceite de coco. Recuerda que, como vimos en el capítulo 2, hay una buena razón para que los productos del coco merezcan un lugar especial en una dieta baja en hidratos de carbono que tiene como objetivo específico nutrir el cerebro con cetonas.

El aceite de coco, la leche de coco con toda su grasa, la mantequilla de coco y otros productos del coco con toda la grasa son ricos en triglicéridos de cadena media (TCM), que se saltan parte del proceso digestivo normal y, así, se convierten más fácilmente en cetonas. Como vimos anteriormente, los TCM pueden servir como fuente de cetonas aunque no haya una restricción de hidratos de carbono. Sin embargo, incluso aunque estos aceites pueden aumentar los niveles de cetona en presencia de una cantidad sustancial de hidratos de carbono (y de niveles elevados de insulina), los verdaderos beneficios (el enfoque óptimo, por así decirlo) se producen al combinar la restricción de hidratos de carbono y el consumo en gran cantidad productos ricos en TCM. Ingiere productos del coco y aceites de TCM en grandes cantidades, pero *además* reduce los hidratos de carbono y participa en otras estrategias para reducir los niveles de insulina con objeto de obtener el mayor beneficio posible. Sin una restricción de los hidratos de carbono dietéticos, consumir TCM ayudará un poco, pero solo con esto no esperes milagros. Tu salud o la de tu ser querido es demasiado importante para conformarse con medias tintas. Los alimentos ricos en TCM deberían consumirse además de, no en lugar de, la reducción de hidratos de carbono.

Busca aceite de coco orgánico, no refinado y virgen extra (parece complicado, pero de hecho es muy fácil encontrarlo en tiendas de alimentos naturales y en algunos supermercados, e incluso los de mayor calidad tienen un precio sorprendentemente asequible). Estos aceites tienen un sabor y un aroma a coco muy agradables. Si no te gusta su sabor pero aun así quieres experimentar la «estimulación cetogénica» que ofrece este producto, busca aceite de coco refinado. Prácticamente, no tiene sabor ni olor a coco y te ofrece todos los beneficios de los TCM (como grasa altamente saturada, el aceite de coco se puede utilizar para cocinar, pero tiene un punto de humeo* bajo comparado con otras grasas. A algunos la versión refinada les parece mejor para cocinar a fuego alto).

---

* El punto de humeo se refiere al punto de calentamiento de una sustancia, especialmente aceite de cocina o grasa comestible, donde se hace visible el humo que desprende la acroleína de las grasas.

Actualmente los aceites de TCM aislados pueden conseguirse en tiendas de productos para la salud y por Internet, y puedes probarlos, especialmente si no te gusta el sabor del coco. Por otra parte, los TCM tan solo son un pequeño porcentaje del total de ácidos grasos del coco (el resto son grasas de cadena corta o larga; corta, media o larga se refiere al número de átomos de carbono de la cadena de ácidos grasos). El aceite de TCM purificado está elaborado a base de 100% TCM y por eso podría ser más eficaz para mejorar la función cognitiva, al menos a corto plazo. Lo que sucede es que el coco es más asequible al bolsillo y además sus aplicaciones en la cocina son más variadas.

Es tal la capacidad de generar cetonas que tienen los TCM incluso en la presencia de niveles altos de insulina y con una ingestión elevada de hidratos de carbono que si solo puedes lograr que tu ser querido aplique una de las estrategias que ofrece este libro, te animo a convencerlo como sea de tomar aceite de coco o de TCM. La mera presencia de cetonas para servir de combustible al cerebro no hará mucho para detener o revertir el avance de la enfermedad, pero podría optimizar la función cognitiva a corto plazo, mejorando así la calidad de vida de los enfermos de alzhéimer y quizá aún más, la de sus cuidadores. En realidad, emplear estas grasas especiales y cetonas exógenas es solo un parche temporal, pero es mejor que nada.

> Los TCM no dependen de los mismos factores reguladores que controlan la entrada de los TCL (triglicéridos de cadena larga) en las células y las mitocondrias; por lo tanto, los TCM se oxidan (queman) rápidamente en las células musculares o son usados por el hígado para generar cetonas. Así que, dependiendo de la dosis, la ingestión de TCM puede dar lugar a un rápido incremento de las cetonas.
> —**Jeff Volek y Stephen Phinney**[1]

Hay muchas formas de introducir productos del coco y aceite de TCM en la alimentación:

- Añade aceite de coco o de TCM al café o al té (al principio quizá te parezca raro, pero está delicioso. Piensa que es un «estimulante cerebral» que puedes usar por las mañanas).
- Usa el aceite de coco como tu aceite favorito para cocinar: freír huevos, rehogar verduras, saltear carne o hacer sofritos. Si preparas comida para alguien con alzhéimer, ¡sé generoso con el aceite!
- Emplea leche de coco para hacer curri o batidos caseros (usa siempre leche de coco entera, no *light* ni baja en grasas. Recuerda que te conviene tomar la grasa).
- Usa aceite de coco o mantequilla de coco (a veces se comercializa como «manna» de coco) en los postres de chocolate caseros usando cacao sin endulzar o chocolate negro al 85%.
- Utiliza láminas secas de coco desmenuzado y sin endulzar para rebozar la pechuga de pollo o el pescado, o sencillamente toma unas cucharadas como aperitivo. Tómalas crudas o tuéstalas durante unos segundos en una sartén. Se pondrán crujientes y tomarán un sabor delicioso a frutos secos.
- ¡Toma una cucharada, directamente!

Una advertencia: evita consumir grandes cantidades de aceite de coco o de TCM antes de acostarte. Estas grasas especiales son una fuente tan buena de cetonas y energía rápida que a algunas personas les cuesta conciliar el sueño si consumen mucha cantidad por la noche (por otro lado, hay gente que no siente este efecto. Tendrás que probar para ver cómo os afectan estos aceites a ti o a tu ser querido). Además, si no estás acostumbrado a consumir aceite de coco o de TCM, te recomiendo que empieces poco a poco. Hay quien sufre de heces sueltas o malestar digestivo si consume mucho aceite antes de que su cuerpo se haya acostumbrado a esa cantidad de grasa fácilmente absorbible. Comienza con cantidades pequeñas y ve aumentando poco a poco.

CONOCER LOS OMEGAS: OMEGA-3, OMEGA-6
Y SU IMPORTANTÍSIMA PROPORCIÓN

En el capítulo anterior explicaba algunas de las razones por las que es mejor evitar grandes cantidades de aceites vegetales poliinsaturados. También aclaré que es posible (incluso beneficioso) consumir grasas poliinsaturadas como parte del alimento completo en el que se producen naturalmente, como en el caso de los frutos secos, las semillas, el pescado, el marisco y las aves. Si profundizamos un poco, veremos que la categoría de los ácidos grasos poliinsaturados incluye muchas subclases de grasas. A dos de estas se las llama ácidos grasos esenciales (EFA, por sus siglas en inglés). La razón por la que son «esenciales» es que no podemos elaborarlos a partir de otras sustancias en nuestros cuerpos; debemos obtenerlos de nuestra alimentación. Estos dos ácidos grasos esenciales son el ácido linoleico y el ácido alfa-linoleico. El primero de ellos es el ácido graso «progenitor omega-6» y el segundo es el ácido graso «progenitor omega-3», a partir de los cuales pueden sintetizarse otras formas de omega-6 y omega-3, respectivamente. Para gozar de buena salud necesitamos ambos, pero los necesitamos en cantidades muy pequeñas en relación con nuestro consumo total de alimentos (en las notaciones científicas abreviadas, los omega-3 y los omega-6 se escriben n-3 y n-6, o ω-3 y ω-6 respectivamente).

Si has leído alguna vez artículos relacionados con la salud y la nutrición, probablemente estés familiarizado con los términos *omega-3* y *omega-6*. Puede que incluso hayas oído que los omega-3 son «buenos» y los omega-6 son «malos». Es una explicación clara, pero tan simple que resulta inexacta. El motivo por el que nos han dicho que disminuyamos nuestro consumo de omega-6 e incrementemos el de omega-3 es que una ingestión excesiva de los primeros tiende a provocar inflamación, mientras que los segundos suelen ser antiinflamatorios. Recuerda que las grasas no son solo una fuente de energía; tienen funciones reguladoras y señalizadoras en el cuerpo, entre ellas inducir, moderar y eliminar la inflamación.

La verdad es que tanto los omega-3 como los omega-6 son inflamatorios y antiinflamatorios, y ambos son necesarios para la salud y para una respuesta inflamatoria apropiada. No toda la inflamación es negativa. Sin ella, en teoría, podríamos desangrarnos hasta morir al cortarnos con el filo de un papel. La inflamación aguda, breve y controlada es un mecanismo protector que se pone en marcha cuando experimentamos un trauma físico, como un corte, un golpe, un rasguño, una quemadura o una herida grave. En realidad, la inflamación solo es perjudicial cuando es crónica, prolongada y no se soluciona, y esto puede suceder por distintas razones, entre ellas una mala alimentación, sensibilidad no reconocida a ciertos alimentos, estrés fisiológico, tabaquismo y otras causas.

Los omega-3 son fundamentales para la salud cerebral porque el cerebro está literalmente hecho de ellas. El ácido docosahexaenoico (¡trata de decir esta palabra rápidamente tres veces!) —conocido como DHA, por sus siglas en inglés—, omega-3 que se encuentra en la grasa de peces de agua fría, en las vísceras y en las yemas de huevo, es un elemento estructural fundamental del cerebro (puede suponer hasta un 40% de los ácidos grasos de las membranas celulares cerebrales).[2] Imagínate tratar de construir una cabaña de madera sin un suministro de troncos, y te harás una idea de lo difícil que sería sustentar el funcionamiento adecuado del cerebro sin la cantidad apropiada de DHA. Es tan importante para la salud del cerebro que, de hecho, investigadores que estudian la relación entre ciertas grasas del cuerpo y el desarrollo del alzhéimer afirman: «Un cambio de alimentación centrado en disminuir los hidratos de carbono dietéticos y en aumentar los ácidos grasos esenciales, como el DHA, puede prevenir o retrasar eficazmente el alzhéimer».[3] Asimismo han manifestado: «Las dietas deficientes en ω-3 podrían estar relacionadas con una disminución de los niveles de DHA de la membrana sináptica, peroxidación de la membrana lipídica [...] pérdida sináptica [...] y funcionamiento ineficiente de las proteínas de la membrana como transportadores de glucosa».[4] Pérdida sináptica, oxidación de las grasas de las membranas y funcionamiento ineficiente de los transportadores de glucosa: estos son algunos de los factores que contribuyen al deterioro cognitivo y al alzhéimer.

La ingestión insuficiente de DHA y los bajos niveles de DHA en el hipocampo pueden tener un papel en el deterioro cognitivo de las personas mayores así como en el alzhéimer.

—Stephen Cunnane[5]

La ingestión dietética de ácidos grasos poliinsaturados omega-3 de cadena larga y el consumo de pescado, que es la fuente principal de DHA (el componente más abundante de la membrana fosfolípida en las áreas metabólicamente activas del cerebro...) también pueden reducir el riesgo de incidencia de alzhéimer.

—Roger Lane y Martin Farlow[6]

Debido a su papel en la estructura física de las neuronas y otras células cerebrales, así como a sus propiedades como precursoras de las moléculas señalizadoras en la respuesta inflamatoria, los ácidos grasos omega-3 son verdaderamente indispensables para una función cognitiva saludable. Los datos son contradictorios, pero en general existe una correlación entre las concentraciones superiores de omega-3 en las células rojas sanguíneas (que se utilizan como indicador del estado del conjunto del organismo) y un mayor volumen tanto del hipocampo como del cerebro en su totalidad —hay que tener en cuenta que el hipocampo es una de las regiones más gravemente afectadas y atrofiadas del cerebro en el alzhéimer—.[7] Sabemos que el proceso normal de envejecimiento provoca una atrofia cerebral (un encogimiento del volumen cerebral), pero un nivel más bajo de omega-3 en el cuerpo podría dar lugar a una pérdida de volumen cerebral aún más grande de la esperada en el envejecimiento normal, especialmente en el hipocampo.[8]

Es una gran idea incrementar la ingestión de omega-3, por ejemplo tomando pescado rico en grasa, semillas de lino, semillas de chía y yemas enriquecidas con este tipo de ácidos grasos, pero la otra cara de esta moneda (y no menos importante) es reducir la ingestión de omega-6, procedente, entre otros alimentos, de los aceites de maíz, soja, cártamo y semillas de algodón. Como hemos visto anteriormente, ambos son «esenciales», pero eso no significa que los necesitemos exactamente en las mismas cantidades. Aunque la proporción precisa en que deberíamos tomarlos sigue siendo objeto de debate, los expertos coinciden en que, en general, consumimos una cantidad excesiva de omega-6 en relación con la de omega-3. Esto es una consecuencia inevitable de la alimentación moderna, rica en aceites vegetales que son fuentes concentradas de omega-6. Un experto en esta área estima que la proporción actual entre omega-6 y omega-3 es de veinte o veinticinco a uno.[9]

La fisiología humana, las pruebas experimentales y los registros antropológicos indican que biológicamente no estamos preparados para consumir una cantidad cuatro o cinco veces mayor de omega-6 que de omega-3 (la proporción podría acercarse más al doble o al triple).[11] Sin embargo, debido a la presencia abundante de aceites de soja, maíz y semillas de algodón en la alimentación moderna, la cantidad de omega-6 se ha desbordado hasta llegar a ser veinte o veinticinco veces superior a la de omega-3.[12] Según la Junta de Alimentos y Nutrición del Instituto de Medicina de la Academia Nacional de Ciencias de Estados Unidos, el rango aceptable de consumo de omega-6 para adultos es del 5 al 10% del total de calorías.[13] En una dieta de 2.000 calorías diarias, el punto intermedio de ese rango, el 7,5%, representaría 150 calorías, o 16,7 gramos de omega-6. Podrías exceder fácilmente esta cantidad solo con servirte una ración generosa de aderezo de ensalada, por no mencionar los demás alimentos que comas ese día. Este gran desequilibrio entre omega-6 y omega-3 se asocia con una serie de afecciones, entre ellas enfermedad cardiaca, dolor crónico, síndrome premenstrual debilitador y artritis. Ahora que sabemos que debemos incrementar nuestra ingestión de omega-3 y disminuir la de omega-6, veamos cuáles son las fuentes

> La medicina convencional cometió un terrible error cuando aconsejó evitar la grasa saturada en favor de alimentos ricos en grasas omega-6.
> —Dwight Lundell[10]

Se estima que los cazadores y recolectores paleolíticos comían aproximadamente las mismas cantidades de ácidos grasos n-6 y n-3. Sin embargo, la moderna oferta alimentaria occidental es mucho más rica en ácidos grasos n-6 debido al consumo de cereales en nuestra alimentación y a su uso como pienso para los animales. Esto ha alterado enormemente la proporción entre los ácidos grasos dietéticos n-6 y n-3 a ser de 1 a 1 en los cazadores y recolectores paleolíticos a llegar a una diferencia de hasta 20 a 1 en la alimentación actual.

—**Samuel Henderson**[14]

principales de estos ácidos grasos en la alimentación moderna. Como tanto los omega-6 como los omega-3 son ácidos grasos poliinsaturados, las mayores fuentes de ambos son los aceites de origen vegetal (recuerda que las grasas animales son predominantemente saturadas y monoinsaturadas. Contienen pequeñas cantidades de grasas poliinsaturadas, pero como obtenemos ácidos grasos poliinsaturados principalmente de los aceites vegetales, sigamos examinando estos últimos, que pueden verse en el cuadro 13.1).

Los alimentos animales contienen pequeñas cantidades tanto de omega-6 como de omega-3. El pescado capturado en estado salvaje es la fuente animal más rica de omega-3, pero también encontrarás pequeñas cantidades de estos ácidos grasos esenciales en la carne de ternera, cordero, y aves de corral y en los productos lácteos. Sin embargo, el contenido de EFA de los alimentos naturales está estrechamente relacionado con la alimentación del animal. La carne, la grasa y los productos lácteos derivados de vacas, corderos y otros animales alimentados a base de hierba durante todo su ciclo vital será más rica en grasas omega-3 y otros nutrientes que los productos de animales cebados con cereales.[15] Lo mismo puede decirse de las yemas de huevos procedentes de gallinas criadas al aire libre que consumen vegetales y larvas picoteando en el campo o cuya alimentación se complementa con semillas de lino, chía o harina de pescado[16] (en el capítulo 16 obtendrás más información sobre estos temas).

Cuadro 13.1. Composición de omega-6 y omega-3 de determinados aceites vegetales

Tipo de aceite	% omega-6	% omega-3	Proporción entre ω-6 y ω-3
Cártamo	75	0	75
Semillas de uva	70	0	70
Girasol	65	0	65
Maíz	54	0	54
Semillas de algodón	51	0	51
Sésamo*	42	0	42
Cacahuete*	32	0	32
Soja	51	7	7,3
Nuez	52	10	5,2
Canola*	20	9	2,2
Linaza	14	53	0,26

Fuente: Mary Enig, *Know Your Fats*.
* Los ácidos grasos predominantes en los aceites de sésamo, cacahuete y canola son los monoinsaturados, pero aun así contienen una gran cantidad de poliinsaturados, por eso se incluyen aquí. Pueden usarse ocasionalmente para cocinar.

Como puedes ver en el cuadro 13.1, algunos de los aceites más usados en la dieta moderna son ricos en omega-6; esto se debe a las técnicas modernas de procesamiento de alimentos y a los subsidios que hacen del maíz, las semillas de algodón y la soja una materia prima tan increíblemente barata para su uso por parte del sector alimentario. Verás combinaciones de estos aceites en la inmensa mayoría de los condimentos comercializados a gran escala y en casi todos los alimentos envasados con un periodo largo de caducidad: aderezos de ensalada, mayonesas, galletas, pasteles, galletas saladas, productos de bollería fabricados en los supermercados, patatas fritas y otros *snacks*, productos congeladas, frutos secos tostados y otros muchos más. Y no olvides las botellas de aceite de maíz y de soja vendidas como «aceite vegetal» de las que hablé anteriormente.

Aunque tomes una cantidad sustancial de pescado cada semana, si también consumes grandes cantidades de alimentos procesados, es probable que tu ingestión de omega-6 sea significativamente superior a la de omega-3, mucho más alta de esa proporción de cuatro o cinco a uno a la que no queremos llegar. Y si no consumes mucho omega-3, el desequilibrio será todavía peor.

Algunas personas deciden incrementar su ingestión de omega-3 tomando suplementos de aceite de pescado. Si no consumes habitualmente pescado graso o huevos procedentes de gallinas cuyo pienso se haya complementado con una fuente de estos ácidos grasos, te sugiero que tomes un buen suplemento de aceite de pescado o de aceite de hígado de bacalao. Sin embargo, aquí hay que hacer énfasis en consumir un producto de alta calidad. No te aconsejo que compres un tarro grande de suplementos en cualquier tienda. Se trata de sanar un daño acumulado en el cerebro durante mucho tiempo; no basta con cualquier producto de baja calidad. Si puedes, busca la ayuda de un médico o un nutricionista que te recomienden alguna empresa seria que examine sus partidas periódicamente para controlar su seguridad y pureza y cuyos productos no permanezcan meses en almacenes mal ventilados o expuestos a luces brillantes veinticuatro horas al día en tiendas en las que los aceites podrían volverse rancios.

Además, ten presente que al decir «pescado graso», me estoy refiriendo a *comer la grasa y la piel del pescado*, especialmente salmón, sardina o caballa. Si compras el pescado sin piel, te estás perdiendo una de las mejores fuentes de esta importante grasa. Date cuenta de que los filetes de salmón que sueles ver en las tiendas (o que se sirven en un restaurante) apenas tienen grasa. Pero es ahí donde se encuentra precisamente el valioso omega-3 que queremos obtener y por el cual comemos pescado. Si consumes caballa o sardinas en lata (lo que te recomiendo como una fuente estupenda y económica de omega-3), te sugiero que te inclines por las variedades con piel y espinas en lugar de aquellas que no tienen ni lo uno ni lo otro. Recuerda que las grasas importantes que estamos buscando son exactamente eso: grasas. Las pieles de esos pescados son ricas en grasa y las espinas proporcionan calcio y otros minerales (las del pescado en lata son muy blandas y tan fáciles de comer como la carne. No están duras y se deshacen fácilmente en la boca; además, en absoluto saben mal. ¡Cómete las raspas!). Si compras caballa y salmón en lata, incluso te recomiendo que te bebas el líquido que normalmente descartarías. Notarás que este líquido es brillante y aceitoso: la razón es que parte de la grasa del pescado se ha filtrado en el agua de la lata. ¡Y como esa grasa es lo que necesitamos, es mejor beberse el agua! De lo contrario dejarás que los nutrientes se vayan, literalmente, por el desagüe.

¿El pescado graso es la única forma de conseguir omega-3?

No. La razón por la que hago énfasis en el pescado graso para la ingestión de omega-3 es que aunque conseguimos algo de estos ácidos grasos de fuentes vegetales (como las semillas de linaza y de chía y las nueces), el tipo de omega-3 que obtenemos de las plantas es diferente del que obtenemos de los alimentos animales. La forma vegetal de omega-3 se denomina ácido alfalinoleico (ALA, por sus siglas en inglés). Este es el omega-3 dominante mencionado anteriormente. Es la materia prima con la que se forman EFA y DHA, las grasas que son cruciales para la salud cerebral. Pero convertir el ALA en EFA y DHA en el cuerpo requiere un proceso bioquímico muy complicado consistente en muchos pasos. El organismo de la mayoría de las personas no realiza esta conversión de manera muy eficaz, y esto lo agrava el hecho de que consumimos una gran cantidad de omega-6. El omega-3 y el omega-6 pasan por estos procesos de conversión, y luego «compiten» por muchas de las mismas moléculas asistentes requeridas a lo largo de estos procesos. Cuanto mayor sea la cantidad de omega-6 de la dieta, más se bloqueará el acceso al omega 3 que necesitan estas escasas enzimas beneficiosas.

Si prefieres evitar el pescado o eres alérgico a él, te recomiendo que incrementes tu ingestión de fuentes vegetales de omega-3. Afortunadamente, las semillas de lino, el aceite de linaza, las semillas de chía y las nueces se ajustan bien a una dieta baja en hidratos de carbono y rica en grasa, y aunque el ALA no es tan potente como el EFA y el DHA, es mejor que nada, especialmente para individuos que no consumen productos del mar (las nueces son una fuente de omega-3, pero tienen cinco veces más omega-6, de manera que puedes comerlas en pequeñas cantidades, pero no las conviertas en tu fuente principal de omega-3). En los casos de alergia o aversión al pescado, recomendaría tomar huevos de gallinas alimentadas con pienso suplementado con omega-3 (o mejor aun, al aire libre con hierba, gusanos e insectos además de su pienso de cereales), así como carne de animales alimentados con hierba. Esto quizá no sea tan importante para quienes consumen una cantidad sustancial de pescado graso, pero a quienes no lo hacen, tomar estos alimentos específicos podría asegurarles un mayor volumen de EFA y DHA de lo que la mayoría podría esperar de las fuentes vegetales de omega-3.

Quizá una razón tan buena para consumir pescado y mariscos como su contenido en omega-3 es su contenido general en nutrientes. Especialmente los mariscos son una fuente excelente de varios nutrientes fundamentales para la salud cerebral y la función cognitiva (puedes verlo en el cuadro 13.2), y, por supuesto, ya no recelas de su contenido en colesterol.

Cuadro 13.2. Valor porcentual diario de nutrientes por una ración de 85 gramos

Nutriente	Ostras	Almejas	Mejillones	Langosta
Vitamina C	18%	31%	19%	—
Vitamina B$_{12}$	408%	1.401%	340%	44%
Riboflavina	22%	21%	21%	3%
Niacina	15%	14%	13%	5%
Hierro	43%	132%	32%	2%
Fósforo	21%	29%	24%	16%
Cinc	188%	15%	15%	17%
Manganeso	52%	43%	289%	3%
Cobre	114%	29%	6%	82%
Selenio	187%	78%	109%	52%

Fuente: Condé Nast, *SELF Nutrition Data*, 28 de abril de 2015, http://nutritiondata.self.com.
Nota: los porcentajes son los valores diarios para adultos o niños de cuatro años en adelante, basados en una dieta de referencia de 2.000 calorías al día.

Al mirar el cuadro 13.2, podrás comprobar que los moluscos y los crustáceos están repletos de micronutrientes. Su contenido en B_{12} es excepcional –como recordarás, al hablar de la mielina en el capítulo 3 vimos que la vitamina B_{12} es absolutamente crucial para la estructura y el funcionamiento saludables de las neuronas, y muchas personas mayores tienen niveles bajos de esta vitamina, lo que lleva a algunos investigadores a pensar que la deficiencia de B_{12} podría ser uno de los factores que contribuyen a la demencia–. El selenio es un mineral necesario para reciclar apropiadamente el glutatión, al que se suele considerar el «principal antioxidante» del cuerpo, así como para la producción de las hormonas tiroideas. Las ostras, en particular, son una fuente excelente de cinc altamente biodisponible, y muchas personas mayores con la función cognitiva deteriorada tienen deficiencia de este mineral. El cinc está presente en los alimentos vegetales (las semillas de calabaza y sésamo, los cacahuetes y algunos tipos de legumbres son buenas fuentes) pero el cuerpo lo absorbe más fácilmente de fuentes animales que de fuentes vegetales.

14

OTRAS CUESTIONES DIETÉTICAS: QUÉ HACER Y QUÉ EVITAR CON RESPECTO A LOS PRODUCTOS LÁCTEOS, EL GLUTEN, LOS EDULCORANTES Y LOS ALCOHOLES DE AZÚCAR

Permanecer dentro del marco básico de una dieta baja en hidratos de carbono y rica en grasa es sencillo. Sin embargo, hay otros asuntos que quizá te estés cuestionando, como pueden ser el consumo de productos lácteos, gluten, edulcorantes artificiales y alcoholes de azúcar. En este capítulo examinaremos el lugar que ocupan estos alimentos en la estrategia nutricional para abastecer el cerebro.

LOS PRODUCTOS LÁCTEOS: ¡DILE ADIÓS A LA LECHE DESNATADA!

La cuestión de si debes incluir o no productos lácteos en tu alimentación debería guiarse por tu sensibilidad a las pequeñas cantidades de lactosa (el azúcar de la leche) que contienen. Algunos alimentos lácteos tienen un mayor contenido en lactosa que otros, pero muchos de ellos son principalmente fuentes estupendas de grasas y proteínas, e incluirlos puede hacer que resulte más fácil y más agradable seguir este plan a largo plazo. Si decides incluir productos lácteos, dales prioridad a las opciones ricas en grasa, en lugar de a las bajas en grasa, sin grasa o desnatadas. Recuerda que la grasa es el macronutriente fundamental de esta dieta, por lo cual no hay necesidad de consumir productos lácteos bajos en grasa. Es justo lo contrario, se aconseja consumirlos con toda su grasa.

Como sucede con cualquier alimento, cada producto lácteo estimula la insulina en un grado diferente. Por lo general, cuanto más rico en grasa y más bajo en hidratos de carbono y proteína sea un alimento, menos estimulará la insulina, y como el objetivo de esta estrategia dietética es mantener bajos los niveles de insulina para facilitar la síntesis de las cetonas estimulantes del cerebro, deberías optar siempre por los productos lácteos más ricos en grasa.

Si eres intolerante a la lactosa o sensible a la proteína caseína de los productos lácteos, puedes prescindir de la leche y aun así disfrutar de los beneficios de esta estrategia nutricional. Incluir deliciosos alimentos lácteos ricos en grasa como la mantequilla y la nata puede facilitarte seguir este plan, pero ciertamente puedes obtener bastante grasa y proteína nutritivas de otros alimentos.

Productos lácteos permitidos

- Mantequilla.
- *Ghee*.
- Nata espesa o nata espesa montada.
- Nata ligera (llamada a veces «crema de mesa»).
- Nata semidescremada (en pequeñas cantidades; es mejor usar nata ligera o espesa, pero la semidescremada está permitida para quienes prefieran su textura).
- Queso crema (natural o aderezado con chalotes y cebollinos u otras hierbas, evita las variedades con sabores frutales o de miel y frutos secos, que normalmente llevan azúcar o sirope de maíz añadidos).
- Crema agria.

- Requesón (lee las etiquetas y busca los aditivos; muchos contienen espesantes y estabilizadores a base de almidón que pueden incrementar el contenido de hidratos de carbono. Es preferible que tomes la variedad con toda la grasa).
- Queso (de todas las clases: curado, semmicurado, tierno, añejo, azul). De vaca, cabra u oveja. Los quesos añejos y curados tienden a tener el menor contenido en lactosa, ya que los cultivos de bacterias han consumido el azúcar durante el proceso de envejecimiento. Los quesos frescos tienen un contenido en hidratos de carbono ligeramente superior.
- Yogur con toda su grasa, yogur natural o yogur griego —en pequeñas cantidades—. Puedes añadirle canela, bayas o edulcorantes artificiales si lo deseas. Debido a la presencia de bacterias vivas, el contenido en hidratos de carbono del yogur es menor que el que aparece en la etiqueta. Los cultivos vivos y activos de este producto convierten parte de la lactosa en ácido láctico, que es responsable del sabor agrio y fuerte, así como de convertir la leche líquida en un yogur semisólido. Según investigadores experimentados en el campo de la reducción de carbohidratos, media taza de yogur natural solo contiene 5 gramos de hidratos de carbono.[1]

Productos lácteos que hay que limitar o evitar por completo

- Leche líquida —en todas sus formas y sabores (entera, semidesnatada, desnatada, con sabor a chocolate...)—.
- Helado.
- Batidos (entre ellos los batidos de leche con sabor a chocolate y fresa de la sección de lácteos del supermercado).
- Yogures semidesnatados, desnatados o de frutas —normalmente se piensa que el yogur es un «alimento saludable», pero estos productos contienen demasiado azúcar para esta dieta—. ¡Una taza de 180 ml contiene casi 30 gramos de hidratos de carbono! (Si vas a consumir yogur, tómalo siempre natural y con toda su nata. Incluso las variedades sin azúcar podrían

seguir teniendo un contenido elevado en hidratos de carbono totales).

- Cualquier producto lácteo de contenido reducido en grasas, bajo contenido en grasas o sin grasa. ¡Tómatelo con su grasa!

Una nota sobre los sustitutos de los lácteos

- **Sucedáneo de nata:** si te gusta el sabor de la nata con el café o el té, ¡toma nata de verdad! Evita los sucedáneos de nata con saborizantes. Su aspecto es idéntico al de la nata, pero suelen tener una base de aceite —se elaboran a partir de aceites de soja o semillas de algodón— y están repletos de azúcar (muchos de estos sucedáneos contienen 5 gramos de azúcar en solo una cucharada del producto, y es fácil consumir mucho más que eso. Además, incluso las variedades de sucedáneos de lácteos que se anuncian como «sin azúcar» suelen contener sirope de maíz u otros edulcorantes y te sorprenderías de su contenido en hidratos de carbono).

- **Margarina:** no consumas margarina ni ninguna otra «grasa vegetal para untar» diseñada para imitar el gusto y la textura de la mantequilla. Ahora que ya has superado los temores que tenías con respecto a las grasas saturadas y el colesterol, por favor, toma mantequilla de verdad. Las grasas vegetales para untar plantean numerosos problemas y es mejor evitar por completo estos productos, tanto si estás siguiendo una dieta baja en hidratos de carbono como si no.

- **Leche de almendras y de otros frutos secos (arroz, anacardos, etc.):** son apropiadas, siempre que tengas cuidado de adquirir las variedades sin azúcar. Presta atención al mirar las etiquetas; las versiones con y sin azúcar vienen en envases que son prácticamente idénticos. Las leches de almendra, anacardo, cáñamo y arroz son aceptables siempre que el contenido sea de 3 gramos o menos por una ración de 240 ml. Evita la leche de soja, tanto si tiene azúcar como si no.

¿ES NECESARIO EVITAR EL GLUTEN?

El gluten es una proteína que se encuentra en el trigo y en cereales relacionados con él, como la cebada, el centeno y las formas «primitivas» de trigo, es decir, espelta, farro, escaña, kamut y triticale. Además de estar presente de forma natural en algunos alimentos enteros, el gluten se añade a otros para realzar su textura y su estructura. Podemos encontrar gluten no solo en los más evidentes, como el pan, la pasta, la bollería, las galletas dulces y saladas y cualquier producto a base de trigo, sino también en salsas envasadas, aderezos y otros condimentos, así como en platos preparados, productos de carne procesada (*nuggets* de pollo, albóndigas precocinadas, etc.) y en muchos más. Algunos individuos experimentan efectos desagradables al consumir gluten, que pueden ir desde molestias y trastornos agudos intestinales hasta efectos más leves pero aun así desagradables, como hinchazón abdominal, gases, dolores de cabeza y manifestaciones dérmicas (dermatitis herpetiforme, soriasis, dermatitis atópica, etc.), e incluso efectos neurológicos y psicológicos como ansiedad y ataxia.[2] De hecho, los estudios sugieren que la sensibilidad al gluten podría ser una de las primeras causas de la esquizofrenia y algunos investigadores incluso utilizan el término *psicosis por gluten*.[3]

La afección más conocida relacionada con la sensibilidad al gluten es la enfermedad celiaca, en la que existe claramente una alergia al gluten que provoca un ataque al revestimiento del intestino delgado (como, a consecuencia de esto, la función digestiva queda afectada, los celiacos suelen experimentar gases, hinchazón, diarrea y una pérdida de peso involuntaria debido a la absorción defectuosa de nutrientes de los alimentos). Sin embargo, entre la comunidad médica cada vez aumenta más el reconocimiento de que la enfermedad celiaca es sencillamente una manifestación de la sensibilidad al gluten y de que existe todo un espectro de lo que llaman *sensibilidad al gluten no celiaca* (NCGS, por sus siglas en inglés), que da lugar a «trastornos relacionados con el gluten» que no presenta los efectos gastrointestinales de la enfermedad celiaca pero afecta a otras partes del cuerpo.[4] Muchos individuos con enfermedades derivadas de la NCGS no son conscientes de que sus síntomas podrían provenir de los alimentos que consumen a diario porque nunca han tratado de pasar un periodo significativo de tiempo sin tomarlos. La alimentación occidental moderna y las comidas precocinadas que muchos consumimos de forma habitual se basan principalmente en el trigo y en otros alimentos con gluten: cereales o tostada para el desayuno, un bocadillo para el almuerzo, aperitivos de bollería o de pan, pasta para la cena. Algunos estamos repletos de gluten, y de los hidratos de carbono refinados que suelen acompañarlo.

La estrategia dietética que expongo en este libro puede ser una dieta libre de gluten, pero no lo es por definición. Puedes elegir adoptar una dieta completamente libre de gluten si así lo deseas, pero no es necesario en absoluto. De hecho, varios productos que contienen gluten pueden ser bastante útiles en una dieta baja en hidratos de carbono, como las galletas saladas de salvado ricas en fibra y muy bajas en hidratos de carbono. El objetivo a largo plazo es eliminar por completo estos productos, pero si no estás listo para hacer un cambio tan radical, pueden ayudarte a facilitar la transición y a que vayas reduciendo poco a poco el consumo de hidratos de carbono. También pueden proporcionarte una alternativa más «segura» (es decir, más baja en hidratos de carbono y que no estimule tanto la insulina) que el pan o las galletas saladas normales cuando sientes el deseo irresistible de comer algo con ese sabor o esa textura.

Como esta dieta es baja en hidratos de carbono, enseguida verás que estás consumiendo mucho menos trigo y gluten de lo que acostumbrabas. Al eliminar (o disminuir radicalmente) el pan, la pasta, los dulces, las *pizzas*, las galletas saladas y dulces, los cereales, las barritas de fibra, los productos de bollería, etc., reducirás drásticamente la cantidad de trigo y, por tanto, de gluten que consumes. Si deseas seguir una dieta completamente libre de gluten, tendrás que tener todavía más cuidado al leer las etiquetas, ya que esta sustancia y otros derivados del trigo aparecen prácticamente en todos los alimentos procesados y envasados que puedes encontrar en los supermercados. Se oculta incluso en productos de los que nunca sospecharías, como el champú, la barra de labios, las lociones y otros cosméticos. Aunque si decides seguir una dieta baja en hidratos de carbono prescindiendo por completo del gluten, las cantidades minúsculas contenidas en estos productos no alimenticios no tendrán el menor impacto en tu metabolismo ni en la aportación de energía a tu cerebro. Esta exposición incidental al gluten es una preocupación seria para quienes sufren de una grave sensibilidad a él, pero si evitas el trigo solo porque estás siguiendo una dieta baja en hidratos de carbono, no tienes que hacer nada para evitar este gluten «medioambiental» ni deberías preocuparte de la exposición a bajos niveles de gluten debida a la contaminación cruzada en restaurantes o en los alimentos envasados que se elaboran junto a alimentos con gluten o comparten la maquinaria de fabricación con ellos.

UNA NOTA SOBRE LOS EDULCORANTES ARTIFICIALES

Aparte de lo que normalmente entendemos por edulcorantes naturales (como el azúcar blanco o moreno, la miel, el sirope de arce o la melaza), existen otras dos categorías importantes de productos que utilizamos para endulzar los alimentos: los edulcorantes artificiales y los alcoholes de azúcar. Los primeros son sustancias sin calorías que contribuyen al sabor dulce de los alimentos. Hay varias clases, que se venden con diferentes nombres comerciales. Las más conocidas en los principales países industrializados occidentales son:

- Sucralosa: normalmente se comercializa con el nombre de Splenda (sobres amarillos).
- Sacarina: normalmente se comercializa con el nombre de Sweet'N Low (sobres rosas).
- Aspartamo: normalmente se comercializa con los nombres de Equal o NutraSweet (sobres azules).
- Acesulfamo potásico (llamado a veces ace-K en las etiquetas).

Casi todos ellos van mezclados con dextrosa, un edulcorante que generalmente se elabora con maíz pero que se usa como relleno: ya que los edulcorantes artificiales por sí mismos son extremadamente concentrados, solo es necesaria una cantidad minúscula, por lo que para darles algo de volumen se añade dextrosa a los sobres. Como sucede con cualquier hidrato de carbono, algunas personas son más sensibles que otras incluso a estas pequeñas cantidades de dextrosa. Por esta razón, si decides utilizar edulcorantes artificiales, te recomiendo que uses la menor cantidad que necesites para poder seguir cumpliendo (¡y disfrutando!) con tu dieta. También puedes adquirir las versiones líquidas de estos edulcorantes artificiales –por lo general los líquidos no contienen sustancias de relleno para aumentar su volumen–.

El consumo de edulcorantes artificiales es un tema controvertido. No están prohibidos en la dieta baja en hidratos de carbono que presenta este libro ni se aconseja su uso indiscriminado. Debes decidir tú mismo si estas sustancias pueden entrar en tu alimentación o en la de la persona que estás cuidando. Lo ideal es que te liberes por completo de la necesidad de consumir algo dulce. Sin embargo, quizá esto sea pedir demasiado. Puede que incluso algo imposible de cumplir (¡después de todo, somos humanos!). Creo que pequeñas cantidades de agentes edulcorantes pueden hacer que resulte más fácil permanecer fiel a la dieta baja en hidratos de carbono, y si el uso de edulcorantes artificiales o alcoholes de azúcar va a permitir que tú o tu ser querido probéis esta estrategia dietética en lugar de daros por vencidos sin ni siquiera intentarlo, ¡empléalos! No dejes que el perfeccionismo o la rigidez mental te impidan embarcarte en este plan nutricional que podría cambiaros la vida a ti o a ese enfermo de alzhéimer que estás cuidando. Puedes comenzar con una cantidad que te haga más llevadera esta dieta y disminuirla con el tiempo.

El peor inconveniente de los edulcorantes artificiales y los alcoholes de azúcar es que a algunas personas el sabor dulce (incluso el artificial) les provoca deseos incontrolables de más dulce, hasta que llega un momento en que «caen en la tentación» y terminan comiendo grandes cantidades de azúcar o de alimentos ricos en almidón. Creo que estos edulcorantes pueden ser un complemento útil para ayudarte a seguir tu dieta si eres capaz de consumir una pequeña cantidad de un alimento o bebida endulzados artificialmente sin ceder a las ansias de tomar más (especialmente a los antojos de alimentos que disparan tus niveles de glucosa e insulina).

Por otro lado, los estudios sugieren que los edulcorantes artificiales afectan a los niveles de insulina. Esto ocurre principalmente porque el simple hecho de tener una sensación dulce en la boca (ya sea de azúcar o de un edulcorante artificial) podría estimular al páncreas y hacerle segregar insulina en anticipación del consumo de un alimento que contiene hidratos de carbono.[5] Sin embargo, los resultados son contradictorios y, además, los efectos metabólicos y fisiológicos de estas sustancias podrían ser diferentes en individuos con una dieta baja en hidratos de carbono y en quienes siguen la dieta más habitual rica en ellos. Buena parte de los datos no es concluyente y falta mucho por saber con respecto a los mecanismos precisos que podrían permitir que los edulcorantes artificiales afectasen a los procesos físicos corporales y a los aspectos fisiológicos de la dependencia de alimentos dulces.[6] Otros estudios indican que los edulcorantes artificiales no influyen en la medida en que lo hacen los azúcares calóricos en la glucosa, o insulina en la sangre, ni en las hormonas relacionadas con el apetito.[7]

Sin embargo, algunos de los investigadores y médicos más experimentados que han empleado dietas bajas en calorías y cetogénicas para ayudar a miles de personas a recuperar la salud no prohíben los edulcorantes artificiales en sus programas. Y en términos de apoyar la función cognitiva, creo que cualquiera de los edulcorantes artificiales tendrá menos efectos nocivos que el consumo de cantidades elevadas de azúcar y otros edulcorantes naturales que suponen un verdadero obstáculo para pasar a un metabolismo basado en las grasas y productor de cetonas.

ALCOHOLES DE AZÚCAR Y ESTEVIA: MEJORES ELECCIONES

Al contrario que los edulcorantes artificiales, los alcoholes de azúcar proporcionan calorías, pero menos que el azúcar normal. Estos alcoholes no se metabolizan por completo en el sistema digestivo humano, por lo tanto no tienen el mismo impacto sobre la glucosa y la insulina en la sangre que el azúcar. Aun así tienen un efecto, solo que más leve que el de los edulcorantes tradicionales. Asimismo, el consumo elevado de alcoholes de azúcar podría interferir en la producción de cetonas. Además, como no se absorben por completo, sus restos pasan sin digerir al intestino grueso, donde las bacterias se alimentan de ellos y producen gases y otros efectos secundarios desagradables (los productos que contienen alcoholes de azúcar suelen incluir una nota en la etiqueta que advierte a los consumidores de que el consumo excesivo puede provocar heces blandas o diarrea. Es lo que a veces se describe como un «efecto laxante». Esto no es raro, pero no debería ser un problema si solo consumes cantidades pequeñas. Tan solo has de ser consciente de esta posible consecuencia si tú o la persona que estás cuidando os excedéis). Por último, la sensibilidad de los individuos con respecto a los alcoholes de azúcar varía: algunos experimentarán una mayor fluctuación de glucosa e insulina en la sangre que otros. Si decides convertir estas sustancias en parte de tu dieta en cantidades significativas, será mejor que pruebes a ver de qué manera te afectan.

Hay muchos alcoholes de azúcar diferentes en los productos que se encuentran habitualmente en el supermercado. Puedes reconocerlos en la lista de ingredientes por las palabras terminadas en «ol»:

- Xilitol.
- Sorbitol.
- Manitol.
- Eritritol.
- Lactitol.

Nota: Normalmente el eritritol no causa los desagradables efectos gastrointestinales de otros alcoholes de azúcar.

Debido a que el grado en que se metabolizan estos azúcares del alcohol varía, tienen diferentes índices glucémicos, y por lo tanto diferentes efectos sobre los niveles de glucosa e insulina en la sangre. El cuadro 14.1, confeccionado por Jeff Volek y Stephen Phinney, investigadores prominentes en el campo de la reducción de hidratos de carbono, y basado en datos recopilados por estos autores, ofrece un resumen de los alcoholes de azúcar más corrientes comparados con la sacarosa (azúcar de mesa).

Como mencioné anteriormente, el mayor peligro de estos edulcorantes es que provoquen ansias de más alimentos dulces. Por ello, si puedes conformarte con una pequeña cantidad sin quedarte con ganas de más, te ayudarán a seguir esta dieta.

Cuadro 14.1. Alcoholes de azúcar

Alcohol de azúcar	Calorías/ gramo	Dulzor	Índice glucémico	Absorción (g/100g)
Sacarosa (azúcar)	4,0	100%	60	100
Eritritol	0,2	70%	0	90
Xilitol	2,5	100%	13	50
Maltitol	2,7	75%	36	40
Isomaltosa	2,1	55%	9	10
Sorbitol	2,5	60%	9	25
Lactitol	2,0	35%	6	2
Manitol	1,5	60%	0	25
Fuente: Jeff Volek y Stephen Phinney, *The Art and Science of Low Carbohydrate Performance* (Lexington: Beyond Obesity, 2012), 61.				

Por otra parte, los alcoholes de azúcar no se ven afectados por la controversia y los resultados contradictorios de los edulcorantes artificiales, de manera que aparte de los posibles efectos gastrointestinales, podrías sentirte más cómodo consumiéndolos en lugar de ellos. Si quieres probar alternativas a las variedades más comunes, existen otros muchos edulcorantes que pueden adquirirse por Internet y en los supermercados bien surtidos:

- Swerve (nombre comercial del eritritol, disponible en sobrecitos, granulado y en polvo fino).
- Truvia (nombre comercial de una mezcla de eritritol y estevia).

- Zsweet (nombre comercial de una mezcla de eritritol y estevia).
- Xilitol.
- Sweet One (elaborado con ace-K).
- Estevia –varias marcas, sabores y versiones disponibles (como polvo, líquido o pastillas)–.

Dependiendo del punto de vista, la estevia es un edulcorante «natural» o bien refinado y procesado como los demás. Se elabora a partir de una planta cuyas hojas son muy dulces. Puedes conseguir un polvo de estevia que consiste solo en esas hojas verdes, secas y molidas, sin nada añadido y sin pasar por ningún proceso de blanqueamiento o refinado. Sin embargo, es mucho más frecuente que encuentres extracto de estevia, un polvo blanco elaborado con esta planta. También puede adquirirse líquida con varios sabores y puedes utilizarla con el café, con agua con gas sin sabor añadido o con yogur natural. Solo necesitas una cantidad muy pequeña, minúscula, para igualar el dulzor del azúcar. Mucha gente se queja del regusto amargo que deja la estevia; sin embargo, es probable que sencillamente estén usando una cantidad excesiva porque no son conscientes de lo fuerte que es cuando se usa en grandes cantidades.

La estevia es excelente para usarla con el café, el té y otras aplicaciones sencillas como la nata montada casera o el budín de chocolate, o para añadirla al yogur natural y hacer un postre dulce bajo en hidratos de carbono. Hay muchas marcas y formas de estevia en el mercado. Si decides usarla, prueba varias para ver cuál te gusta más. Hoy en día, puedes encontrarla en polvo y en líquido en la mayoría de los supermercados, tiendas de productos para la salud y por Internet. No es recomendable para hornear productos bajos en calorías ya que esto requiere el volumen que normalmente aporta el azúcar. Para esto, es mejor el eritritol, o también podrías plantearte usar azúcar normal, miel, melaza de caña o sirope de arce, si debes hacerlo, pero en la menor cantidad posible para obtener la textura y el sabor deseados. Recuerda que no es que cualquiera de estos alimentos esté prohibido; es solo que la gran cantidad total de hidratos de carbono que contienen puede añadirse rápidamente a lo que hayamos consumido, y sencillamente no merece la pena (¡una sola cucharada de sirope de arce aporta 13 gramos de hidratos de carbono, y una de miel, 17 gramos!). Sin embargo, si estás haciendo magdalenas o panes rápidos sin cereales, por ejemplo, la cantidad total de azúcar de una pequeña porción puede ser bastante baja. De manera que si prefieres usar azúcares naturales en lugar de alcoholes de azúcar u otros edulcorantes, ten presente las raciones y la carga total de hidratos de carbono.

BEBIDAS BAJAS EN HIDRATOS DE CARBONO: YA SABES QUÉ COMER, PERO ¿QUÉ DEBERÍAS BEBER?

El agua es la mejor bebida, ¡sin discusión! Pero si necesitas tomar algo más, elige entre las siguientes:

- **Infusión de hierbas:** caliente o fría (asegúrate de que no contenga azúcar).
- **Agua mineral saborizada:** como siempre, lee las etiquetas y asegúrate de que no contenga hidratos de carbono.
- **Café y té (negro o verde):** las bebidas con cafeína están permitidas. No uses azúcar ni miel en el café o en el té (una cantidad muy pequeña es aceptable si prefieres evitar los edulcorantes artificiales).
- **Té chai:** este té se convierte en una delicia cuando le añades nata líquida con un alto contenido en grasa o leche de coco y (si lo deseas) un edulcorante sin calorías. Puedes beberlo caliente en invierno y con hielo cuando llegue el calor.
- **Mezclas en polvo para bebidas sin azúcar y con edulcorantes artificiales:** no te aconsejo que consumas muchos edulcorantes artificiales, pero si no estás dispuesto a dejar de tomar bebidas dulces de golpe, estas pueden satisfacer tus antojos de dulce. La mayor parte de las marcas que se encuentran en los supermercados más importantes contienen aspartamo o sucralosa. Puedes encontrar otras endulzadas con estevia y eritritol en tiendas de productos naturales o por Internet.

- **Refrescos *light***: una vez más, te repito que si te sientes cómodo con la idea de consumir edulcorantes artificiales, puedes tomar pequeñas cantidades de refrescos. El aspartamo es el edulcorante artificial más habitual en los refrescos y en los tés fríos, pero en las tiendas de productos naturales y por Internet puedes encontrar marcas que usan sucralosa, estevia, erititrol o mezclas de estas sustancias.

Bebidas que hay que evitar por completo

- **Zumos de fruta**: los zumos están prohibidos en esta dieta. El zumo es azúcar líquido. Incluso el zumo orgánico sin azúcar añadido sigue siendo azúcar. No hay una manera más rápida de destrozar tus niveles de glucosa e insulina en la sangre que hacer que el azúcar concentrado entre en tu cuerpo de una manera que ni siquiera necesita ser masticada.
- **Leche**: como vimos anteriormente, la leche líquida contiene una cantidad alta de lactosa, el azúcar de la leche. Si deseas una bebida cremosa, similar a ella, toma leche de almendras, arroz, cáñamo o coco, sin endulzar, y asegúrate de comprobar el contenido en hidratos de carbono por ración. También podrías plantearte preparar leche añadiendo agua a un poco de nata líquida espesa, aunque dependiendo de la cantidad de nata que uses, puede que las calorías suban rápidamente. Te recomiendo que utilices leche entera de coco y le añadas un poco de agua (no solo tendrás un buen sucedáneo de la leche sino que además tomarás esos triglicéridos de cadena media que estimulan el cerebro).

Una nota especial sobre el alcohol

Al principio no está permitido tomar alcohol. Con el tiempo podrías añadir una pequeña cantidad de vino o cerveza ligera, pero al principio, mientras estás ayudando a tu cuerpo a hacer la transición a usar grasas y cetonas, es mejor evitarlo por completo. Si de todos modos decides consumir alcohol, por favor ten en cuenta que el cambio de nutrición te hará mucho más sensible a él. Te afectará más rápidamente y en mayor medida de lo que estabas acostumbrado. ¡Ve con tiento! Sentirás los efectos con mucha más fuerza, y puede que no te des cuenta hasta que ya hayas bebido demasiado. Además, si decides beber, hazlo de la manera más sana posible para tu metabolismo y tu cerebro:

- Evita los zumos, las mezclas azucaradas y los *schnapps*.
- Limítate a tomar pequeñas cantidades de vino o de cerveza ligera.
- En cuanto a los licores fuertes (por ejemplo, ron, vodka, whisky o ginebra), en realidad son bastante bajos en hidratos de carbono; lo más problemático aquí son las bebidas dulces a las que se añade el licor, de manera que, en el caso de que decidas tomar algún destilado, ten cuidado con la bebida con la que lo mezclas.

¿QUÉ HAY DE LOS CONDIMENTOS?

El hecho de que estés siguiendo una dieta especial no significa que tu comida tenga que ser sosa y aburrida. En tanto en cuanto tengas cuidado de evitar grandes cantidades de azúcar, sirope de maíz, sirope de maíz con alto contenido en fructosa y espesantes a base de almidón (normalmente almidón de maíz), puedes disfrutar de una gran variedad de salsas, adobos y otros condimentos. Asegúrate de leer las etiquetas al comprar estos productos: muchos contienen grandes cantidades de azúcar, sirope de maíz con alto contenido en fructosa, miel y otros edulcorantes.

Aquí tienes una guía de los condimentos y saborizantes permitidos:

- **Mayonesa**: utiliza la mayonesa con toda su grasa, no la *light*, la baja en grasas o los sucedáneos de mayonesa. Las versiones *light* casi siempre contienen azúcar añadido o almidón de maíz para compensar el sabor y la textura perdidos al eliminar la grasa. Pero con este plan nutricional no hay necesidad de evitar los alimentos ricos en grasas.

- **Mostaza:** puedes consumir todos los tipos (amarilla, marrón picante, de Dijon, en granos gruesos, etc.), pero evita la mostaza de miel y otras variedades endulzadas. Contienen miel, azúcar o sirope de maíz de alto contenido en fructosa. La cantidad de hidratos de carbono por cucharadita debería ser de 0 a 1 gramos.

- **Vinagre:** todos los tipos son aceptables (balsámico, de vino tinto, de champán, de sidra de manzana, etc.). No obstante, el vinagre balsámico en grandes cantidades puede afectar negativamente a la glucosa en la sangre. Es más rico en azúcar que los demás vinagres, pero consumido en cantidades razonables, no hay problema.

- **Salsa picante:** elige la salsa picante sola o los sabores originales. Algunas variedades con sabores están endulzadas; si optas por alguna poco conocida, asegúrate de leer antes la etiqueta y buscar los azúcares añadidos.

- **Aderezo de ensaladas:** elige los aderezos con toda la grasa, pero bajos en hidratos de carbono: ranchero, queso azul, César o vinagretas que no sean dulces. Evita las vinagretas francesa, Thousand Island, Catalina y las que contengan azúcar. Olvídate de las variedades sin grasa o «ligeras». Tómalas con toda la grasa, ¡tienes permiso para hacerlo! Los aderezos de ensaladas que elijas no deberían contener más de 2 gramos de hidratos de carbono por cada ración de dos cucharadas (mejor aún, sencillamente prepáralos tú mismo empleando aceite de oliva o de aguacate y tu vinagre y hierbas favoritos, condimenta con sal y pimienta y usa mostaza para espesar y emulsionar. Para aderezos cremosos, utiliza una base de crema agria, yogur natural o mayonesa).

- **Zumo de limón y de lima recién exprimidos:** un chorrito de cualquiera de los dos les añade un maravilloso toque final a las comidas.

- **Aceite de oliva virgen extra y aceite de sésamo tostado:** unas gotas de estos aceites les dan un sabor delicioso a muchos platos.
- **Salsa de soja o *tamari*** (salsa de soja sin trigo).
- **Salsa de pescado tailandesa.**
- **Kétchup bajo en azúcar:** la mayoría de las marcas comunes de kétchup están elaboradas con sirope de maíz rico en fructosa o con azúcar y contienen unos 4 gramos de hidratos de carbono por cucharada. Esto no sería ningún problema si pudieras limitarte a solo una cucharada, pero es una ración excesivamente pequeña para casi todo el mundo y es fácil consumir el doble o el triple de ella. Algunos supermercados venden un kétchup de la marca Heinz bajo en azúcar, hecho con sucralosa. Si prefieres evitar edulcorantes artificiales, puedes conseguirlo sin endulzar (como la marca Westbrae) en tiendas de productos naturales y por Internet. O puedes sencillamente elaborar tu propia salsa de kétchup, sin usar ningún edulcorante. Para hacerlo en casa solo necesitas pasta de tomate, vinagre blanco destilado o de sidra de manzana, cebolla en polvo y agua. ¡Añade ajo crudo picado y un poco de pimienta de Cayena para preparar un kétchup «potente» para adultos!
- **Encurtidos agridulces:** con frecuencia se hacen con sirope de maíz rico en fructosa (¡como todo hoy en día!). Algunas marcas populares tienen variedades sin azúcar (normalmente elaboradas con sucralosa) e incluso si lees las etiquetas, encontrarás encurtidos que no contienen ningún edulcorante (mejor aún, haz tus propios encurtidos fermentados, chucrut o *kimchi* para llevar más bacterias beneficiosas a tu intestino).
- **Salsa picante espesa:** presta mucha atención a las etiquetas y observa los hidratos de carbono por ración. Evita salsas que contengan maíz, judías negras o mango y melocotón, ya que son más ricas en hidratos de carbono. Quédate con aquellas que contengan los ingredientes básicos: tomate, cebolla, pimiento, guindilla, vinagre y hierbas. Estas salsas no deberían tener más de 3 o 4 gramos de hidratos de carbono por una ración de

dos cucharadas (podrás descubrir muchas que solo contienen 2 gramos).

- **Pesto:** asegúrate de que es solo aceite de oliva, albahaca, hierbas, queso y frutos secos, sin edulcorantes ni espesantes añadidos. ¡Te sorprendería saber cuántos productos llevan azúcar y almidón de patata!

- **Salsa barbacoa:** desgraciadamente, tendrás que evitar todas las salsa barbacoa comerciales. Lee las etiquetas la próxima vez que estés en el supermercado: todas contienen sirope de maíz rico en fructosa o algún otro tipo de azúcar, por lo general como primer ingrediente, lo que significa que es el más utilizado en ese producto. Si, por lo que sea, no puedes prescindir del sabor de la salsa barbacoa, la mejor manera de obtenerlo será que la prepares tú mismo. Intenta utilizar una salsa de tomate baja en hidratos de carbono y añádele, hasta alcanzar el sabor a barbacoa que te gusta, clavo y comino molidos, cebolla en polvo, salsa Worcestershire, humo líquido y otros condimentos sabrosos. Es difícil encontrar salsas barbacoa sin azúcar en los supermercados, pero algunos bien surtidos la tienen, y por supuesto, puedes adquirirla por Internet.

- **Cualquier hierba y especia sin azúcar añadido:** ajo en polvo, comino, orégano, albahaca, salvia, jengibre, tomillo, romero, sal, pimienta negra, guindilla en polvo, cúrcuma, pimentón, polvo de curri, mezclas de especias sin azúcar, etc.: ¡todos son admisibles! Si compras mezclas de especias, lee la etiqueta y comprueba que no lleven azúcares añadidos. No hay problema si se trata de cantidades minúsculas, siempre que la cantidad total de hidratos de carbono por ración siga siendo muy baja, y sé consciente de cuánto consumes.

15

LA DIETA BAJA EN HIDRATOS DE CARBONO EN EL MUNDO REAL

A estas alturas ya sabes que la dieta baja en hidratos de carbono y más rica en grasas que propongo para favorecer una función cognitiva saludable es bastante diferente de lo que tú o tu ser querido, así como otras personas de tu entorno, podríais estar acostumbrados a comer. Sin embargo, la verdad es que no hay nada raro en esta dieta. No hay batidos o barritas especiales ni productos para sustituir comidas; son únicamente alimentos de verdad, pero sin la mayoría del almidón y el azúcar. Esto significa que no necesitarás comprar ingredientes especiales ni dejar de ir a tus restaurantes favoritos. Porque esta manera de comer no requiere nada extraordinario; ni tú ni tu ser querido tendréis problemas en salir a cenar, comer algo sobre la marcha o preparar una comida deliciosa en casa. Este capítulo te ofrecerá algunos consejos sobre cómo hacerlo.

PREPARAR LA COCINA PARA UNA DIETA BAJA
EN HIDRATOS DE CARBONO

Perseverar con una dieta baja en hidratos de carbono será fácil si dispones en todo momento de los alimentos apropiados. Esto no significa que tengas que crear menús por adelantado; solo significa que crear comidas bajas en hidratos de carbono «instantáneamente» es facilísimo, siempre que mantengas tu frigorífico, congelador y despensa llenos de ciertos alimentos básicos y comidas para llevar. Seguir este consejo te permitirá elaborar platos totalmente adecuados sin un plan específico.

Piensa que es como un armario: las señoras, sea cual sea vuestra talla o forma, seguramente tendréis un vestido favorecedor listo para utilizar en ocasiones especiales que siempre os hace sentir bien. Y una gran variedad de camisas, pantalones, faldas y accesorios para elegir dependiendo de la ocasión, de manera que con independencia de los planes de ese día, en unos minutos podéis poneros la ropa apropiada. Los caballeros, probablemente, contaréis al menos con uno o dos buenos trajes de color negro, azul marino o gris en el armario listos para usarlos en el momento en que los necesitéis (¡o quizá os haga falta saberlo con uno o dos días de antelación para llevarlos rápidamente a la tintorería!). Además, dispondréis de zapatillas de deporte, zapatos de vestir, sandalias y quizá incluso un reloj deportivo, un reloj elegante y un bonito par de gemelos. Tendréis camisas de vestir, chaquetas, corbatas, ropa informal para el fin de semana y una vieja camiseta raída para llevar cuando hay que arreglar el coche o limpiar las tuberías. Al tener artículos de vestir que cubren todas las posibilidades, crear un *look* adecuado a cualquier situación es coser y cantar.

Preparar comidas deliciosas y satisfactorias apropiadas a tu modo de vida bajo en hidratos de carbono es lo mismo. Cuando tienes una buena variedad de elementos básicos a mano, y además unos cuantos accesorios para añadirles más sabor, cocinar es todo un placer, y no echarás de menos en lo más mínimo los almidones. Hacer la compra, cocinar y seguir una dieta cetogénica o baja en hidratos de carbono no es difícil; solo es diferente.

Aquí tienes algunas sugerencias para empezar a abastecer tu cocina para una dieta baja en hidratos de carbono. Puedes encontrar más ideas en la página web www.ketogenic-diet-resource.com/low-carb-grocery-list.html.

Abastece el congelador

- Panceta.
- Ternera.
- Pollo.
- Cordero.
- Cerdo.
- Pescado/marisco.
- Pavo.
- Verduras (solas, sin salsas ni rebozados).

Llena el frigorífico

- ¡Sobras! Cocina una vez, come dos o tres. Cuando le dediques un tiempo a cocinar, prepara más de lo que tomarás en una sola comida. Esto te asegurará que, en momentos de apuro, tendrás siempre algo listo para cuando dispongas de poco tiempo para cocinar o sencillamente no te apetezca hacerlo.
- Grasa de panceta (reservada de cuando cocinas panceta; úsala para saltear verduras, freír huevos y cualquier otra aplicación).
- Mantequilla (preferiblemente orgánica, de vacas alimentadas en régimen de pastoreo o con hierba; merece la pena pagar un poco más para adquirir la de mejor calidad).
- Queso (preferiblemente queso auténtico, con toda su grasa, de vacas alimentadas con hierba; evita quesos de imitación y «queso procesado pasteurizado»).
- Huevos (deberías tener siempre dos o tres docenas disponibles, ya que las gastarás rápidamente, de manera que evítate el problema de tener que ir a la tienda a menudo. Es buena idea tener unos cuantos huevos duros a mano, listos para tomar como aperitivo rápido y fácil).
- Nata espesa, ligera o mitad y mitad.
- Verduras de bajo índice glucémico. Ten siempre algunas verduras crudas y cortadas para utilizar como aperitivos sencillos

(pimientos, apio, nabo, jícama, pepino, hinojo, setas. etc.; las sobras de verduras al vapor, asadas o a la parrilla, también son excelentes aperitivos.

- Embutidos bajos en azúcar (ternera asada, pavo, pastrami, etc., pero también ricos en grasa (por ejemplo, salami, jamón o salchichón).
- Mostaza.
- Aceitunas.
- Aderezos de ensalada –con toda su grasa, 2 gramos de hidratos de carbono o menos por ración de dos cucharadas.
- Crema agria.
- Kétchup sin endulzar.

Aprovisiona la despensa

- Surtido de vinagres (de manzana, vino tinto, balsámico).
- Latas de pescado (atún, salmón, sardinas, caballa, etc.). Cómpralas cuando estén en oferta; no se estropean y son excelentes como aperitivo o como parte de una comida.
- Tomate en lata (picado, entero, en cubitos, estofado, natural, asado, etc.). Ten una variedad a mano para preparar una comida rápida y fácil.
- Cubitos (para caldo) de pollo, ternera o verduras.
- Leche de coco (siempre con toda su grasa, orgánica si es posible).
- Aceite de coco.
- Chocolate negro (con un 85% de cacao o más).
- Láminas de coco desecado (seco) sin endulzar.
- Frutos secos y semillas –todos los frutos secos y semillas pueden usarse, pero sé moderado con los cacahuetes y los anacardos ya que son ligeramente superiores en hidratos de carbono (los frutos secos y semillas pueden guardarse en el frigorífico o en el congelador para prolongar su frescor si vas a tardar en consumirlos–.

- Aceite de oliva (preferiblemente orgánico, en una botella oscura o en un recipiente de lata); guárdalo en un lugar fresco, oscuro, alejado de la luz directa.
- Cortezas de cerdo. Un aperitivo genial por sí mismo o con una salsa casera de nata amarga, crema de queso o guacamole.
- Aceite de sésamo o de cacahuete, para freír de vez en cuando.
- Especias y hierbas (sin azúcar añadido); sal y pimienta.
- Calabaza en lata. Asegúrate de adquirir calabaza 100% pura, no una mezcla para tarta de calabaza. La mezcla tiene azúcar añadido. La calabaza pura es agradablemente dulce por sí misma, pero su alto contenido en fibra ayuda a mitigar el impacto sobre el azúcar y la insulina en la sangre. Con la calabaza enlatada puedes hacer un postre estupendo bajo en hidratos de carbono, espolvoreándole canela por encima y añadiéndole nata batida casera.

CONSEJOS PRÁCTICOS DE COCINA

Una de las claves para ser constante con la dieta baja en hidratos de carbono es tener comidas deliciosas preparadas de antemano y listas para tomar. Es mucho más fácil elegir bien y consumir alimentos beneficiosos para la salud cuando los tienes a mano y cocinados y solo has de comerlos. Te sentirás menos inclinado a ingerir platos precocinados, que casi siempre son azucarados y están repletos de almidón, cuando tienes al alcance de la mano comida de verdad, tan fácil de preparar como la envasada, gracias a que la has cocinado de antemano (esto es así con cualquier dieta, no solo con la que restringe el consumo de hidratos de carbono).

Cocina grandes cantidades

Cocinar una gran cantidad de comida o una pequeña requiere prácticamente el mismo esfuerzo. Si vas a asar un filete, asa dos o tres a la vez. De esta forma, al día siguiente (¡o dos días después!), tendrás un filete que ya está cocinado. Todo lo que necesitarás hacer para prepararte otra comida es cortarlo y servirlo sobre un gran lecho de ensalada verde repleta de verduras bajas en hidratos de carbono y quizá con trocitos de queso azul, o simplemente comerlo frío como aperitivo (podrías incluso cortarlo en daditos y usarlo en una tortilla. Hay un sinfín de posibilidades).

Cuando prepares pollo al horno o a la plancha, procura que sobre

La pechuga de pollo fría es un aperitivo excelente. Solo tienes que cortarla en tiras y untarle un aderezo ranchero o de cebolla o salsa guacamole. Mejor aún, en lugar de pechuga podrías utilizar muslos de pollo con la piel y el hueso o cuartos traseros. Son mucho más económicos... ¡y más sabrosos! Además, tienen un poco más de grasa que las pechugas sin piel, y es importante tener una proporción elevada de grasa en tus comidas (hornear un pollo con hueso es muy fácil. Solo tienes que rociarle tu mezcla favorita de condimentos y hornearlo a 180 °C de treinta a cuarenta y cinco minutos, dependiendo del tamaño de los trozos. Prácticamente no tienes que hacer nada durante ese tiempo, puedes dedicarlo a lo que quieras). Si dispones de un horno grande, podrías asar dos pollos enteros a la vez. Puedes comer uno el mismo día que lo cocines y emplear el otro para una ensalada rica en grasa de pollo o para un guiso en los días siguientes.

Cocina una gran cantidad de verdura al vapor, a la parrilla o al horno

Consérvala en el frigorífico. Puedes comerla fría como aperitivo o recalentada como plato adicional para acompañar una comida. Otra ventaja de asar o cocer al vapor grandes cantidades de verduras bajas en hidratos de carbono es que durante los días siguientes puedes usar parte de las sobras en tortillas o fritadas, con un pastel de carne o simplemente en un bol con carne picada cocida de ternera, pavo o cerdo y la salsa o el condimento que prefieras para tener un plato supersencillo. ¡Te aseguro que cocinar comida baja en hidratos de carbono es mucho más fácil de lo que crees! Como dije antes, no es difícil, tan solo diferente.

Cuece varias docenas de huevos a la vez

Cuando quieras preparar huevos duros, no pierdas el tiempo cociendo un huevo, o dos o tres a la vez. En lugar de eso plantéate una, dos o tres docenas. Cuando están en el frigorífico y con la cáscara duran bastante, ¡y los huevos son uno de los mejores aperitivos para el cerebro!

Haz comidas pensando en grandes cantidades

Cocina una vez y tendrás para alimentarte a ti y a tu familia durante días. Piensa en guisos, estofados de carne, chile con carne y sopas. Compra un buen trozo de carne y ponlo en una olla de cocción lenta con verduras o elabora dos o tres pasteles de carne de una vez; puedes cortarlos en tiras y comerlos fríos para el almuerzo o como aperitivo.

Ya lo dice el refrán: ¡más vale que sobre que no que falte!

Acerca de las recetas y los libros de cocina

Al final de esta obra, en la sección de lecturas recomendadas, he incluido una lista de libros de cocina y páginas web de recetas dedicadas a la dieta baja en hidratos de carbono y cetogénica. No obstante, aunque no te hayas dado cuenta, ya preparas una gran cantidad de platos bajos en hidratos de carbono; te sorprendería saber cuántos. Gran parte de lo que cocinas a diario puede encajar perfectamente dentro de esta estrategia nutricional, es solo que no eres consciente de ello. Tortillas, guisos de ternera, pollo asado, verduras a la plancha o fritas, ensaladas de atún y huevo, salmón al horno: ¡todos estos platos son bajos en hidratos de carbono! La verdad es que esta dieta no tiene nada de especial, nada extraordinario, no hay nada que temer. Es esa misma comida sana y auténtica que te resulta cómodo cocinar pero prescindiendo de los alimentos ricos en almidón.

Los mejores libros de cocina para encontrar recetas fantásticas bajas en hidratos de carbono son los que ya tienes. Además, si hay una biblioteca pública en tu zona, podría sorprenderte la extensión de la sección de libros de cocina; muchas bibliotecas públicas disponen de una gran cantidad de obras de este tipo, y no tendrás ningún problema en encontrar algunas dedicadas específicamente a dietas bajas en hidratos de carbono. Dicho esto, muchas recetas de platos caseros son bajas en hidratos de carbono. No tienes que hacer un esfuerzo para buscar recetas y libros de cocina especializados. De hecho, muchos libros de cocina escritos por cocineros famosos (que en absoluto podrían considerarse «chefs de cocina baja en hidratos de carbono o cetogénica») incluyen muchísimas recetas que son totalmente adecuadas para esta dieta dirigida a reanimar el cerebro. Cuando busques específicamente platos que contengan carne, aves, pescado y marisco, grandes cantidades de verduras bajas en hidratos de carbono, queso y otros productos lácteos con alto contenido en grasa, descubrirás un sinfín de posibilidades interesantes y deliciosas; ¡no hace falta acompañarlos de pasta, arroz, maíz, patatas, legumbres o harina! Los libros de cocina vegetariana son buenas fuentes de recetas que te mostrarán cómo preparar la verdura de diversas maneras para que no te aburras con tu dieta (solo tienes que saltarte las recetas que contengan legumbres y cereales o usar coliflor como sustituto. Quienes llevan mucho tiempo siguiendo una dieta baja en hidratos de carbono han perfeccionado el arte de hacer «arroz de coliflor», *hummus* de coliflor e incluso puré de coliflor como sustituto del puré de patatas. Ahora en algunos supermercados incluso se venden bolsas de «arroz de coliflor» para usarlo cómodamente en las recetas).

Una nota acerca de los «caprichos»

A veces el concepto *bajo en hidratos de carbono* no está claramente definido. Eso significa que al mirar recetas en un libro de cocina baja en hidratos de carbono o buscarlas por Internet, algunas tendrán mayor contenido en hidratos de carbono que otras. Emplea el sentido común y tu buen criterio para discernir si una receta determinada es adecuada para ti o tu ser querido. Muchos de los libros y páginas web que encontrarás contienen recetas para postres sin azúcar, por lo general usando ingredientes como harina de almendra y de coco (en lugar de harina de trigo). Te sorprenderás de la cantidad de recetas que existen para todo tipo de productos horneados bajos en hidratos de carbono: galletas, pasteles, pan casero rápido, magdalenas, etc. Esto es admisible en una dieta saludable baja en hidratos de carbono diseñada para ayudar a la función cerebral, pero, por favor, no caigas en la trampa de convertir estos platos en una parte habitual de tu dieta. Los productos de bollería bajos en hidratos de carbono deberían tratarse como cualquier otro capricho, es decir, algo para tomar en una ocasión especial, no para consumir a diario ni en grandes cantidades. Recuerda que estamos intentando detener, frenar y, a ser posible, revertir años de deterioro de la función cognitiva, debida en parte a la desregulación de la insulina y la glucosa. Un consumo excesivo de estos alimentos que imitan a los productos con azúcar obstaculizará tus progresos. Con todo, algunos de ellos son verdaderamente bajos en hidratos de carbono y ricos en grasas, y pueden ayudar a quienes echan de menos el sabor y la textura de sus dulces preferidos a seguir la dieta con mayor comodidad y disfrutando más.

EQUIPAMIENTO DE COCINA PARA UNA DIETA BAJA EN HIDRATOS DE CARBONO

Si quieres seguir con éxito esta dieta baja en hidratos de carbono, hay unos cuantos utensilios que te recomiendo tener en la cocina. Con ellos te será más fácil cocinar comidas deliciosas adecuadas para esta dieta y preparar alimentos con antelación y guardarlos para que estén listos en un momento de apuro.

Hervidor de huevos eléctrico

Por poco más de 20 euros, esta es la mejor adquisición que puede hacer alguien que se embarca en una dieta baja en hidratos de carbono. Este utensilio te permitirá cocer hasta siete huevos de una vez, pasados por agua o duros, y siempre saldrán perfectos, tanto si los prefieres poco hechos (la clara ligeramente cocida y la yema cruda), a medio hacer o duros (la clara con una textura elástica y gomosa y la yema seca, casi reducida a polvo). Por supuesto, puedes hervir una docena o más de huevos de una sola vez en una olla grande, pero con este utensilio no tendrás que estar pendiente del tiempo (te recomiendo un hervidor sencillo de la marca Krups. Lo he usado prácticamente a diario durante varios años y sigue funcionando bien. Puedes encontrarlo en la mayoría de los grandes almacenes, cadenas de tiendas de descuento, tiendas especializadas en utensilios de cocina y baño y por Internet en varios distribuidores). Si tienes mucha práctica en cocer huevos y has llegado a dominar esta difícil técnica, no hace falta que dejes de hacer lo que llevas tanto tiempo haciendo. Pero si eres una de esas muchas personas que no acaban de pillarle el truco y que cada vez que lo intentan obtienen como resultado unos huevos casi imposibles de pelar y de una consistencia impredecible, este utensilio, que además no es nada caro, es una verdadera joya. Sobre todo teniendo en cuenta el papel tan importante que juegan los huevos en una dieta baja en hidratos de carbono para fomentar la salud cerebral.

Olla de cocción lenta

Una olla de cocción lenta (a la que también se la suele llamar por el nombre de una de las marcas más populares de estos utensilios, Crockpot) es indispensable para elaborar prácticamente sin esfuerzo comidas bajas en hidratos de carbono repletas de nutrientes. Los cortes duros de carne difíciles de comer resultan especialmente deliciosos al prepararlos en una olla de cocción lenta, por ejemplo, el rabo de toro, el jarrete de ternera, la lengua de ternera, la falda y las costillas. Algunos de estos cortes son muy ricos en colágeno, gelatina y tejidos conectivos, todo lo cual es especialmente beneficioso para cualquiera con dolor de articulaciones y molestias digestivas, que son frecuentes en los enfermos de alzhéimer debido a su edad avanzada. Pero casi cualquier tipo de carne puede cocinarse perfectamente en una olla de cocción lenta: pechugas de pollo, solomillo de cerdo, aguja de ternera, paleta de cerdo y muchas más. Todo lo que se necesita es un poco de líquido (agua, caldo, sopa o incluso café) y algunas verduras (especialmente la zanahoria, la cebolla y el apio van estupendamente, lo mismo que los tomates enlatados).

Una de las mayores ventajas que ofrecen las ollas de cocción lenta, aparte de poder elaborar platos riquísimos con muy poco esfuerzo, es la de cocinar grandes cantidades de comida de una vez. Como la mayoría de los alimentos adecuados para esta estrategia nutricional son alimentos enteros, sin procesar, que hay que preparar o cocinar (en lugar de venir en una bolsa o en una caja listos para comer), descubrirás que es útil cocinar en grandes cantidades, con lo cual tendrás sobras para unas cuantas comidas más o para varios aperitivos. Podrías incluso plantearte comprar dos ollas de cocción lenta. Incluso los modelos más sofisticados y modernos son relativamente económicos y puedes encontrarlos fácilmente en tiendas de descuento minoristas. Para quienes no disponen de muchos recursos, los modelos corrientes, más sencillos, no digitales son la mejor inversión para cocinar alimentos bajos en hidratos de carbono.

Recipientes para almacenar comida

Compra recipientes de vidrio, cerámica y plásticos sin BPA,* de varias formas y tamaños para guardar la comida. Te servirán para conservar las sobras y también para guardar alimentos que pueden prepararse de antemano y tomarse como un aperitivo sencillo, por ejemplo palitos de apio, rodajas de pimiento crudo, pepino, nabo, queso en dados, filetes, etc. Y asegúrate también de tener varios más pequeños para poder transportarlos cómodamente; esto te permitirá llevarte la comida cuando vayas a hacer un viaje largo en coche, o el desayuno, el almuerzo o la cena si no vas a estar en casa a la hora de comer.

Una advertencia acerca del plástico: por favor, evita calentar comida en envases de plástico, incluso aunque en la etiqueta diga «resistente al fuego» o «apto para el microondas». No compres verduras de las que se preparan al vapor en la misma bolsa. Recuerda que esta estrategia nutricional está diseñada para sanar el cerebro y el resto del cuerpo. Los plásticos al calentarse pueden desprender componentes potencialmente perjudiciales que van a parar a la comida. Por la misma razón, también aconsejo no guardar alimentos calientes en recipientes de plástico (por ejemplo, verter en ellos una sopa o un guiso hirviendo). Para este propósito, recomiendo el vidrio, o sencillamente

---

* El bisfenol A, también conocido como BPA, es un producto químico utilizado para fabricar todo tipo de plásticos policarbonatos, latas de alimentos o bebidas.

esperar hasta que la comida se haya enfriado un poco. Los recipientes de plástico son ligeros y excelentes para guardar los alimentos en el frigorífico y en el congelador. No es necesario eliminar por completo el plástico de tu vida; solo tienes que esperar hasta que los alimentos dejen de estar calientes para guardarlos en estos recipientes y colocarlos en otros para recalentarlos. Te recomiendo que evites su uso, por tanto, siempre que haya calor de por medio; para el microondas podrías usar cristal, cerámica o porcelana. Todo esto, por supuesto, depende de ti, y deberías hacer lo que te parezca bien.

Ollas o cacerolas grandes

En una dieta baja en hidratos de carbono las sopas y los guisos son comidas muy socorridas que están listas para tomar en cualquier momento. ¡Una olla o cacerola grande es fundamental en cualquier cocina!

Licuadora o batidora de pie

Muchas recetas repletas de nutrientes bajos en hidratos de carbono necesitan una licuadora o una batidora de pie. Es una manera fantástica de elaborar sopas cremosas empleando brócoli, coliflor, espárragos, calabaza de verano y otras verduras al vapor que pueden hacerse puré y espesarse luego con nata, leche de coco o crema agria.

Vaporera de metal

Este utensilio es indispensable para cocer verduras (brócoli, coles de Bruselas, calabacín, calabaza amarilla, zanahoria, espárragos, etc.) al vapor. Puedes adquirirlo por Internet o en la mayoría de los grandes almacenes y tiendas de descuento. También hay vaporeras de plástico que pueden usarse en el microondas, si no te importa emplearlos con esta finalidad.

Fuente o bandeja de horno

Úsala para asar verduras (cebollas, calabazas de verano, coles de Bruselas, brócoli, espárragos, pimientos, berenjenas, coliflor, hinojo, rábanos, etc.). Me imagino que los que aseguran que no les gustan las verduras nunca las han comido asadas con panceta o con un buen aceite de oliva, sal y pimienta. Al asar las verduras a temperaturas altas surge su dulzor natural y con unos buenos condimentos están irresistibles. Si, por el contrario, estás acostumbrado a que te sirvan las verduras blandas, insípidas, viscosas y tan hervidas que es difícil saber lo que estás comiendo, no me extraña que no te gusten. Basta con cambiar la manera de cocinarlas para convertir a alguien que odia las verduras en un entusiasta de estos alimentos.

Molde de pastel de vidrio de 25 a 30 cm

Los quiches sin base son una de las comidas bajas en carbohidratos más deliciosas que existen. Puedes usar cualquier cosa que tengas a mano (huevos, queso, cebollas, setas, hierbas, verduras, pimientos asados, etc.) y el resultado es excelente. Los quiches son estupendos para usar las sobras de verdura. ¡Solo tienes que meterlas en el molde! Tienen un valor nutritivo muy elevado y pueden comerse calientes o fríos en cualquier momento del día.

Centrifugador de ensaladas

Puedes limitarte a lavarlas en el fregadero, pero he descubierto que este utensilio puede ser bastante práctico, tanto para lavar y secar adecuadamente las lechugas y otras hortalizas y verduras como para guardarlas en el frigorífico. Las verduras de hoja parecen durar un poco más al mantenerlas en este recipiente tras lavarlas y escurrirlas. Las ensaladas admiten cantidades generosas de aderezo hecho de aceite de oliva, aguacate o macadamia e ingredientes nutritivos como nueces y trocitos de queso azul.

UNAS PALABRAS ACERCA DE COMER EN RESTAURANTES

Como la estrategia nutricional descrita en este libro es tan diferente de la manera en que tanto tú como la mayoría de la gente estáis acostumbrados a comer, quizá te preguntes si es posible acudir a restaurantes mientras sigues esta dieta. ¡La respuesta es sí! Siempre que tengas cuidado con lo que pides, puedes salir a comer sin ningún problema y seguir restringiendo tu ingestión de hidratos de carbono. Luchar contra el alzhéimer por medio de esta estrategia dietética no te impedirá disfrutar de una comida agradable con los amigos y la familia. No vaciles en pedirle al camarero que adapte los platos y sustituya algunos ingredientes de acuerdo con tus necesidades. Hoy en día nos preocupamos más por la salud y las alergias alimentarias se han vuelto más frecuentes (por no mencionar el incremento de la popularidad de las dietas bajas en hidratos de carbono y paleolítica); por eso los camareros ya no se molestan ni se sorprenden cuando alguien les hace una petición especial. Están bastante familiarizados con las modificaciones que puedes pedirle y no te mirarán con extrañeza porque les digas que no te lleven la cesta del pan.

Consejos generales

Aquí tienes una guía para seleccionar los alimentos apropiados que te permitirán seguir cosechando beneficios nutritivos para el cerebro gracias a esta extraordinaria dieta:

- Elige platos preparados de manera sencilla: carne roja o de ave, pescado, marisco y verduras sin almidón, a la parrilla, al horno, asados o al vapor, o bien ensaladas.
- Evita todos los almidones y azúcares evidentes, como pasta, arroz, pan, patatas, maíz, legumbres, refrescos y postres.
- En los restaurantes en los que se ofrece pan antes de servir la comida, di que no te lo traigan a la mesa. Pide otra cosa si lo ves apropiado; te podrían servir aceitunas o encurtidos en lugar de alimentos ricos en almidón y en cereales.
- Con el plato principal muchos restaurantes te ofrecen verduras más un alimento rico en almidón como guarnición. En lugar de este último, puedes pedir una ración doble de verduras (por ejemplo, doble ración de verduras al vapor en lugar patatas o pasta).
- De postre, si no puedes resistir los deseos de tomar algo dulce (o no quieres que tu ser querido se sienta excluido), pregunta si tienen fruta fresca. Las bayas son la mejor opción, y pueden

servirse solas o con nata espesa, crema agria o nata batida sin endulzar.

Consejos para tipos específicos de comida

Mexicana: las fajitas son una opción estupenda; solo tienes que pedirle al camarero más verdura (pimientos y cebolla) en lugar de arroz y judías y que no te traiga las tortillas. Las fajitas consisten solo en carne y verduras asadas, y puedes tomarlas con crema agria, queso, guacamole y pico de gallo como guarnición (solo asegúrate de que el pico de gallo no contenga maíz). En algunos restaurantes, como por ejemplo los de la cadena Chipotle en Estados Unidos, puedes pedir que te traigan la carne, la lechuga, el queso y las verduras en un bol en lugar de envueltos en una tortilla de harina.

Oriente Medio/griega: elige kebabs u otros platos de carne asada. Pide más verdura o más carne en lugar de arroz o pan de pita. Evita las hojas de parra rellenas (que normalmente contienen arroz) y cualquier cosa que incluya legumbres o mucho almidón. Estas cocinas son famosas por sus especialidades de carne a la parrilla; aprovéchate de eso, así como del queso feta marinado, las aceitunas y el queso halloumi a la plancha. Puedes tomar pequeñas cantidades de *hummus*, pero evita el pan de pita. Las salsas pueden llevar trozos crudos de pepino o tomates *cherry*.

India/afgana/pakistaní: tienen ciertas similitudes con las cocinas de Oriente Medio que hemos visto anteriormente. Evita el arroz, los garbanzos, las patatas y el pan *naan*. Son preferibles los curris y los platos de carne y verduras a la parrilla o al horno.

China/japonesa/tailandesa: pide que te cocinen lo que pidas al vapor y sin salsa (por lo general, las salsas contienen azúcar y almidón de maíz. Usa salsa de soja, mostaza picante o wasabi como condimentos). El pollo o las gambas cocidos al vapor con verduras variadas son unos platos excelentes de comida china para llevar. Algunos restaurantes ofrecen también brochetas de pollo o ternera a la brasa. Evita el arroz, los fideos, el wonton, las albóndigas, los alimentos fritos y la tempura (debido al rebozado). El *sashimi* es estupendo; come el pescado, pero no toques el arroz. En los restaurantes tailandeses, evita los platos a base de fideos y arroz. Elige algún curri que contenga carne o marisco y verduras, especias y leche de coco. Pregúntale al camarero si el curri está espesado con harina o con almidón de maíz; se supone que deberían poder prepararlo prescindiendo de estos ingredientes.

Italiana: la pasta no está permitida (ni siquiera la pasta sin gluten, ya que sigue estando hecha a base de cereales) aunque, con un poco de suerte, podrías encontrar un restaurante tan avanzado que sirva «espaguetis» de tiras de calabacín en espiral como sustitutos de la pasta. Afortunadamente, la mayoría de los restaurantes italianos tiene muchas otras opciones que son apropiadas para una dieta muy baja en hidratos de carbono. Elige ensaladas, filetes de ternera o de pollo, chuletas de cerdo o marisco con verduras. Evita el pan y los *grisines* y di que no te pongan picatostes en la ensalada. Pide que te cambien la pasta y las patatas por más verduras sin almidón de guarnición.

Cafeterías/restaurantes pequeños: estos restaurantes tienen menús muy diversos y es fácil encontrar opciones adecuadas. Solo tienes que usar la misma lógica que has utilizado hasta ahora: nada de cereales ni de hidratos de carbono con almidón y no tomar dulces para el postre. Algunas opciones excelentes son las ensaladas, como la *Cobb*, la del chef o la César (sin picatostes). Otras buenas opciones son las hamburguesas o los sándwiches sin pan. Pide siempre verduras sin almidón en lugar de patatas fritas u otras guarniciones de patatas o pasta. A menudo puedes sustituir una guarnición con almidón por una ensalada de la casa. Otras buenas elecciones son cualquier tipo de carne o pescado asados o un plato de ensalada de huevo o de atún sobre un lecho de lechuga.

Desayunos: limítate a huevos, panceta, jamón y salchichas. Evita tortitas, gofres, patatas, tostadas, roscas, magdalenas, fruta, zumo y mermelada o gelatina. Las tortillas al estilo del oeste son una gran opción (huevos, jamón, cebolla y pimiento), lo mismo que cualquier tipo de tortilla que contenga huevos, carne, queso y verduras bajas en almidón (pimientos, espinacas, setas, cebolla, calabacín, etc.). Cualquier otro plato con huevos es excelente, ya sean pochados, revueltos, fritos por los dos lados y poco hechos, duros o de cualquier manera que te gusten. Evita el kétchup envasado, que contiene sirope de maíz rico en fructosa. Usa como condimentos mostaza, mayonesa o salsa picante.

Ensaladas de primer plato: modifica los ingredientes de tu ensalada como sea necesario: sin arándanos secos, sin fruta, sin fideos crujientes. Quédate con la lechuga, las espinacas y las demás verduras. Les puedes añadir trocitos de huevo duro, panceta, queso, aguacate, jamón, pavo, pollo, filete de cerdo o ternera, salmón, aceitunas, pepino, rodajas de pimientos, rabanitos y otras verduras sin almidón. Usa aceite y vinagre o un aderezo rico en grasas como el ranchero o el de queso azul. Evita el aderezo Thousand Island, francés, de mostaza y miel, la vinagreta de frambuesa y otros aderezos dulces.

Cadenas de restaurantes: las cadenas de restaurantes tienen varias opciones adecuadas. Nunca he estado en un restaurante que no estuviera dispuesto a sustituir una guarnición rica en almidón por una ración doble de verduras sin almidón.

Ten cuidado, puede haber «peligros ocultos» en la comida

No te sientas cohibido por pedirle al camarero que te explique cómo se preparan las comidas. Por ejemplo:

- Algunos restaurantes añaden harina o masa de tortitas a los huevos para que las tortillas queden más esponjosas. Pregunta si es así, y en caso afirmativo, pídele que te preparen la tortilla sin añadir esos ingredientes (otra manera de evitarlos es pedir siempre los huevos duros, pasados por agua, fritos o fritos por ambos lados y poco hechos).
- Si no estás seguro de los ingredientes que lleva una salsa, pídele al camarero que te diga lo que contiene. A muchas salsas le añaden azúcar, sirope de maíz, almidón de maíz o harina. Es mejor ceñirse a los platos sencillos para evitarlos.

- Ten cuidado con los condimentos. El kétchup comercial está repleto de sirope de maíz rico en fructosa y muchos aderezos de ensalada contienen una gran cantidad de azúcar y sirope de maíz. Los mejores condimentos (si es que, en realidad, los necesitas) son: mostaza (cualquier tipo excepto mostaza y miel), mayonesa, salsa picante, mantequilla fundida, aceite de oliva y vinagre (de vino tinto, sidra de manzana o balsámico). Están permitidos los aderezos de ensalada bajos en hidratos de carbono; mira las etiquetas de los supermercados para hacerte una idea de cuáles son los mejores. El contenido de hidratos de carbono por una ración de dos cucharadas debería ser de 2 gramos o menos.
- ¡Prepárate con antelación! Muchos restaurantes tiene la carta en Internet. Consúltala con antelación para ver lo que es adecuado para ti y así te será más fácil pedir (o, si es necesario, puedes sugerir ir a otro restaurante).

COMER SOBRE LA MARCHA

Como en el caso de comer fuera, no deberías tener ningún problema para comer bien si viajas a menudo o tienes un horario muy ajetreado en el que vas corriendo de una tarea a otra y no siempre tienes tiempo para prepararte la comida o sentarte y comer adecuadamente. Tener poco tiempo o estar lejos del entorno en el que te preparas las comidas no tiene por qué ser un obstáculo para seguir una dieta baja en hidratos de carbono. Por suerte, ahora puedes adquirir prácticamente en cualquier sitio los alimentos apropiados, de manera que, estés donde estés, encontrarás lo que necesitas.

Alimentos que puedes comprar en una visita rápida al supermercado

- Ingredientes para una ensalada (lechuga, pimiento, setas, aceitunas, pollo, jamón, panceta, pavo, atún, queso, rábanos, huevos duros, pepino, zanahorias, semillas de girasol, etc.).
- Atún o salmón envasado o enlatado.
- Frutos secos (al natural, con o sin sal; evita los tostados con miel).

- Embutidos.
- Queso.
- Pollo asado.
- Otros alimentos que encuentres en la sección de charcutería.

Alimentos que puedes comprar en la tienda de una gasolinera o en las que abren veinticuatro horas

- Huevos duros.
- Queso en hebras, palitos de queso.
- Queso cremoso en porciones.
- Cecina de vaca (elige la normal o de sabor original porque las demás —barbacoa, teriyaki y otras— tendrán más azúcar).
- Frutos secos.
- Cortezas de cerdo.
- Salchichón.
- En el peor de los casos, salchichas o hamburguesas, sin el pan.

Para que seguir esta dieta estimuladora del cerebro baja en hidratos de carbono y rica grasas sea lo más fácil y cómodo posible, podrías plantearte disponer de provisiones de alimentos no perecederos en el coche o en un cajón de tu mesa de trabajo. Hacerlo significa que nunca te verás atrapado en una circunstancia en la que sientas que «no hay nada que comer» y tengas que optar por un alimento rico en hidratos de carbono porque no haya otras opciones.

Kit de supervivencia para el coche, bolso, maletín o cajón de escritorio

- Atún, salmón, sardinas, caballa, ostras o pollo envasados o enlatados.
- Frutos secos y mantequilla de almendra.
- Cecina de vaca o barritas de aperitivos a base de carne.
- Aceite de coco en un envase hermético.

¡Y no olvides los cubiertos y otros utensilios! De nada sirve tener comida estupenda a mano si no puedes comerla, de manera que guarda un juego de cubiertos de plástico, servilletas, platos de papel, un abridor de latas y recipientes en los que puedas guardar tus «alimentos de emergencia».

ANTOJOS DE DULCE

¿Qué puede hacer alguien que está siguiendo la dieta baja en hidratos de carbono para tratar de recuperar la salud cerebral cuando siente antojos de comer algo dulce? No desesperes. Aunque es mejor que tú o tu ser querido os aguantéis las ganas con toda vuestra fuerza de voluntad hasta que se pasen, hay veces en que, sencillamente, son demasiado fuertes. En esas situaciones, hay opciones que puedes escoger para satisfacer ese deseo y aun así seguir cosechando los beneficios de la dieta baja en hidratos de carbono sin que esto haga fracasar tu esfuerzo. Para esas ocasiones en las que sientes que, como sea, debes tomar algo dulce, plantéate las siguientes opciones:

- Una taza de bayas con nata batida, crema agria o yogur natural con toda su grasa.
- Dos o tres dátiles rellenos de queso de cabra con canela, queso crema o requesón.
- Café o té con nata, edulcorante y leche de coco o aceite de coco.
- Calabaza enlatada con canela. Asegúrate de comprar calabaza pura 100% y no mezcla de tarta de calabaza, que tiene azúcar añadido.
- Pimientos rojos, naranjas y amarillos, o tomates *cherry*, crudos. En verano, cuando es la temporada, te sorprenderá lo dulces que están. Una vez que lleves un tiempo sin tomar galletas, tartas, cereales y refrescos, tus papilas gustativas se volverán a acostumbrar a los alimentos que son dulces de por sí y los tomates maduros de verano te resultarán tan dulces como las frambuesas.
- Yogur natural o griego con toda su grasa o requesón con canela.
- Caramelos sin azúcar —muchas marcas, entre ellas Hershey's y Russell— fabrican chocolate y caramelos sin azúcar que puedes

encontrar en la mayoría de los supermercados y tiendas. Recuerda que el chocolate sin azúcar suele contener grandes cantidades de alcohol de azúcar, lo que puede causar un efecto laxante en algunas personas.

- Postres de gelatina sin azúcar —son preferibles los alimentos enteros, pero a veces tomar gelatina sin azúcar puede marcar la diferencia entre tomar algo que encaja en una dieta baja en hidratos de carbono y salirse del plan—. Prueba a hacer postres de gelatina caseros usando gelatina en polvo, bayas y zumo de limón o lima recién exprimidos. Son fáciles de preparar y quizá descubras que requieren muy poco o ningún edulcorante.

- Chocolate negro, 85% de cacao o más. Ahora puedes encontrar chocolate negro 86 e incluso 90% de marcas muy populares, como Ghirardelli, Endangered Species y Lindt, en el supermercado y en las tiendas. Aunque lleven azúcar corriente, si puedes tomar solo una o dos onzas para satisfacer un antojo, la cantidad total de azúcar en una porción tan pequeña será mínima.

16

INTRODUCCIÓN A LA CALIDAD ALIMENTARIA

La finalidad de este plan nutricional es promover la curación. Por lo tanto, es importante que compres los alimentos de mayor calidad que puedas permitirte. El cerebro afectado por el alzhéimer ha sufrido durante mucho tiempo los efectos nocivos de los alimentos precocinados de baja calidad que constituyen gran parte de la alimentación moderna. Ahora, para aportarle sustancias que le ayuden a detener y posiblemente revertir estos efectos, tenemos que recurrir a los alimentos que se encuentran en el otro extremo del rango de calidad alimentaria, los mejores.

Si tu situación económica actual no te permite comprar más que los productos que están en oferta en el supermercado, no te preocupes. Sea cual sea tu presupuesto, por favor sigue leyendo y aprendiendo acerca de la importancia de elegir los alimentos de mayor calidad cuando sea posible, y luego lee la última sección del capítulo.

VERDURAS Y FRUTAS FRESCAS

Deberías comprar verduras locales y orgánicas siempre que sea posible. Tu mejor fuente de estas verduras y frutas es el mercado agrícola local. Muchos productores a pequeña escala cultivan sin usar pesticidas, herbicidas ni fungicidas nocivos, pero no pueden emplear la etiqueta de «producto orgánico certificado» porque los trámites administrativos y la supervisión requerida para obtener esta certificación son demasiado caros y complicados (se trata de pequeños agricultores; tienen que emplear su tiempo y su dinero en lo que de verdad es importante: cultivar alimentos altamente nutritivos, no rellenar interminables formularios para contentar a la burocracia gubernamental).

Si compras en un mercado agrícola y no estás seguro de que los alimentos sean orgánicos, solo tienes que preguntarles a los vendedores cómo cultivan sus productos. Aunque no sean orgánicos, valdrá la pena adquirirlos porque obtendrás un gran beneficio nutricional al comprar alimentos de cultivo local. En algunas verduras y frutas, las vitaminas se degradan con el tiempo, de manera que cuanto más tarde un producto en pasar de la tierra a tu plato, menos nutrientes te aportará. Esto significa que un alimento orgánico que fue cultivado a miles de kilómetros de distancia (posiblemente en otro país o incluso en otro continente) y tardó días, o quizá semanas, en llegar a la tienda te aportará menos vitaminas que otro no orgánico que se cultivó a poca distancia y que fue cosechado solo un par de días antes de que lo vieras en el mercado local. Recuerda que estamos tratando de proporcionarle a un cerebro enfermo todos los nutrientes concentrados que podamos. Cuando compres, tenlo presente.

ALIMENTOS DE ORIGEN ANIMAL

Más importante aún que la calidad de las frutas y verduras es la de los alimentos animales: la carne roja y de aves, los productos lácteos, el pescado y el marisco y las grasas animales. Como estas van a ser tu mayor fuente de calorías, deberías tratar de conseguirlas con el mayor contenido en nutrientes posible. De nuevo, la mejor fuente de estos alimentos son las ganaderías locales y las pescaderías que venden pescado que de verdad ha sido «capturado en mar abierto». Piensa que del mismo modo que la gente enferma cuando come alimentos inapropiados, los animales enferman al consumir una alimentación inadecuada. No puedes obtener alimentos saludables de animales enfermos. Su anatomía, su fisiología y su sistema digestivo nos muestran los tipos de alimentación que les sienta mejor según su constitución biológica. Aquí tienes algunos ejemplos, basándonos en los alimentos que es más probable que consumas.

Aves de corral

Las aves (pollos, pavos, patos y otras aves de corral) son omnívoras. Eso significa que pueden comer cereales y hierba, pero su constitución también les permite alimentarse de gusanos, larvas y otros insectos que se encuentran normalmente cuando se las deja corretear por el prado en lugar de encerradas en jaulas o incluso sin jaulas pero sin salir del granero, sin ver la luz del sol y sin acceso a la hierba fresca y a las larvas de insectos.

A pesar de esas astutas campañas de *marketing* que aseguran en los cartones de huevos que las gallinas se alimentan con una «dieta vegetariana», las gallinas (las criadas para la industria cárnica y también las destinadas a poner huevos) son omnívoras. Deberían consumir insectos y hierba además de su pienso a base de cereales. La yema de los huevos de las gallinas criadas en libertad contiene más nutrientes (entre ellos vitaminas A y K_2, y el carotenoide luteína, responsable del pigmento amarillo), incluso más que aquellas que se etiquetan como «sin enjaular» o «camperas». Estos términos no están realmente regulados y por lo tanto apenas significan nada. Si compras huevos de una granja local, observarás que las yemas son mucho más oscuras, tienen un color anaranjado más profundo que el amarillo insípido que estamos acostumbrados a ver en los huevos convencionales. No te alarmes. ¡Es una buena señal! Esto indica sin lugar a dudas que las gallinas que pusieron esos huevos se están criando realmente en libertad. También notarás que es más difícil romper esas cáscaras: una vez más, un contenido mineral superior en la cáscara es una señal de que las gallinas consumieron una alimentación más completa.

¡Cómete la yema! La clara del huevo es una buena fuente de proteína, pero el resto de los nutrientes (las vitaminas y los minerales, especialmente el DHA y la colina, que estimulan el cerebro) se encuentran en la yema. Y a estas alturas ya no debería preocuparte consumir alimentos ricos en colesterol.

Si prefieres adquirir los huevos en la tienda de comestibles cercana, no hay ningún problema.* Los productores que venden los huevos en los supermercados se están volviendo más sensatos en estos asuntos y ahora el pienso para aves se suele complementar con linaza, chía o harina de pescado, lo que incrementa la cantidad de ácidos grasos omega-3 de las yemas.[1]

Ternera

Olvídate de las bayas de acai y goji. Olvídate del zumo de granada y de la última «fruta milagrosa» descubierta en lo más hondo de la selva tropical. El alimento más nutritivo que puedes conseguir es la ternera alimentada con hierba y la grasa que se obtiene de ella. Cuando oímos la expresión *vitaminas y minerales* tendemos a pensar exclusivamente en frutas y verduras, pero la verdad es que los alimentos animales están repletos de nutrientes. La ternera contiene muchas vitaminas B y minerales, pero lo verdaderamente valioso de su carne cuando ha sido alimentada con hierba es su contenido en grasa (y recuerda que la mayor parte de tus calorías vendrán de la grasa, por lo que tiene sentido conseguir esa grasa de las mejores fuentes posibles).

Las vacas que comen hierba concentran el contenido en nutrientes de esa hierba de una manera que a los seres humanos no nos resulta posible. Podemos comer tanto verde como queramos, y nunca conseguiremos extraer tanta energía como las vacas. La carne procedente

---

* En España es obligatorio marcar la cáscara de los huevos con un código. La primera cifra de dicho código indica la forma de cría de las gallinas. 0: producción ecológica (la más recomendable, gallinas criadas y alimentadas en libertad). 1: Gallinas camperas (Las gallinas están alimentadas con pienso tradicional y viven en naves con acceso al exterior). 2: criadas en naves. 3: criadas en jaulas.

de ganado que se ha alimentado de hierba durante toda su vida (no solo al principio, sino hasta sus últimos días) tiene un perfil nutritivo distinto de la carne de ganado alimentado a base de cereales en su fase final.[2] Todas las vacas se alimentan de hierba al principio, pero la mayoría pasa sus últimas semanas o meses en grandes comederos a escala industrial en los que se alimentan con piensos elaborados con soja, maíz y otros cereales para engordarlas rápidamente antes de llevarlas al matadero. Descubrirás que la carne de ternera alimentada con hierba es más magra que la alimentada con cereales, pero eso no significa que no tenga grasa. Dependiendo del corte, tendrá todavía bastante grasa, y esta grasa será baja en hidratos de carbono y tan valiosa como el oro para la cetosis nutricional.

La grasa de la carne de animales alimentados con hierba es más rica en omega-3 y más baja en omega-6 que la de los alimentados con cereales.[3] Además, la carne y los productos lácteos de las terneras y las vacas lecheras contiene un tipo único de grasa llamada ácido linoleico conjugado (CLA, por sus siglas en inglés), es una de las grasas trans beneficiosas producidas de manera natural de las que te hablé en el capítulo 12. Esta grasa especial ha demostrado un potencial prometedor para varios problemas de salud. Obviamente lo que nos interesa aquí es el deterioro cognitivo, pero quizá esta grasa natural, que prácticamente ha desaparecido de la alimentación moderna, tiene propiedades que aún están por descubrir. Se encuentra casi exclusivamente en la grasa de los animales rumiantes que consumen la alimentación apropiada para su especie (la ternera alimentada con grano contiene algo de CLA, pero la cantidad es inferior a la de la ternera alimentada a base de hierba. Lo mismo puede decirse del omega-3. Como la grasa de ternera es predominantemente monoinsaturada y saturada, y el CLA, el omega-3 y el omega-6 son todos grasas poliinsaturadas, la cantidad total de cualquiera de estas grasas poliinsaturadas es todavía relativamente baja. Aun así, como las proporciones de algunas de estas grasas pueden ser importantes, no es una mala idea buscar carne de animales que hayan consumido una alimentación que ofrezca mejores proporciones).

Al cocinar ternera picada, si el animal se ha alimentado en pastos, no hay necesidad de rechazar la grasa. De hecho, te animo a que la comas. Es altamente nutritiva ¡y además deliciosa! Si aún así decides prescindir de la grasa, ¡no la tires! Guárdala en un recipiente de cristal en el frigorífico y úsala para saltear verduras o freír huevos, como harías con la grasa del beicon. Lo mismo se puede decir de los filetes de ternera alimentada con hierba hasta el final: no necesitas eliminar la grasa. ¡Saboréala! ¡En una dieta baja en hidratos de carbono o cetogénica, la grasa es tu amiga!

Nota: todo lo que acabamos de ver se aplica también a la grasa de cordero y cabra. Con estos animales es menos importante preocuparse sobre el tema de la alimentación, ya que generalmente están alimentados de principio a fin con hierba, pero si no estás seguro, pregúntales a los vendedores cuando compres estos alimentos.

Productos lácteos

La mayor parte de lo que he indicado sobre la ternera puede decirse también sobre las grasas lácteas. Los productos lácteos (mantequilla, nata, queso, etc.) deberían proceder de vacas que estén alimentadas con hierba. La grasa contendrá más CLA, más vitamina K_2 y más nutrientes en general. La mantequilla de las vacas alimentadas con hierba también es oro bajo en hidratos de carbono.

Consúmela abundantemente. ¡Es alimento para el cerebro! Las grasas saludables y el colesterol son justo lo que este órgano necesita para recuperarse. En las tiendas de alimentación natural hay marcas excelentes, pero una opción todavía mejor es encontrar un ganadero del sector lechero en tu área local que produzca mantequilla o *ghee* de vacas alimentadas con hierba. Notarás que la mantequilla será mucho más amarilla que la de las marcas industrializadas a las que probablemente estés acostumbrado. Esto se debe a que cuando las vacas pastan, la clorofila, los carotenoides y otros pigmentos que le dan a la hierba su deslumbrante colorido verde se concentran en la grasa del animal. Puedes ver esto reflejado, además de en el color de la mantequilla, en la grasa que rodea la carne. El sebo y la grasa de los animales alimentados con hierba tiene un matiz amarillento, mientras que la grasa de los animales que terminan sus días alimentados con cereales presenta un aspecto más blanquecino. Nota: el color amarillo no tiene nada que ver con el de los sucedáneos de la mantequilla, como margarinas y pastas de aceite vegetal para untar. A estos productos se le añade ese color vivo para hacerlo más atractivo a la vista, pero eso no significa que tengan nutrientes.

Cerdo

Si has estado evitando el cerdo porque te preocupaba su contenido en grasa, ¡deja de hacerlo! El cerdo es una fuente excelente de proteínas, y lo mismo que la ternera, está repleto de vitaminas y minerales. Y la grasa de los cerdos criados en libertad es otra mina de oro baja en hidratos de carbono. Está deliciosa y, en su mayor parte, es monoinsaturada y saturada. Es más, como mencioné en el capítulo 11, el tipo específico de grasa monoinsaturada que predomina en el cerdo es el ácido oleico, la misma que encontramos en el aceite de oliva y que es la estrella de la muy celebrada, aunque mal definida, dieta mediterránea (guarda la grasa del beicon y rehoga las verduras en ella; si crees que no te gustan la col rizada o las espinacas, ¡verás como ahora te encantan!).

Compra manteca de cerdo de las granjas locales. No tengas miedo a consumir panceta o salchichas, siempre que confíes en la procedencia de los ingredientes. Nos han advertido contra este tipo de «carnes procesadas» porque su consumo se asocia a varias enfermedades, pero estas asociaciones se deben principalmente a los nocivos conservantes y aditivos químicos empleados en las marcas comercializadas a escala industrial. Además, esos estudios no distinguen los resultados de la carne en sí de los del consumo actual de hidratos de carbono (por ejemplo, el salchichón o el chorizo se comen en bocadillo y las salchichas con patatas o tostadas en el desayuno).

Cuando adquieras beicon y salchichas de pequeñas granjas locales, sus productos tendrán poca o ninguna cantidad de esos ingredientes cuestionables. Todo lo que obtendrás será carne, grasa de la mejor calidad, algo de sal, hierbas y especias. Si compras beicon de cerdos criados en libertad y desechas la grasa, no te haces ningún favor. ¡No tires la grasa! Viértela en un recipiente de vidrio y guárdala en el frigorífico. Se conserva durante mucho tiempo sin ponerse «rancia», aunque seguramente no tardarás mucho en usarla. Descubrirás infinidad de formas deliciosas de usarlo. Si no comes cerdo por motivos religiosos o culturales, obviamente puedes seguir haciéndolo. Solo estoy dejando las cosas claras para aquellos a quienes les gustan los productos cárnicos del cerdo y han prescindido de ellos por razones de salud, ya que no es necesario que sigan evitándolos.

Vísceras (despojos)

Si te atreves a probarlas, las vísceras (también llamadas despojos) están repletas de nutrientes. De hecho, normalmente son más ricas en nutrientes que la carne de la musculatura. Antiguamente el hígado de ternera era el alimento más completo. Su contenido en vitaminas y minerales supera con mucho al de prácticamente cualquier otro alimento. El hígado de animales criados con un criterio humanitario y con dietas biológicamente apropiadas es una excelente fuente natural de vitaminas. El paté o la *mousse* de hígado de pollo o pato son una manera excelente de comer esta víscera si el hígado de cerdo, vaca o ternera te resultan demasiado fuertes. El paté es un aperitivo rico en grasa, con un elevadísimo contenido en nutrientes que puedes tomar en forma de *dip* con verduritas crudas, o untar en galletitas saladas o biscotes sin cereales o bajos en hidratos de carbono.

El corazón es otra víscera muy rica en nutrientes, si la textura del hígado o los riñones te resulta repulsiva, la del corazón es más parecida a la de otras carnes de músculos, ya que el corazón es en realidad un músculo. Además, tiene otra ventaja, y es que al ser un músculo que trabaja constantemente, está repleto de CoQ10. Por lo general, el hígado, el corazón, la lengua, los riñones, los callos y el tuétano son más económicos que otros cortes más populares como los filetes, las chuletas y la carne para los asados.

Pescado y mariscos

El pescado es una opción estupenda para una dieta baja en hidratos de carbono diseñada para mejorar la salud cerebral. En el pescado graso de agua fría encontrarás las fuentes más ricas de ácidos grasos omega-3: salmón, sardinas, caballa, etc. Procura comprar pescado que realmente haya sido capturado en mar abierto. Lo mismo que a las vacas, los cerdos y los pollos se los concentra en comederos de tamaño industrial, a los peces se los está criando en jaulas muy cerca de la costa, en las que se alimentan con raciones que incluyen bolitas hechas de maíz, soja y trigo, alimentos que el pez nunca encontraría en su hábitat marino natural.[4]

Es importante buscar pescado capturado en mar abierto por la misma razón que es importante comprar alimentos procedentes de animales criados en pastos: solo producen los nutrientes que queremos consumir cuando han sido alimentados siguiendo una dieta biológicamente adecuada. En el caso del pescado, esto significa comer algas y otras formas de vida marina, como peces más pequeños, kril y plancton. Algo que hay que tener en cuenta es que en la etiqueta de la mayor parte del salmón fresco o congelado que encuentras en el supermercado verás que han incluido «color añadido». El auténtico salmón silvestre tiene de manera natural un color rosa o rojo muy llamativo debido a las minúsculas gambas, kril y otros organismos de pequeño tamaño de los que se alimenta. Ese color rosa o rojo es consecuencia de los nutrientes antioxidantes que se concentran en su carne (por ejemplo, la astaxantina). El salmón de piscifactoría tiene un color apagado, sin vida, poco apetecible, y es por eso por lo que le añaden colorante, pero solo porque le añadan color no significa que le añadan los nutrientes que le faltan.

Los moluscos y los crustáceos son otra opción estupenda. Las gambas son una rica fuente de colesterol, el mejor amigo del cerebro. Las ostras, los mejillones y las almejas están llenas de vitamina B_{12} y minerales, especialmente cinc. También son ricas en selenio y yodo —fundamentales para la salud de la tiroides; el selenio, además, es necesario para reciclar el glutatión, el antioxidante más importante que produce el cuerpo humano—.

Si no puedes permitirte consumir pescado y mariscos de la mejor calidad, aun así te animo a que consumas pescado graso a menudo, ya que incluso las variedades criadas en piscifactoría contienen cantidades apreciables de los valiosos omega-3. El salmón, las sardinas y la caballa en lata son maneras muy económicas de incluir el pescado en tu alimentación.

¿DÓNDE PUEDO ENCONTRAR ESTOS ALIMENTOS DE CALIDAD SUPERIOR?

Lo mejor para encontrar estos alimentos son los mercados agrícolas locales o ir directamente a una granja que disponga de un almacén. Si buscas los mercados agrícolas de tu zona, seguramente te sorprenderás de la gran cantidad que puedes encontrar.

¿Y SI NO PUEDO PERMITÍRMELO?

El hecho de que no puedas permitirte adquirir huevos y carnes ecológicos no supone ningún problema. No dejes que esto te desanime y te haga abandonar el plan nutricional. Experimentarás los efectos beneficiosos de la dieta comiendo la carne y los productos lácteos que puedes encontrar en cualquier supermercado. Los principales efectos que esperamos alcanzar con esta estrategia nutricional vienen de una reducción radical del consumo de hidratos de carbono, a la que se añade un incremento de la grasa dietética. El cambio metabólico más importante (pasar a alimentar el cuerpo principalmente con la energía de la grasa y las cetonas, en lugar de con glucosa, para nutrir el cerebro enfermo) se producirá siempre que tus macronutrientes (grasas, hidratos de carbono y proteínas) estén en los niveles adecuados. Como se trata de corregir los desequilibrios metabólicos que son la clave del alzhéimer, es mucho mejor que comas alimentos animales y vegetales enteros, sin procesar y bajos en hidratos de carbono de cualquier fuente en lugar de que vuelvas a los viejos hábitos de desayunar cereales y cenar pasta. Hacer un esfuerzo extra es solo una manera de asegurarte que consigues la mejor relación entre calidad nutricional y precio. Sin embargo, no dejes que este afán por adquirir los alimentos más puros se convierta en un obstáculo para seguir la dieta.

Si quieres fijar prioridades para tu presupuesto alimentario, lo primero debería ser adquirir grasas de la mejor calidad posible. Esto podría significar comprar mantequilla, manteca de cerdo o sebo de ternera de ganaderías que crían sus animales de forma biológica. Los huevos ecológicos de una granja local pueden costar unos 2,25 euros la media docena, lo cual parece bastante caro si lo comparamos con los huevos normales de supermercado que puedes comprar por alrededor de 1 euro la media docena, pero si hacemos cuentas, vemos que un huevo ecológico no llega a los 40 céntimos. Y probablemente esta sea la mejor compra que puedes hacer. Las yemas de los huevos están repletas de colesterol y colina y son una buena fuente de vitamina B_{12}, tres nutrientes absolutamente imprescindibles para una función cerebral sana.

Otra manera de ahorrar en carnes de calidad superior es comprarlas picadas. La carne picada de ternera, cerdo y cordero (y las salchichas que se elaboran con ella) suele ser más barata que los filetes, las chuletas y las carnes para asar. Por ejemplo, el precio de la ternera picada de algunas ganaderías que alimentan a los animales con hierba puede llegar al doble del de las ofertas de carne picada del supermercado, pero si la comparamos con los embutidos, estas carnes picadas de la mejor calidad siguen siendo económicas (la pechuga de pavo, la ternera asada y el jamón conservado en dextrosa y sirope de maíz que puedes encontrar en la sección de charcutería del supermercado son bastante más caras que la carne picada de mejor calidad). Si tienes un congelador extra, o sencillamente mucho espacio en el del frigorífico, la manera más económica de comprar la carne de mejor calidad es al por mayor. Si tienes espacio para guardar una cuarta parte de una ternera o medio cerdo, podrás comprar diversos cortes a precios más bajos que si compraras solo un par de filetes o chuletas. También puedes congelar la mantequilla. Si encuentras una buena oferta, cómprala. La mantequilla se congela maravillosamente. Solo tienes que asegurarte de que esté bien empaquetada y el envoltorio adherido sin dejar espacios, porque en caso contrario, al guardarla durante mucho tiempo puede perder parte del sabor. Si te resulta inimaginable comprar y almacenar toda esa comida de una vez, podrías plantearte ponerte de acuerdo con los vecinos, amigos y familiares que puedan estar interesados en unirse a ti para adquirir alimentos de la mejor calidad a un precio económico. Habla con las granjas locales sobre estas opciones de compra. ¡Estarán encantados de ayudarte!

TERCERA PARTE

FACTORES RELACIONADOS CON EL MODO DE VIDA QUE FAVORECEN UNA FUNCIÓN NEUROLÓGICA SANA

El alzhéimer es una enfermedad multifactorial y, por lo tanto, requiere una intervención igualmente múltiple. Aunque una dieta baja en hidratos de carbono y rica en grasas es el punto de partida y el pilar fundamental, no es la única herramienta del arsenal. En esta parte del libro exploraremos otras medidas que, unidas a la dieta, ayudan a mantener una función neurológica sana. Factores relacionados con el modo de vida, como la suficiente cantidad de sueño, el ejercicio físico y la reducción de estrés, son aspectos igualmente importantes de esta estrategia para nutrir el cerebro.

17

LA IMPORTANCIA DEL EJERCICIO

E l ejercicio físico sirve para muchas cosas, entre ellas mejorar la salud cardiovascular y mantener la movilidad, la fuerza y la flexibilidad. Piensa que la actividad física —el movimiento— es un nutriente esencial: *¡la vitamina M!*[*] Uno de los efectos más importantes del ejercicio es ayudarnos a mantener la sensibilidad a la insulina, en parte porque le proporciona a la glucosa «un lugar al que ir». Las publicaciones científicas demuestran claramente que el ejercicio estimula los transportadores de glucosa insulinosensibles de nuestras células musculares (llamados GLUT-4). Esto significa que cuando realizamos ejercicio con regularidad podemos tolerar una mayor ingestión de hidratos de carbono que cuando llevamos una vida sedentaria. Sin embargo, esto no significa que el ejercicio habitual pueda sustituir a una dieta baja en hidratos de carbono o que por el hecho de practicarlo puedas «comprar» más carbohidratos (esto podría ser cierto en el

---

[*] La autora juega con la «M» de *movement* (movimiento en inglés).

caso de una persona joven, sana, muy atlética y con sensibilidad a la insulina, pero no se puede aplicar a individuos mayores cuya función cognitiva está en declive). Lo que quiere decir es que la combinación de una dieta baja en hidratos de carbono y el ejercicio es una manera doblemente eficaz de volver a sensibilizar el cerebro y el resto del cuerpo a la insulina. Los GLUT-4 sensibles a la insulina también están presentes dentro del cerebro, y son especialmente abundantes en las áreas responsables de la memoria y la cognición, como el hipocampo.[1] Por lo tanto, las intervenciones realizadas con la intención de mejorar la sensibilidad a la insulina podrían conseguir que estas áreas del cerebro absorbieran más eficazmente la glucosa.

Tras un entrenamiento de resistencia (levantamiento de pesas), aumenta la sensibilidad de las células musculares a la insulina, pero además absorben más glucosa incluso sin que medie una estimulación de la insulina. En otras palabras, la absorción de glucosa por parte de las células musculares mejora tras llevar a cabo un ejercicio intenso aunque no se produzca una subida de insulina. Los deportistas muy enérgicos que quieren aumentar su masa muscular generalmente consumen proteína en polvo con una dosis de hidratos de carbono inmediatamente después de hacer ejercicio, porque la insulina no solo hace que la glucosa entre en los músculos; también ayuda a los aminoácidos a penetrar en ellos. Teniendo en cuenta esto, los culturistas utilizan una combinación de proteínas e hidratos de carbono con objeto de desarrollar músculos más grandes. Sin embargo, tras ejercitarlos intensamente los músculos se vuelven más receptivos a la glucosa y a los aminoácidos incluso sin una subida de insulina inducida por los hidratos de carbono. Para que te hagas una idea, es como estimular los músculos por medio del ejercicio para que se vuelvan «esponjas» que absorben la glucosa, independientemente de lo que haga la insulina. El investigador del metabolismo del combustible cerebral Stephen Cunnane y sus colaboradores lo expresaron claramente: «El músculo esquelético es el principal núcleo de utilización de glucosa mediada por la insulina del cuerpo y por eso la disminución de la masa muscular (sarcopenia) en las personas mayores puede ser un factor que contribuya al incremento del riesgo de resistencia a la insulina asociado con el envejecimiento».[2]

La resistencia a la insulina es extremadamente frecuente en las personas mayores, como lo es la pérdida de masa muscular. De manera que tiene sentido que una enfermedad relacionada con la resistencia a la insulina (como el alzhéimer) sea más común en los ancianos.

Durante el proceso de envejecimiento es normal y previsible, cierto grado de pérdida muscular pero podemos enlentecer y retrasar este deterioro realizando ejercicio con regularidad y dándoles a nuestros cuerpos una razón para aferrarse a todo el músculo que sea posible. El tejido muscular significa más que unos bíceps o unos cuádriceps fuertes. Aunque unos músculos fuertes y fibrosos pueden ser estéticamente atractivos a cualquier edad, sirven para mucho más que presumir en camiseta sin mangas o en bañador. El tejido muscular tiene un metabolismo extremadamente activo, y desarrollar y mantener la masa muscular durante todo el tiempo que podamos es crucial para envejecer de forma saludable, tanto física como cognitivamente. Y lo que necesitamos para desarrollar y conservar el tejido muscular es una ingestión adecuada de proteínas y estímulo físico.

En lo que se refiere a utilizar la glucosa de forma más eficiente y a bajar los niveles de insulina, cualquier tipo de movimiento es beneficioso. Haced cualquier cosa que tú o tu ser querido podáis hacer, y seguid haciéndola con regularidad, ya sea caminar, hacer *jogging*, trabajar en el jardín, levantar pesas, montar en bicicleta, jugar al golf, jugar a la petanca, nadar, hacer ejercicios aeróbicos o estiramientos para mayores, lo que sea. Solo hay que moverse.

A medida que envejecemos tendemos a reducir la actividad física, de manera que permanece activo si ya lo estás, y si no, empieza a volverte más activo en la medida que puedas. Recordarás que las mitocondrias eran las fábricas que generaban la energía en nuestros cuerpos. Y recordarás que un funcionamiento mitocondrial óptimo es absolutamente imprescindible para la salud cerebral. Las células musculares están repletas de mitocondrias (y es natural, porque los músculos realizan un trabajo muy duro y necesitan una gran cantidad de energía como combustible para ese trabajo). Como dice el autor de un estudio: «La falta crónica de uso muscular que acompaña al envejecimiento o las enfermedades que debilitan los músculos provocan un deterioro del contenido mitrocondrial y de su funcionamiento que causa la formación excesiva de ROS y de señalización apoptótica».[3] Recuerda que las ROS, es decir, las especies reactivas del oxígeno, son radicales libres que dañan las mitocondrias y otras estructuras del interior de las células. La señalización apoptótica se refiere a la apoptosis, es decir, la muerte de una célula. Por eso, cuando tenemos una pérdida significativa de masa muscular, podemos experimentar más estrés oxidativo en el cuerpo, que al final lleva a la muerte celular. Y sabemos que el estrés oxidativo ciertamente no se limita al tejido muscular; interfiere en la función mitocondrial y también en la salud neuronal.

Si permaneces activo, le darás al cuerpo una razón para generar nuevas mitocondrias sanas. El ejercicio es uno de los estimuladores más potentes de la «biogénesis mitocondrial», es decir, la creación de nuevas mitocondrias.[4] Los ejercicios de resistencia aeróbica (como caminar, hacer *jogging*, montar en bicicleta o nadar) y los entrenamientos de resistencia llevan a la biogénesis mitocondrial, por lo que, como ya he dicho antes, es conveniente que realices cualquier actividad que puedas realizar, aunque las pruebas sugieren que los entrenamientos de resistencia (o algún otro ejercicio de alta intensidad) podrían ser ligeramente más beneficiosos para este propósito, especialmente cuando lo combinamos con una actividad de nivel inferior.[5] Las células musculares que se esfuerzan mucho necesitan grandes cantidades de mitocondrias para seguir llevando a cabo ese esfuerzo. Las mitocondrias les proporcionan literalmente a las células musculares la energía que requieren para hacer cualquier cosa que estén haciendo: levantar unas mancuernas, hacer flexiones o sencillamente llevar una bolsa pesada de comestibles desde el coche hasta la casa. El movimiento físico le proporciona al cuerpo el estímulo que necesita para crear más mitocondrias y mantener en buen estado las que ya tiene.

El ejercicio presenta otros efectos beneficiosos para el cerebro aparte de su papel en la estimulación de la biogénesis mitocondrial. Se ha demostrado que incrementa la expresión de las moléculas señalizadoras que sustentan la memoria y el aprendizaje. Una en concreto, llamada factor neurotrófico derivado del cerebro (FNDC), es un factor principal de la salud cerebral y la función cognitiva, y los pacientes de alzhéimer tienen niveles reducidos de esta molécula comparados con las personas sanas.[6] Una de las formas principales en las que el ejercicio estimula la plasticidad sináptica y mejora la cognición es inducir un incremento del FNDC.[7] En un artículo publicado en la revista *Neuroscience*, un grupo de investigadores afirmó lo siguiente: «El factor neurotrófico derivado del cerebro es un actor clave en los efectos del ejercicio sobre la plasticidad sináptica y cognitiva».[8] Resulta evidente que el ejercicio adecuado es tan importante para el cerebro como para el resto del cuerpo.

En cuanto a la conexión entre las alteraciones de la glucosa en la sangre y de la distribución de insulina y la diabetes tipo 2 y el alzhéimer, una investigación publicada en la revista *Experimental Physiology* llega a la siguiente conclusión: «Es probable que el factor neurotrófico derivado del cerebro medie en algunos de los efectos beneficiosos del ejercicio en relación con la protección contra la demencia y la diabetes tipo 2».[9] Los efectos beneficiosos del ejercicio en relación con la protección contra la demencia: es difícil decirlo de una manera más clara.

Uno de los contribuyentes más importantes al proceso de aprendizaje y formación de recuerdos son los circuitos de señalización del factor neurotrófico derivado del cerebro (FNDC). Desde hace más de dos décadas se sabe que la actividad física o la actividad neuronal realzan notablemente la expresión genética del FNDC en el cerebro y que este incremento de proteína de FNDC causa la activación de circuitos de señalización que dan lugar a una mejoría del aprendizaje y la formación de recuerdos dependiente del ejercicio.
—S. F. Sleiman y colaboradores[10]

Además, las cetonas elevadas (que, como ya sabes, son el equivalente a combustible de cohetes para el cerebro) podrían incrementar directamente los niveles de FNDC y desempeñar un papel en los efectos positivos del ejercicio para la memoria, la cognición y la transmisión sináptica.[11] La memoria, la cognición y la transmisión sináptica: exactamente las funciones perjudicadas en el cerebro afectado por el alzhéimer.

La actividad física (ya sea un simple paseo por el barrio o una extenuante sesión de levantamiento de pesas) induce un sinfín de cambios en el cerebro y en el resto del cuerpo. No debería sorprendernos que el ejercicio sea uno de los antidepresivos más eficaces y económicos de la naturaleza. Va más allá del propósito de este libro entrar en detalles sobre las adaptaciones fisiológicas que induce el ejercicio, pero no es una coincidencia que el ejercicio sea un estimulante natural del estado de ánimo y parece que también mejora la memoria y la función ejecutiva.[12] Está demostrado que la actividad física mejora la cognición en adultos mayores sanos así como en los que sufren deterioro cognitivo.[13] Uno de los efectos del ejercicio refuerza estupendamente los de una dieta saludable baja en hidratos de carbono: me refiero a mejorar la respuesta del cuerpo a la insulina. Los efectos combinados de una nutrición adecuada y la actividad física son tan potentes que han llevado a los científicos a afirmar: «Al parecer el ejercicio y el control dietético funcionan como una estrategia efectiva y no invasiva para contrarrestar los trastornos neurológicos y cognitivos».[14]

Los investigadores han descubierto una relación inversamente proporcional entre la cantidad de actividad física que realiza un individuo y su riesgo de deterioro cognitivo y demencia. Es decir, cuanta más actividad física realiza alguien, menor es su riesgo de demencia.[15] El ejercicio también parece estimular el crecimiento de nuevas neuronas y la formación de nuevas sinapsis en varias regiones cerebrales, además de incrementar la síntesis de neurotransmisores en las partes del cerebro que tienen que ver con la cognición, lo que se debe en gran parte a un aumento del FNDC y de los compuestos relacionados.[16]

Sin embargo, no quiero que creas que para sustentar tu función cognitiva tienes que entrenar como si te prepararas para un triatlón Ironman; ten en cuenta que hacer «demasiado» ejercicio puede ser tan perjudicial como no hacer suficiente. El ejercicio intenso es un fuerte factor estresante fisiológico, es decir, pone al cuerpo en tensión. En realidad, ese es su objetivo: al adaptarse a esta tensión y recuperarse de ella, los músculos se fortalecen y el sistema cardiovascular se vuelve más eficiente. Quienes hacen ejercicio intensamente y con frecuencia necesitan descansar y recuperarse con la misma intensidad, y la repleción de nutrientes y la ingestión de calorías apropiadas constituyen una parte fundamental de la recuperación corporal. Es poco probable que el enfermo de alzhéimer que cuidas entre en la categoría de persona que hace mucho ejercicio (seguramente será todo lo contrario, muy poco activo), pero quería aclarar esta idea por si a alguna de las personas más jóvenes que están leyendo esto se le ocurre que va a tener que dejar el trabajo para pasarse el día haciendo ejercicio. Con el ejercicio sucede lo mismo que con los antioxidantes y con la ingestión de agua: el hecho de que cierta cantidad sea buena no significa que más sea siempre mejor, y normalmente hay un punto de rendimiento decreciente en el que más puede llegar incluso a ser perjudicial.

Caminar es un ejercicio estupendo para mantenerte sano. ¡No hace falta ningún equipo o entrenamiento especiales! ¡Solo tienes que calzarte tus zapatillas de deporte, llamar a algún amigo y salir! Aparte de eso, si estás en forma para poder hacerlo, obtendrás mayores beneficios aún realizando un ejercicio que sea más intenso, algo como levantar pesas o mover el cuerpo más rápidamente (recuerda la noción de proponerles a las mitocondrias un reto al que tengan que adaptarse y que las haga fortalecerse). Se ha demostrado también que el ejercicio influye directamente en la salud de las mitocondrias del cerebro. La conclusión es que la actividad física es crucial para mantener la salud metabólica y cognitiva y para ayudar a recobrarlas si ya están afectadas. Puede que la actividad física habitual tenga incluso un papel en la prevención del deterioro cognitivo y la demencia.[17]

UNA NOTA PARA AQUELLOS QUE NO PUEDEN HACER EJERCICIO

Si tú o la persona que cuidas estáis físicamente incapacitados para hacer ejercicio, aun así podéis obtener los beneficios de esta estrategia nutricional. La mayor recompensa viene, con mucha diferencia, de reducir los niveles de insulina y generar cetonas. Añadirle a esto el ejercicio físico es solo una manera de subir el listón y de lograr que esta estrategia nutricional y de estilo de vida sea más eficaz todavía. No obstante, si eres capaz de realizar movimientos físicos (incluso algo tan sencillo como caminar), por favor, incorpóralos en la medida de lo posible a este plan. Si tú o tu ser querido podéis hacer ejercicio, debería ser una parte indiscutible de esta intervención multidisciplinaria para proteger y mantener la salud cerebral. Pero una incapacidad para realizar una actividad regular y vigorosa no implica en absoluto que no se pueda recuperar la salud cerebral. De manera que si la persona que estás cuidando tiene una edad muy avanzada o problemas de movilidad que hacen que incluso una actividad mínima sea imposible, no te desesperes. El ejercicio es tan solo un arma de nuestro arsenal; disponemos de muchas más que tú o tu ser querido podéis utilizar. Como siempre, antes de emprender un programa de ejercicio físico, consulta con tu médico para evaluar si estás lo suficientemente sano para llevarlo a cabo.

18

EL EXCESO DE ESTRÉS Y LA FALTA DE SUEÑO PUEDEN DAÑAR EL CEREBRO

Los pilares de nuestra estrategia para combatir el alzhéimer y otras formas de deterioro cognitivo son una dieta baja en hidratos de carbono y niveles apropiados de actividad física. Pero, aparte de estos dos pilares, hay otros factores del modo de vida que pueden influir para bien o para mal en la función cognitiva. Dos de los que tienen una mayor importancia en los pacientes de alzhéimer son el estrés y el sueño.

EL ESTRÉS

El estrés, tanto emocional como fisiológico, es un factor relacionado con el estilo de vida que se puede controlar para ayudar a reducir los daños en el cerebro afectado por el alzhéimer. Se sabe que la fisiología del estrés afecta de numerosas formas a todo el cuerpo. Los niveles elevados de estrés fisiológico a largo plazo están asociados con las enfermedades cardiacas, la diabetes, la obesidad, la ansiedad, la depresión, etc. Una de las razones por las que está asociado con la obesidad y la diabetes es porque eleva los niveles de cortisol, una de las hormonas responsables de la respuesta de lucha o huida del cuerpo.

El cortisol es una hormona glucocorticoide. Si piensas que ese término suena a glucosa, ¡has acertado! La función del cortisol es proporcionarle glucosa al organismo para ayudarnos a sobrevivir en una situación de vida o muerte. Se supone que esta glucosa nos aportará un rápido subidón de energía, para permitirnos quedarnos y enfrentarnos al peligro o bien salir corriendo; de ahí el nombre de la respuesta del cuerpo: lucha o huida. En el pasado este fue un mecanismo de supervivencia extraordinario. En el caso de que un animal salvaje te persiguiera, necesitarías una gran cantidad de energía, y además enseguida. Pero en la actualidad casi nunca nos enfrentamos a situaciones en las que podemos perder la vida. Es más probable que lo que nos encontremos sean situaciones estresantes cotidianas que nuestras mentes y nuestros cuerpos están programados para interpretar como inmediatamente peligrosas aunque estén muy lejos de serlo.

Es importante tener en cuenta que cuando digo *estrés*, me estoy refiriendo a cualquier cosa que percibamos como estresante, lo que significa que no tiene por qué ser una verdadera emergencia de vida o muerte. Podría ser algo tan sencillo como estar atrapado en un irritante atasco de tráfico, enfrentarte a una fecha límite muy ajustada en tu trabajo o vivir una relación personal complicada. Si esta clase de asuntos están constantemente presentes en tu vida o en la de tu ser querido, será difícil manejar los niveles de glucosa en la sangre a menos que aprendáis alguna técnica de relajación que os ayude a mantener la calma.

Debido al papel del cortisol en la elevación de la glucosa en la sangre, unos niveles de estrés elevados crónicamente pueden dar al traste con nuestras mejores acciones e intenciones con relación a una dieta baja en hidratos de carbono. Aunque estés comiendo los alimentos apropiados y controlando tu ingestión de hidratos de carbono, tu progreso puede verse obstaculizado por los altos niveles de azúcar en la sangre debidos al estrés. El estrés no afectará a la glucosa y la insulina en la sangre en el mismo grado que lo haría, por ejemplo, comerse un dulce, pero influirá en ellas de alguna forma. Puede que el azúcar en la sangre no se dispare por culpa del estrés, pero podría estar ligeramente más alto, incluso siguiendo una dieta baja en hidratos de carbono.

Hay muchas maneras de reducir y aliviar el estrés. Las prácticas más frecuentes para este propósito son el yoga, la meditación y la respiración profunda. Si no te interesan estos temas, no hay ningún problema (como se suele decir, lo que para unos es un placer para otros es un martirio). Tan solo esfuérzate en participar habitualmente en actividades que te resulten relajantes. Quizá sea leer, arreglar el jardín, jugar al golf, pasear por la naturaleza, ver comedias, hacer punto, cocinar o cualquier otra cosa. Cualquier actividad que disfrutes haciendo y que te relaje y te divierta, conviértela en una parte importante de tu vida. La reducción del estrés es un factor fundamental para disminuir la señalización alterada de insulina y otras alteraciones metabólicas que subyacen en el alzhéimer.

Los estudios llevados a cabo con animales indican que el estrés tiene el efecto contrario al ejercicio sobre el factor neurotrófico derivado del cerebro: mientras que el ejercicio incrementa el FNDC, el estrés lo disminuye.[1] Y acabamos de ver lo importante que es el FNDC para mantener la plasticidad sináptica y ayudar a una cognición saludable. Lo último que querríamos es interferir en unos niveles saludables de FNDC, por eso es bueno saber que cómo respondemos a las situaciones estresantes depende totalmente de nosotros. Puede que no parezca así cuando estás en medio de una situación que te irrita, pero si te lo propones, podrás modificar tus reacciones emocionales y mitigar los efectos del estrés.

No tiene nada de extraño que muchos individuos con alzhéimer pudieran clasificarse como personalidades «tipo A», es decir, motivados y centrados, cuando eran más jóvenes y se encontraban más sanos. El tópico del ejecutivo agotado y tremendamente estresado que enferma «de repente» no es casual. Está basado en evidencias significativas. Los individuos que se enorgullecen de estar siempre «a la orden», siempre disponibles, que nunca se toman vacaciones, que almuerzan (¡y desayunan y cenan!) en su escritorio y que hacen un millón de cosas a la vez están poniendo en un grave peligro su salud física, emocional y cognitiva a largo plazo. Los familiares de los enfermos de alzhéimer, DCL y otros trastornos de la cognición a menudo confirman que eran muy productivos en su trabajo, o que se desvivían por criar a sus hijos en casa, que siempre estaban ocupándose de los demás y trabajando para ellos, pero nunca tenían tiempo para sí mismos. Que sus seres queridos eran abnegados y siempre se ponían en último lugar. Al no darles la importancia que se merecen al descanso, la relajación y la satisfacción de sus propios intereses, estos individuos podrían haber sacrificado inconscientemente su salud a largo plazo. En contra de lo que solemos creer en muchos países industrializados, desconectarse del trabajo, apagar el teléfono, contratar a una niñera y descansar no son signos de debilidad. En realidad, son fundamentales para disfrutar de una buena salud, y al olvidarlo nos estamos cavando nuestra propia tumba.

EL SUEÑO

Seguir una dieta saludable y dedicarle un tiempo a la actividad física son acciones importantes que pueden llevarse a cabo para mantener la sensibilidad a la insulina y un tejido muscular magro y que contribuyen a una función cognitiva saludable. Pero no todo es dieta y ejercicio. Teniendo en cuenta la poderosa influencia de los ritmos circadianos en numerosos aspectos de la fisiología humana, acostarse a una hora razonable y dormir bien podrían ser igualmente importantes. La falta de sueño (especialmente si se trata de una situación prolongada) puede contribuir al estrés oxidativo y a la pérdida neuronal en el cerebro.

Los científicos siguen aún dilucidando la infinidad de funciones cruciales que desempeña el sueño en el fomento de la salud, pero lo que está claro es que es un requisito ineludible en todos los animales que se han estudiado. Sin excepciones. Todos dormimos, y todos *necesitamos* dormir. Continuamente se van identificando nuevas razones de esa necesidad. Una explicación en profundidad de los detalles fisiológicos del sueño va más allá de los propósitos de este libro, pero hay varias conexiones importantes entre el sueño y la función cognitiva.

La moderna sociedad industrial parece a veces una competición constante en la que gana el que hace más: ¿quién puede levantar más peso?, ¿quién gana más dinero?, ¿quién tiene el coche más caro o la casa más grande? Solo hay un área en la que a la gente le gusta presumir de lo poco que «hace», y es dormir. Para muchos es casi un mérito: presumen de lo tarde que se acuestan y de las pocas horas de sueño que necesitan para funcionar (eso sí, no dicen nada del café que se toman nada más abrir los ojos o de la bebida energética que se «chutan» cuando les entra el sopor por la tarde). Pero acumular horas de sueño perdidas no es una competición. No hay un lazo azul para los ganadores, y las consecuencias no son para tomárselas a la ligera. En realidad, la insuficiencia crónica de sueño puede provocar serios efectos metabólicos, y uno de los posibles resultados a largo plazo es el deterioro cognitivo.

La falta crónica de sueño está relacionada con el desarrollo de la obesidad, el síndrome metabólico y otros trastornos de la salud, entre ellos el alzhéimer. Además, las interrupciones de los patrones del sueño también pueden provocar una disminución de la sensibilidad a la insulina y unos niveles elevados de cortisol en las horas de la tarde y la noche; esto alimenta un círculo vicioso de más falta de sueño y desregulación hormonal.[2] Resulta revelador que el tipo A, los adictos al trabajo descritos en la sección anterior, probablemente sean propensos también a sufrir un déficit crónico de sueño. Tanto si se acuestan a altas horas para trabajar más como si lo que quieren es tener tiempo para sí mismos y la única manera de conseguirlo es quedarse despiertos hasta la madrugada, el resultado es que pueden haberse pasado años (posiblemente décadas) sin dormir lo suficiente.

El déficit crónico de sueño tiene consecuencias muy graves para la salud metabólica y cognitiva. Dormir pocas horas y de forma fragmentada (despertándose varias veces durante la noche) reduce la sensibilidad a la insulina y perjudica a la tolerancia a la glucosa, incluso entre jóvenes saludables. De manera que, como puedes imaginar, en las personas mayores los efectos serán mucho más radicales, ya que sus cuerpos son naturalmente menos resilientes.[3] Combina esto con la tendencia natural que tenemos a recurrir a los alimentos ricos en hidratos de carbono para obtener un refuerzo de energía rápido cuando estamos cansados, y las consecuencias son obvias. Hay un enorme conjunto de evidencias que conectan la falta de sueño crónica con el aumento de peso y la obesidad. El aumento de peso es el resultado de procesos bioquímicos complejos que no pueden resumirse en algo tan simple como comer mucho y moverse muy poco. Sin embargo, el consejo tradicional de «come menos y muévete más» no está tan desencaminado, y la insuficiencia de sueño podría influir en el comportamiento en ambas áreas: dormir poco hace que la gente se sienta cansada y con hambre, es decir, es más probable que coman más y hagan menos ejercicio.[4] Si alguien está cansado y hambriento, hay pocas probabilidades de que le apetezca ir al gimnasio.

Sin embargo, la obesidad es solo una de las posibles consecuencias de la insuficiencia de sueño. Se pueden producir problemas mucho más graves. Por ejemplo, debido al papel del sueño en la regulación de la señalización de insulina y en la distribución de la glucosa, la desregulación del sueño está estrechamente relacionada con la diabetes tipo 2.[5] Muchos de los enfermos de diabetes tipo 2 podrían padecer una apnea obstructiva del sueño no diagnosticada que obstaculizaría su control de la glucosa en la sangre incluso con medicamentos hipoglucemiantes y modificaciones dietéticas.[6] Algunos investigadores incluso defienden la hipótesis de que la apnea del sueño causa directamente resistencia a la insulina y diabetes tipo 2 debido al papel de la cantidad y la calidad adecuadas de sueño cuando se trata de ayudar a regular apropiadamente el control de la glucosa en la sangre y el sistema endocrino como un todo.[7]

Para tratar de revertir el daño metabólico que está impidiendo una función cognitiva saludable en un enfermo de alzhéimer, es útil pensar que dormir es «el ayuno del cerebro». Aunque este órgano permanece bastante activo a lo largo de las diversas fases del sueño, durante el sueño es también cuando elimina los desechos, las viejas células desgastadas, y entra en una especie de «minipurificación» cada noche. El sueño le permite al cerebro descansar y reajustarse, ¡y no olvides lo estresante que es no dormir bastante!

Aparte de las sensaciones fácilmente reconocibles de ansiedad e irritabilidad que experimentamos al no dormir lo suficiente, la falta de sueño está también asociada con niveles elevados de cortisol y resistencia a la insulina. Quizá este sea otro signo de cómo funciona nuestra programación prehistórica: si no dormimos lo suficiente, nuestro cerebro dará por hecho que debe de haber una razón. Tal vez se esté dando una situación amenazadora (un depredador cercano o un conflicto con una tribu vecina), de manera que nos conviene permanecer despiertos y estar muy alerta, con cortisol y glucosa corriendo por nuestras venas. Conclusión: duerme lo suficiente. Piensa que el sueño es la *vitamina S*, tan importante y necesaria como cualquier otra vitamina o mineral.

Los efectos perjudiciales de la insuficiencia y la baja calidad crónicas del sueño sobre la sensibilidad a la insulina, el control de la glucosa en la sangre y la fisiología del estrés deberían dejar claro que una de las cosas más importantes que se pueden hacer para mejorar la función cognitiva es dormir adecuadamente. Todos sabemos que tras una buena noche de sueño se tiende a pensar con mayor claridad y que, por el contrario, cuando nos pasamos la noche entera dando vueltas en la cama sin dormir, al día siguiente todo nos cuesta mucho trabajo, tanto a nivel cognitivo como emocional. Sin embargo, para el propósito específico de mejorar la cognición en personas afectadas por el alzhéimer o el DCL, tenemos mucho más que aprender sobre el sueño.

Los productos de desecho se transportan por diversas vías desde el cerebro y el sistema nervioso y se vierten en la corriente sanguínea para ser eliminados y excretados. Una de esas vías es el llamado sistema glinfático.[8] El sistema glinfático se encuentra más activo durante el sueño y está prácticamente desconectado durante las horas en las que permanecemos despiertos.[9] De hecho, los investigadores están estudiando la hipótesis de que esa exigencia biológica absoluta de sueño que comparten todas las especies animales podría deberse a que el cerebro necesita este tiempo de «desconexión» para eliminar los desechos potencialmente neurotóxicos.

Los patrones alterados del sueño y los ritmos circadianos interrumpidos juegan un papel en la patología y la progresión del alzhéimer, lo mismo que lo hacen en la obesidad, la resistencia a la insulina y el síndrome metabólico.[10] Los pacientes de alzhéimer suelen tener problemas para dormir y pueden levantarse muchas veces durante la noche o dormir o estar despiertos a horas inapropiadas. Todavía hay que determinar con seguridad si este ritmo circadiano alterado es causa o efecto de la enfermedad. Parece que sería una mezcla de ambos: a largo plazo, la falta de sueño o su mala calidad contribuyen al desarrollo del alzhéimer, y una vez que la enfermedad se ha afianzado y la comunicación neuronal saludable se deteriora, cada vez resulta más difícil dormir bien.[11] De manera que los patrones interrumpidos del sueño son a la vez el huevo y la gallina, pero las publicaciones científicas sugieren que dormir mal es un factor contribuyente inicial que luego termina generando un círculo vicioso.

El hecho de que dormir mal perjudique a la sensibilidad a la insulina, las hormonas del estrés y el control de la glucosa en la sangre debería ser suficiente para explicar, al menos en parte, la influencia de las alteraciones del sueño en la patología del alzhéimer. Sin embargo, hay otros efectos perjudiciales aun más fuertes que estos. La privación crónica del sueño incrementa la sedimentación de placas amiloides, y la acumulación de placas amiloides parece provocar alteraciones del sueño. Estudios realizados con ratones indican que una eliminación más eficaz de proteínas amiloides causa la normalización del ciclo de vigilia y sueño.[12] Ciertamente, el incremento de la duración del sueño podría ayudar al cerebro a eliminar más placas. La concentración de proteína amiloide sube durante la vigilia y baja durante el sueño,[13] es decir, presenta un patrón «diurno». Esto se debe en parte a la intensa actividad del sistema glinfático: la eliminación de proteínas beta-amiloides (que si se dejan acumular forman las famosas placas) se produce dos veces más rápidamente durante las horas del sueño que durante las de la vigilia.[14]

La enzima degradadora de insulina (EDI) es otro factor que podría afectar a la eliminación de proteínas amiloides durante el sueño. Recuerda que dos de los sustratos de esta enzima (es decir, las moléculas que son su objetivo), la insulina y la beta-amiloide, compiten por ella. Sin embargo, la afinidad de la EDI con la insulina es mucho mayor que con la beta-amiloide, de manera que siempre que hay cantidades apreciables de insulina en el cuerpo, se reduce la capacidad de la EDI de descomponer la amiloide. Una de las muchas cosas que ocurren durante el sueño es la normalización (o como mínimo una reducción) de los niveles de insulina. En las personas sanas, durante un largo periodo de sueño, los niveles de insulina regresan a una base de referencia relativamente baja. Incluso en alguien que sea resistente a la insulina, cuyos niveles de esta hormona sean anormalmente elevados casi todo el tiempo, puede que no se normalicen por completo para cuando esté despierto, pero serán más bajos de los que suelen estar durante el resto del día (el nivel de insulina en ayunas al despertar seguirá siendo alto comparado con el de un individuo sano, pero en comparación con los niveles normalmente elevados de esta persona estará en su punto más bajo o cerca de este). En este momento, como los niveles de insulina son bajos, esta ya no competirá tanto por la EDI, permitiendo así a la enzima centrarse en degradar las proteínas amiloides. Y recuerda, se cree que los pacientes de alzhéimer no producen un exceso de proteínas amiloides; más bien el problema es que las van acumulando porque no las eliminan eficazmente.

Teniendo en cuenta todo esto, nuestra inclinación a echarnos una siestecita cada vez que podemos podría ser un mecanismo evolutivo condicionado para asegurar que nuestro cerebro tenga tiempo de «sacar la basura» periódicamente. Por lo general, los desechos se eliminan más fácilmente del cerebro durante cualquier clase de sueño que cuando estamos despiertos, de manera que es fundamental dormir lo suficiente y dormir bien. Asimismo hay evidencias de que dormir de lado (en lugar de bocarriba o bocabajo) hace que la depuración de los desechos sea aún más eficaz, al menos en los roedores.[15] Todavía no podemos decir cuál es la posición óptima para dormir en los seres humanos, pero una cosa es segura: lo más importante es dormir, sea cual sea la postura en la que se haga.

Además de las horas que dormís tú o tu ser querido, algo de lo que hay que ser consciente es el entorno en el que lo hacéis. Nuestros ritmos circadianos, fuertemente arraigados, esperan que estemos despiertos durante las horas del día y durmamos cuando oscurece. Estar rodeados de mucha luz artificial poco antes de la hora de acostarnos y mientras dormimos puede engañar a nuestros cuerpos y hacerles creer que es de día; así produciremos menos melatonina, una hormona fundamental que regula los ritmos circadianos y nos ayuda a dormir y a permanecer dormidos. Procura eliminar toda la luz artificial que puedas del sitio en el que duermes. Esto significa que no haya despertadores digitales brillantes cerca de la cama, que la luz de la calle no entre en tu dormitorio y que no mires aparatos electrónicos con pantallas iluminadas justo antes de irte a dormir. Si entra mucha luz de fuera a través de la ventana, podrías comprar unas «cortinas opacas». Las hay en la mayoría de las tiendas de artículos para el hogar.

También podrías plantearte establecer una rutina para la «higiene del sueño». Además de apagar los aparatos electrónicos luminosos y brillantes, esto podría implicar apagar las luces aproximadamente una hora antes de acostarte, para relajar y aflojar el cuerpo con objeto de que se adapte a la noche. Si estás rodeado de luces, especialmente por encima de la cabeza, hasta el momento mismo de acostarte (o posiblemente incluso cuando estás ya en la cama), a tu cuerpo le costará entender la señal de que es de noche y ha llegado el momento de dormir (si es posible, usa lámparas de mesa con una luz tenue en lugar de luces deslumbrantes en el techo. Y si los interruptores tienen reguladores de intensidad, ¡úsalos!). Si te cuesta dormir, te recomiendo pastillas sublinguales de melatonina o infusiones de hierbas relajantes para favorecer un sueño reparador.

Exponerte lo suficiente a la luz del sol durante las primeras horas del día también puede ayudarte a regular tu ritmo circadiano y a hacer que duermas mejor por la noche.

19

EL AYUNO INTERMITENTE: ESTIMULA LAS CETONAS Y PERMITE QUE EL CEREBRO «HAGA LIMPIEZA»

Otra estrategia que podemos plantearnos adoptar como parte de nuestro modo de vida para ayudar a sanar un cerebro enfermo es el ayuno ocasional o intermitente. Después de haber insistido tanto en los alimentos y nutrientes hasta ahora, probablemente parezca un poco extraño que te hable sobre no comer. Sin embargo, hay una buena razón para ello. Quienes ayunan con una finalidad religiosa o espiritual suelen contar que han experimentado una tremenda claridad mental y un gran bienestar físico y emocional. Algunos incluso sienten una especie de euforia. Normalmente, se atribuye esto a alcanzar cierto grado de iluminación espiritual o nirvana, pero la verdad es mucho más prosaica y científica: ¡se trata de las cetonas!

Durante el ayuno, como los niveles de glucosa e insulina en la sangre permanecen bajos, el cuerpo comienza a usar la grasa como primera fuente de energía, y al metabolizar mayores cantidades de grasa, produce niveles superiores de cetonas. Como hemos visto, las cetonas son un combustible extraordinario para el cerebro. Cuando este órgano y el resto del cuerpo utilizan como combustible principal las cetonas y los ácidos grasos, respectivamente, las lagunas mentales, los cambios de humor y la inestabilidad emocional causados por las bruscas fluctuaciones de azúcar en la sangre se convierten en un problema del pasado, y la lucidez y la agilidad mental pasan a ser la norma.

El ayuno puede tener un valor terapéutico muy elevado para un enfermo de alzhéimer, y también para quienes sufren de formas más leves de deterioro y daños cognitivos. La digestión es un proceso que consume gran cantidad de energía. Normalmente, no pensamos que sea un «ejercicio», y aunque desde luego no es lo mismo que correr una maratón, a nivel celular la digestión es un ejercicio bastante fuerte (por alguna razón nos entra ese sueño después de la cena de Navidad o de cualquier otra comida opípara, y no tiene nada que ver con el triptófano que contiene el pavo. Sencillamente, la digestión requiere muchísima energía y, con el aumento del flujo de sangre y nutrientes dirigido a los órganos digestivos, queda menos para el resto del organismo). Durante un ayuno, cuando no entra comida en el cuerpo, este ya no tiene que emplear recursos en la digestión. En lugar de eso, puede concentrar su energía en depurar los viejos desechos celulares y reparar los tejidos dañados, factores cruciales para recuperar la cognición saludable.

El ayuno se ha practicado a lo largo de toda la historia por numerosas razones, y podría ser especialmente útil para las víctimas del alzhéimer, debido al papel de la enzima degradadora de insulina en la eliminación de las proteínas beta-amiloides, que afectan a las neuronas, forman productos finales de glicación avanzada y alteran la forma de las sinapsis neuronales. Recuerda que la insulina y la beta-amiloide compiten por la atención de la EDI, y que la insulina es su «ojito derecho». Esto significa que mientras los niveles de insulina sean elevados (como lo son frecuentemente en el contexto de la dieta moderna occidental rica en hidratos de carbono de los países industrializados, especialmente entre los millones de personas con resistencia a la insulina), la EDI dará prioridad a eliminarla, permitiendo así que se acumule la beta-amiloide. La EDI solo podrá dedicarse a las proteínas amiloides cuando los niveles de insulina sean bajos (como sucede con una dieta muy baja en hidratos de carbono y aún más durante el ayuno). Si has intentado ayunar en el pasado por motivos religiosos u otras razones y te resultó difícil, podría sorprenderte gratamente lo fácil que es una vez que tu cuerpo se adapta a funcionar a base de grasas. Al adaptarte a las grasas, dejas de estar sujeto a las fluctuaciones caprichosas del azúcar en la sangre —son esas subidas y bajadas las que hacen que la perspectiva de ayunar les resulte desoladora a quienes dependen de un consumo constante de hidratos de carbono para mantener altos sus niveles de energía—.

Una dieta baja en hidratos de carbono bien formulada debe impedir la hipoglucemia, así que probablemente tus mayores obstáculos al ayuno serán psicológicos, más que fisiológicos. En el mundo industrializado moderno, estamos acostumbrados a comer durante todo el día. Comemos cuando estamos contentos, tristes, aburridos, entusiasmados, estresados, solos, viendo la televisión, celebrando, doliéndonos de una pérdida y en general por cualquier motivo y por todos. Para poder ayunar de manera apropiada trata de olvidarte de la noción de que «se supone que debes» comer varias veces al día. No pasa nada (de hecho es beneficioso) por volver a sentir la sensación del hambre. Durante la mayor parte de la historia, el ser humano no ha dispuesto de grandes cantidades de alimento a las que poder acceder fácilmente en cualquier momento del día. El ayuno intermitente fue probablemente una parte habitual de la evolución humana, y es posible que nuestros cuerpos (y nuestros cerebros) se hayan acostumbrado a esperar periodos de escasez de alimentos. Como en el siglo XXI tenemos la suerte de disponer de comida abundante durante todo el año, ahora hemos de hacer un esfuerzo especial para imponernos a nosotros mismos esa escasez de alimentos con un propósito terapéutico. Estamos programados para pasar periodos de hambre y otros en los que comemos hasta saciarnos, pero debido a la abundancia de alimentos baratos que podemos encontrar prácticamente en cualquier sitio, vivimos en un festín continuo.

Uno de los investigadores más prominentes de los mecanismos y efectos bioquímicos del ayuno intermitente ha escrito que, en parte, este imita los efectos del ejercicio, como el incremento de los niveles del FNDC en el cerebro,[1] y «el FNDC aumenta la resistencia de las neuronas cerebrales a la disfunción y la degeneración en modelos animales de trastornos neurodegenerativos».[2] Además, ayunar también reduce el daño oxidativo en las células, y un dato fascinante: la restricción calórica (de la cual el ayuno es solo la forma más extrema) eleva «el número de células neurales generadas recientemente en el cerebro del adulto, lo que sugiere que estas modificaciones de conducta pueden incrementar la capacidad de plasticidad y autorrecuperación del cerebro».[3]

La restricción calórica y el ayuno intermitente inducen una serie de cambios bioquímicos beneficiosos casi demasiado numerosos para enumerarlos aquí.[4] Para la meta específica de sanar el cerebro afectado por el alzhéimer, uno de los efectos más importantes del ayuno es mejorar la sensibilidad a la insulina y facilitar el uso de las grasas y las cetonas como combustible. Aparte de eso, el ayuno provoca una especie de «estrés» en las células, pero un tipo de estrés beneficioso. El ejercicio hace lo mismo. Mucha gente hace ejercicio por propósitos relacionados con el estrés, y ciertamente puede ser muy eficaz para esto, al menos para el estrés psicológico. Sin embargo, a nivel celular, el ejercicio es físicamente estresante. Como mencioné antes, al adaptarse a este estrés, a esta tensión, es cuando el cuerpo se vuelve más fuerte y más resiliente. Con el cerebro sucede lo mismo. Las adaptaciones beneficiosas al «estrés» bioquímico del ayuno ayudan a proteger las neuronas contra la degeneración y la muerte.[5] Los estudios realizados con animales muestran que muchos de estos cambios positivos ocurren incluso sin ayunar, sencillamente dejando más espacio entre unas comidas y otras. Según los expertos en estos mecanismos, «curiosamente, incrementar el intervalo de tiempo entre comidas puede tener efectos beneficiosos en el cerebro y en la salud general de los ratones que son independientes del consumo acumulativo de calorías».[6] Esto significa que incluso cuando la ingestión total de alimento no se reduzca en absoluto (la cantidad de calorías sigue siendo la misma), el hecho de sencillamente dejar pasar más tiempo entre una comida y otra puede causar algunos de estos efectos beneficiosos (sí, es verdad que era un estudio con ratones, pero aun así es esclarecedor). De manera que en lugar del consejo convencional que puedes estar acostumbrado a oír de hacer varias comidas pequeñas durante todo el día, podría ser beneficioso consumir comidas más grandes con menos frecuencia

Otro beneficio del ayuno es un proceso llamado *autofagia*. Este es un término científico elegante que en realidad quiere decir «comerse a uno mismo». Simplificando, es la forma que tiene el cuerpo de reutilizar, reciclar y limpiar en general. Ese «comerse a uno mismo» describe lo que sucede en el interior de los tejidos: cuando el organismo ya no tiene que darle prioridad a la tarea monumental de la digestión (un proceso en el que normalmente participamos tres veces al día, y algunos más que eso), puede dedicar su atención a hacer limpieza. Es decir, sacar los desechos celulares viejos, gastados y que funcionan mal y eliminarlos por completo o utilizar algunos aminoácidos, azúcares y ácidos grasos para otras tareas o destinos estructurales. Hay que aclarar que la autofagia se produce continuamente en nuestro interior; es un proceso normal y beneficioso. Lo único que sucede es que aumenta durante el ayuno o durante una reducción calórica radical.

Algo que añadir al ayuno que podría acentuar su impacto es hacer ejercicio mientras se lleva a cabo. Para las personas mayores no es recomendable realizar un ejercicio intenso mientras ayunan, pero una manera de realzar el metabolismo de la grasa e incrementar aun más la producción de cetonas es dedicarse a una actividad más lenta, de baja intensidad. Podrías dar un paseo largo y tranquilo por la mañana, antes de comer nada (puedes tomar café o té si lo necesitas para «volver a ser humano». Añádele aceite de coco o de TCM ¡y tus motores se pondrán en movimiento a base de cetonas!).

No es necesario ayunar para seguir este plan, lo mismo que sucede con el ejercicio. Es solo una herramienta más de la caja de herramientas con las que luchamos por recuperar la salud cerebral si tú o tu ser querido os encontráis lo bastante bien como para utilizarla. Sin embargo, te repito que una vez que te adaptes a funcionar con la grasa, ayunar puede considerarse como darle un tiempo al cerebro para que se dedique a «hacer limpieza».

Hay muchas maneras de incorporar el ayuno a tu vida. Puedes experimentar con un ayuno de veinticuatro horas una vez a la semana, o dos o tres veces al mes, o plantearte el «ayuno intermitente», que puede llevarse a cabo de varias formas:

- Deja pasar al menos doce horas entre la cena y el desayuno. Por ejemplo, puedes terminar de cenar a las ocho de la noche y no volver a comer otra vez hasta la mañana siguiente, no antes de las ocho. Esta es una de las estrategias que emplea el doctor Bredesen, de quien hablé anteriormente, en el programa que ha usado para revertir el alzhéimer (por eso es por lo que salir a pasear o dedicarse a alguna otra actividad física por la mañana antes de desayunar puede ser útil; un paseo agradable con un buen paisaje de fondo puede ayudarte a dejar de pensar en el ayuno y permitirte retrasar tu desayuno un poco más).
- Consume tus comidas ciñéndote a una «ventana de alimentación de tiempo restringido», es decir, consume alimentos solo durante unas horas determinadas del día. Por ejemplo, come solo entre las diez de la mañana y las seis de la tarde, para tener una ventana de alimentación de ocho horas, o entre las diez de la mañana y las ocho de la noche, para una ventana de alimentación de diez horas.

Hay un número limitado de alimentos y bebidas que puedes consumir mientras ayunas y aun así seguir considerando que estás en estado de ayuno. Lo más importante es mantener bajos los niveles de glucosa e insulina. Esto significa evitar los hidratos de carbono por completo y consumir poca o ninguna proteína, pero quizá permitirte tomar pequeñas cantidades de grasa pura, que apenas perturban la insulina o no le influyen en absoluto, siempre que las consumas prácticamente sin hidratos de carbono ni proteínas.

Alimentos que puedes consumir durante un ayuno:

- Agua, ¡obviamente!
- Café.
- Infusiones de hierbas y té (verde o negro, lo que prefieras).
- Cantidades pequeñas de nata espesa (o lo que es lo mismo, nata batida espesa) para usar con el café o el té.
- Aceite de coco y aceite de TCM, solos o añadidos a una bebida caliente, o de 30 a 60 gramos de nueces de macadamia o pacanas.
- Grasa pura, un poco de mantequilla o una cucharada de aceite de oliva o de mantequilla de coco.
- Caldo (caldo casero de huesos o hecho con cubitos de caldo). Es beneficioso por su aporte en electrolitos importantes, especialmente el sodio.

Quizá te parezcan bastante extraños algunos de los alimentos que aparecen en la lista. El hecho de poder comer «solo un poco» podría permitiros a ti o a tu ser querido seguir un pequeño ayuno que de otro modo resultaría muy difícil. Y recuerda que la clave es evitar cualquier cosa que pueda afectar a los niveles de insulina y glucosa en la sangre, por eso es lógico escoger alimentos que sean grasas puras o casi. La primera vez que sigues una dieta muy baja en hidratos de carbono, puede parecerte una idea extravagante tomar una cucharada de aceite puro, pero a medida que progresas con este plan y este estilo de vida, quizá descubras, como lo han hecho muchos seguidores experimentados de esta dieta, que en realidad es bastante agradable. ¡Una cucharada de aceite de coco o de TCM durante un ayuno es, por encima de todo, un maravilloso «medicamento cerebral»!

UNAS PALABRAS DE ADVERTENCIA

Ayunar podría no ser apropiado para cualquiera. Como siempre, consulta con tu médico antes de embarcarte en un ayuno para determinar si es adecuado para ti o tu ser querido. Todo el mundo debería consultarlo primero con su médico, pero especialmente quienes tienen diabetes, ya que quizá haya que cambiar las dosis de medicamentos para evitar episodios peligrosos de hipoglucemia. Además, ayunar no es recomendable para individuos de edad avanzada que podrían tener insuficiencia de peso.

CUARTA PARTE

PREPÁRATE PARA EL ÉXITO: MÁS ALLÁ DE LA ALIMENTACIÓN Y EL ESTILO DE VIDA

En esta sección dejaremos a un lado la alimentación y el modo de vida para tratar otros factores que pueden ayudarte a seguir este plan para nutrir el cerebro. Hablaremos de lo que debes esperar al adaptarte al cambio de dieta, las maneras de mejorar al máximo la función digestiva para asegurar que absorbes los maravillosos nutrientes que estás comiendo, y de la importancia del apoyo moral para no desviarte de la senda. También hablaremos sobre los asuntos críticos de la medicación y las contraindicaciones para este tipo de dieta.

20

UNA GUÍA PARA EFECTUAR
LA TRANSICIÓN

L a información básica necesaria para adoptar una dieta estimulante del cerebro baja en hidratos de carbono y rica en grasas es sencilla, pero antes de comenzar, hay unas cuantas cosas importantes que has de saber
con objeto de modificar las estrategias de dieta y estilo de
vida para que encajen mejor con tus necesidades o las de
tu ser querido. En este capítulo trataremos asuntos como
la medicación, qué esperar cuando efectúas un cambio tan
radical de alimentación, cómo pueden seguir un plan bajo
en hidratos de carbono los vegetarianos y los veganos y si
hay alguien que no debería seguir este tipo de dieta.

¿CAMBIO RADICAL O GRADUAL?

Lanzarte de golpe y cambiar la manera en que tú o tu
ser querido coméis de la noche a la mañana o bien adaptarte a esta estrategia gradualmente es una decisión que
depende solo de ti. Debes hacer aquello con lo que te
sientas cómodo, pero mi recomendación es que empieces

inmediatamente. Estamos en una carrera contra el daño nutricional y medioambiental que tu cerebro lleva sufriendo desde hace mucho. En mi opinión, ya no hay tiempo que perder.

Sin embargo, si la idea de hacer una transición gradual hacia un consumo reducido de hidratos de carbono te resulta más atractiva, actúa en consecuencia. Sería conveniente que registraras tu consumo habitual de carbohidratos durante unos pocos días para tener una base de referencia o punto de partida, para saber cuántos consumes normalmente. Tendrás que determinar por ti mismo cómo abordar la reducción gradual, si este es el método que eliges. Quizá empieces con un 25% menos durante una semana o dos y luego pases a un 50% menos, y después a un 75%. O tal vez prefieras consumir comidas bajas en hidratos de carbono durante el desayuno y la comida y «reserves» estos nutrientes para la cena (esta podría ser mejor estrategia que consumir esos hidratos de carbono durante el desayuno, ya que corres el riesgo de sentir antojos de más a medida que avanza el día. Además, recuerda que los niveles de insulina normalmente están en su punto más bajo por la mañana. Este sería el peor momento para elevarlos por medio de unos cereales, una tostada o un vaso de zumo). Sea cual sea la estrategia que uses, asegúrate de reducir la cantidad de hidratos de carbono que consumes conforme va transcurriendo el tiempo. Para obtener los beneficios neurológicos y cognitivos de una dieta baja en hidratos de carbono, tendrás que alcanzar un nivel de ingesta lo bastante bajo para mantener niveles de insulina relativamente bajos y generar al menos cierta cantidad de cetonas.

Otra manera de enfocar la transición gradual es ir eliminando alimentos de tu dieta poco a poco, de manera que pasado un tiempo los alimentos más perjudiciales ya no sean parte de tu rutina. Por ejemplo, durante la primera semana el único cambio que tienes que hacer es eliminar la pasta (o el arroz, el pan o cualquier otro alimento por el que decidas empezar). La semana siguiente, elimina las legumbres, quizá, o las patatas. Al final, llegará un momento en el que tu dieta ya no incluya ninguno de estos alimentos, pero tu transición a una dieta baja en hidratos de carbono te habrá resultado más llevadera y menos intimidatoria.

Independientemente de si te lanzas de lleno o haces una transición gradual, hay varias cosas que debes tener presentes antes de adoptar esta dieta para ayudar al cerebro. Empezaremos con las dos más importantes: cómo podría interactuar la dieta con los medicamentos que son habituales entre las personas mayores y los diabéticos (los dos grupos con más probabilidades de sufrir deterioro cognitivo o alzhéimer) y quién debería abstenerse de seguir una dieta cetogénica.

UNAS PALABRAS SOBRE LA MEDICACIÓN

Al llevar a cabo esta estrategia nutricional, el cambio radical de alimentación tendrá efectos intensos e inmediatos en tu fisiología. Esto significa que los efectos de cualquier medicamento que estés tomando pueden alterar tu metabolismo. Es de una importancia crucial que seas consciente de esto y que, con la ayuda de tu médico o de otro profesional cualificado de la salud, establezcas un plan para actuar en consecuencia. *Nota*: no alteres la medicación por tu cuenta. Consulta siempre con tu médico o con un profesional cualificado de la salud para examinar los cambios que se producen en tu cuerpo y para determinar el curso apropiado de acción. Pero ten iniciativa, porque algunos cambios importantes se producirán muy rápidamente, a veces a los dos días de iniciar la dieta.

Medicamentos para la presión arterial (betabloqueantes, bloqueantes del canal de calcio y otros)

Uno de los cambios más rápidos que se producen al adoptar una dieta baja en hidratos de carbono es la reducción de la presión arterial. Por supuesto, esta es una noticia excelente si sufres de presión arterial elevada. Sin embargo, si actualmente estás tomando algún medicamento para controlarla, debes tener en cuenta que combinar ese medicamento con una dieta baja en hidratos de carbono podría hacer que tu presión arterial bajara hasta un nivel peligroso.

Si tú o la persona que estás cuidando estáis siguiendo una dieta baja en sodio para la hipertensión por prescripción médica, tened en cuenta que los niveles de insulina tienen una mayor influencia que el sodio dietético en la presión arterial. La insulina es uno de los factores que más influyen en la manera en que los riñones retienen los minerales y los electrolitos (especialmente el sodio), y una reducción significativa de sus niveles, como la que podría esperarse con una dieta muy baja en hidratos de carbono, hace que el cuerpo excrete más sodio que cuando los niveles de insulina son altos.[1] Además, cada vez hay más pruebas que señalan que el azúcar, más que el sodio, es el principal impulsor de la hipertensión, lo que ha llevado a algunos investigadores a escribir que estamos culpabilizando a los «cristales blancos equivocados».[2] No es casualidad que mucha gente que adopta una dieta baja en hidratos de carbono sea capaz de dejar de tomar sus fármacos para la presión arterial, porque la dieta es una forma natural y poderosísima de bajarla.

Insulina y agentes antidiabéticos orales

A estas alturas debería estar claro que una de las características de una dieta baja en hidratos de carbono es una reducción de los niveles de glucosa e insulina en la sangre durante el ayuno y también posprandial (después de las comidas). Seguramente necesitarás mucha menos insulina de la que estás acostumbrado a tomar. Lo mismo puede decirse de cualquier medicamento oral que estés tomando para controlar los niveles de glucosa o insulina en la sangre. Debes tener presente esto cuando te administres insulina para no provocar una situación de hipoglucemia que podría ser peligrosa. *Nota*: tu idea de lo que constituye un nivel bajo de glucosa en la sangre cambiará como consecuencia de esta dieta. Antes habrías empezado a sentir síntomas de bajón cuando tu glucosa estaba alrededor de 70, 80 o incluso 90 mg/dL. Esto es así porque tu cuerpo puede haber estado acostumbrado a funcionar a 150-200 mg/dL o incluso a más. Lo cierto es que los niveles de glucosa en la sangre que oscilan entre los 70 y los 80 mg/dL son totalmente normales y saludables; por eso, siempre que tengas bastantes ácidos grasos y cetonas que sirvan de combustible al cerebro y al resto del cuerpo, no deberías experimentar síntomas de hipoglucemia dentro de ese rango.

Anticoagulantes

El cambio radical de nutrición afectará a la viscosidad de tu sangre. El efecto es todavía mayor si tomas suplementos de aceite de pescado o incrementas tu ingestión de pescado graso, aceite de linaza u otros suplementos y alimentos ricos en omega-3 (piensa que el aceite de pescado es un anticoagulante natural). La sangre puede diluirse también ligeramente de manera natural debido a que hay mucha menos glicación en ella y en los vasos sanguíneos. Si tu sangre es menos «viscosa» y los vasos sanguíneos son más flexibles, correrá por ellos con fluidez y suavidad. Si estás tomando un fármaco para diluir tu sangre o impedir la coagulación (como Coumadin, Warfarin, Plavix o incluso aspirina infantil), por favor consulta con tu médico para que te examine y evalúe si debes seguir tomándolo o dejarlo.

Antiácidos con o sin receta

El uso prolongado de fármacos que bloquean o suprimen la secreción de ácido gástrico, como los inhibidores de la bomba de protones, antagonistas de los receptores de H2, Pepcid, Rolaids, Tagamet, Tums, y Zantac te impedirá digerir, absorber y asimilar adecuadamente los nutrientes de los alimentos. No sirve para nada tomar alimentos sanos para curar tu cerebro si tu capacidad digestiva se ve afectada por fármacos que han sido diseñados específicamente para interferir en el proceso digestivo. Quizá te sorprenda comprobar que este cambio de dieta reduce en gran medida tu necesidad de tomar estos medicamentos. Según miles de personas que han adoptado dietas bajas en hidratos de carbono, el reflujo ácido y la enfermedad del reflujo gastroesofágico desaparecieron al poco tiempo de dejar de consumir cereales, sí, incluso esos «cereales integrales buenos para la salud» (cubriremos en detalle la función digestiva en el capítulo 21).

Medicamentos para bajar el colesterol

Reducir la síntesis endógena de colesterol del cuerpo choca frontalmente con tratar de incrementar la cantidad de colesterol nutritivo y estimulante del cerebro al que nos conviene tener acceso. Recuerda que esta sustancia es absolutamente esencial para un cerebro sano. Si estás tomando un medicamento para reducir el colesterol, como estatinas, consulta con tu médico la posibilidad de disminuir gradualmente la dosis o posiblemente dejar de tomarla por completo ya que es un obstáculo para recuperar la función cognitiva saludable. Otros tipos de medicamentos que reducen los niveles de colesterol (como la colestiramina y otros secuestradores del ácido biliar) trabajan con un mecanismo bioquímico diferente y no tienen los efectos devastadores de las estatinas.

Fármacos glucocorticoides y esteroides

Los fármacos glucocorticoides y esteroides son tipos de cortisoles sintéticos que se suelen recetar como calmantes y antiinflamatorios (algunos de los nombres comunes de estos medicamentos son cortisona, prednisona y dexametasona). Son especialmente frecuentes en pacientes con artritis y artritis reumatoide, un grupo de población que coincide en gran parte con la población de pacientes de alzhéimer y deterioro cognitivo. Los corticosteroides, al igual que la propia hormona del cuerpo, el cortisol, pueden elevar la glucosa de la sangre, que es justo lo contrario de intentar mantener los niveles de insulina bajos y facilitar la producción de cetonas para nutrir a las neuronas afectadas. La buena noticia es que las dietas bajas en hidratos de carbono son maravillosas para reducir de forma natural el dolor y la inflamación de las articulaciones (no hay nada más inflamatorio que una elevación crónica de los niveles de glucosa e insulina en sangre, sobre todo cuando esto se combina con una gran cantidad de aceites vegetales ricos en omega-6), de manera que, una vez que tu cuerpo haya pasado a utilizar las grasas como combustible, podrías notar que tu necesidad de esos medicamentos se ha reducido en gran medida. Si con el tiempo descubres que no es así, podrías plantearle a tu médico cambiar los glucocorticoides por suplementos nutricionales (como omega-3 y curcumina), que no interfieran en los niveles de azúcar e insulina en la sangre.

¿HAY ALGUIEN QUE NO DEBERÍA SEGUIR UNA DIETA BAJA EN HIDRATOS DE CARBONO?

La estrategia dietética baja en hidratos de carbono expuesta en este libro se ha usado de forma segura para tratar todo tipo de problemas de salud, desde la epilepsia y la diabetes (tanto la tipo 1 como la tipo 2) hasta las enfermedades del corazón. Es una dieta que favorece la salud y la restaura. Dicho esto, hay algunas personas para quienes no es apropiada, o que requerirían un atento seguimiento médico. La siguiente es una lista de las enfermedades[*] para las cuales la dieta cetogénica está absolutamente contraindicada:[3]

- Deficiencia de carnitina (primaria).
- Deficiencia de carnitina palmitoiltransferasa I o II.
- Deficiencia de carnitina translocasa.
- Defectos de beta-oxidación.
- Deficiencia de 3-hidroxi-3-metilglutaril-CoA sintasa mitocondrial (mHMGS).
- Deficiencia de acil deshidrogenasa de cadena media.
- Deficiencia de acil deshidrogenasa de cadena larga.
- Deficiencia de acil deshidrogenasa de cadena corta.
- Deficiencia de 3-hidroxiacil-CoA de cadena larga.
- Deficiencia de 3-hidroxiacil-CoA de cadena media.
- Deficiencia de piruvato carboxilasa.
- Porfiria.

Con otras enfermedades la dieta no tendría por qué estar terminantemente prohibida, pero si padeces alguna de las siguientes, consulta con tu médico para decidir si esta alimentación te conviene o no:

- Función hepática reducida.
- Función renal reducida.
- Obstrucción del conducto biliar o hepático.

---

* La mayoría de estas enfermedades son identificadas en los primeros años de vida, aunque la porfiria puede desarrollarse a cualquier edad.

Aunque esta no es una dieta «rica en proteínas», puede contener más proteína de la que estás acostumbrado a consumir. Para una persona sana esto no supone ningún problema, y la investigación ha demostrado que ingerir proteína en grandes cantidades no causa daños al hígado ni a los riñones.[4] Sin embargo, si tienes una afección preexistente que afecte a tu función renal o hepática y decides seguir esta dieta, deberías extremar la precaución y pedirle a tu médico que te haga exámenes de laboratorio periódicamente.

¿Qué sucede si me han extraído la vesícula biliar?

Puedes seguir esta dieta sin ningún problema aunque no tengas vesícula biliar, incluso si tu médico te ha recomendado seguir una dieta baja en grasas (como se suele hacer tras la extracción de la vesícula). Si quieres más información sobre cómo ayudar a tu función digestiva, especialmente en lo referente a la vesícula y la digestión de grasas, consulta el capítulo 21.

¿Puedo seguir esta dieta si sigo la tradición *kosher* o *halal* o evito determinados alimentos por otras razones religiosas?

Sí, sin duda. Solo tienes que evitar los alimentos que te prohíbe tu religión, y tomar los otros. En esta dieta no hay ningún alimento indispensable, de manera que no comer cerdo, mariscos, ternera o cualquier alimento específico que prohíba tu religión no supone un problema. Sean cuales sean los alimentos que consumas, lo importante es que tomes muy pocos hidratos de carbono, mucha grasa y la cantidad apropiada de proteína.

¿Puedo seguir esta dieta si soy vegetariano?

Sí, pero...

Esta dieta se centra en las grasas y proteínas de origen animal. Si eres ovolactovegetariano (es decir, consumes productos lácteos y huevos), puedes beneficiarte enormemente de seguir esta dieta, ya que podrás obtener un número suficiente de calorías y nutrientes del queso, los huevos (especialmente las yemas), la mantequilla, el requesón, etc. Si, a pesar de conseguir la proteína completa de los huevos y los productos lácteos, ves que tienes una ligera falta de proteína, podrías plantearte tomar un suplemento proteínico (como el suero de leche), porque hay que restringir una de las fuentes principales de proteína de la dieta vegetariana, las legumbres, debido a su contenido en hidratos de carbono. Para obtener el máximo beneficio de esta estrategia dietética, te animo a que te plantees añadir alimentos de origen marino a tu dieta. Puedes comenzar por los bivalvos y moluscos (ostras, almejas, mejillones y vieiras), si prefieres volver a comer alimentos marinos de una manera gradual. Estos son especialmente ricos en algunas de las vitaminas y minerales que más necesita un cerebro debilitado (como la B_{12}, el cinc y el selenio). No hay ningún problema si prefieres obtener la mayoría de las grasas de fuentes vegetales, como el aceite de oliva, el aguacate, los frutos secos y las semillas, pero recuerda la importancia crucial de los nutrientes que se encuentran más biodisponibles en las fuentes animales que en las vegetales.

Esta dieta será mucho más difícil de seguir siendo vegano. Sin embargo, si prefieres hacerlo así, hay formas de aplicar al menos parte de sus directrices sin que tengas que tomar ningún alimento de origen animal. Le harás a tu cerebro un favor extraordinario al reducir en la medida de lo posible el consumo de azúcar y cereales y obtener la mayor parte de las calorías de grasas saludables (como el aguacate, el aceite de oliva, los productos derivados del coco, los frutos secos y las semillas) y de verduras y frutas de índice glucémico reducido. Debido a la restricción de legumbres, es probable que necesites una fuente de proteínas complementaria. Puedes tomar proteínas de guisantes, cáñamo o arroz. No recomiendo la proteína de soja. Si quieres seguir obteniendo parte de tus proteínas y nutrientes de legumbres o leguminosas, las lentejas son ricas en nutrientes y para muchas personas tienen un impacto glucémico relativamente bajo.

Como mencioné anteriormente, no estoy sugiriendo que las legumbres y las verduras ricas en almidón sean «perjudiciales» para la salud o que no sean nutritivas. Son alimentos saludables que han nutrido a poblaciones sanas y fuertes durante siglos. Sin embargo, ten en cuenta que la estrategia dietética que presento aquí tiene como objetivo específico inducir un cambio metabólico en el cuerpo que le haga prescindir de la glucosa como combustible principal. De manera que aunque una dieta rica en hidratos de carbono podría ser perfectamente adecuada para individuos jóvenes, sanos y en forma, se necesita otro enfoque para las personas mayores que presentan señales y síntomas de trastornos metabólicos y deterioro cognitivo. Aun así, una dieta vegana que priorice las grasas saludables, no contenga cereales ni azúcar refinado y sea relativamente baja en almidones puede ayudar mucho a mejorar la sensibilidad a la insulina y la salud metabólica en general.

Ciertos nutrientes que son fundamentales para una función cognitiva y mitocondrial saludables solo pueden encontrarse o son más biodisponibles en fuentes animales que en plantas, como el DHA y el EFA preformados (las grasas omega-3 de cadena larga, en lugar del ALA que se encuentra en las plantas), el cinc, el hierro y la vitamina B_{12}. Si eres vegano, te animo a reconsiderar tus convicciones con respecto al consumo de alimentos de origen animal que durante miles de años han alimentado a los seres humanos. Volver a introducir esos alimentos en tu dieta podría salvarte, literalmente, la vida. Por lo menos, plantéate volver a introducirlos durante un periodo de sesenta a noventa días. Si no notas ningún cambio en tu función cognitiva y en tu salud general, puedes volver a comer como antes, alimentos exclusivamente vegetales. Si durante mucho tiempo has sido ovolactovegetariano o vegano y decides volver a comer carne de músculos o vísceras, quizá te vengan bien unos suplementos de apoyo digestivo, como los que describo en el capítulo 21, para ayudar a tu cuerpo a reajustarse.

Quedarás gratamente sorprendido cuando veas cuántas recetas vegetarianas encuentras en los libros de cocina baja en hidratos de carbono. Como normalmente las dietas bajas en hidratos de carbono no utilizan cereales, legumbres y verduras ricas en almidón, quienes las siguen están acostumbrados a cocinar platos creativos usando las verduras permitidas. Al contrario de la imagen que presentan los medios de comunicación, la comida de este tipo de dietas no se reduce a hamburguesas sin pan con bacon y queso. Naturalmente, no tienes que dejar las ricas verduras y frutas bajas en azúcar que te gustan; basta con que prescindas de las que tienen un contenido elevado en hidratos de carbono.

CUIDADO CON LA «GRIPE» DE LA REDUCCIÓN DE HIDRATOS DE CARBONO

Recuerda que estás haciendo un cambio radical en tu dieta. La transición de obtener la energía de los hidratos de carbono a obtenerla de la grasa conmocionará tu cuerpo. Habrá un periodo de ajuste, y es importante saber cómo hacer ese cambio de la manera más fácil y cómoda posible. Durante los primeros días, quizá experimentes síntomas parecidos a los de la gripe y, de hecho, te sientas un poco peor antes de empezar a sentirte mejor. Tenlo presente y prepárate. Es completamente normal y pronto terminará. Literalmente estás pasando por el síndrome de abstinencia de una droga (el azúcar) y es natural que al principio experimentes algunas sensaciones desagradables.

Algunos de los síntomas que puedes experimentar mientras tu cuerpo aprende a hacer el cambio de combustible son:

- Dolores de cabeza (pueden ser intensos).
- Náuseas.
- Mareos.
- Irritabilidad.
- Falta de energía.
- Hipoglucemia.
- Reducción del apetito (al principio).

Por favor, no te alarmes ni te desanimes. Lo superarás, y una vez que lo hagas, seguramente te sentirás muchísimo mejor. Esta transición temporal difícil es el pequeño precio que hay que pagar por darle a tu cerebro la oportunidad de curarse. Lo peor pasará en unos pocos días. Pero para ayudar a que te sea lo más leve posible, aquí tienes algunos de los síntomas que puedes observar y unos consejos para superarlos:

Deshidratación

Bebe agua. En grandes cantidades. Podrías sentirte deshidratado por la enorme cantidad de agua que eliminará tu cuerpo en los primeros días. Esto sucede porque te irás desprendiendo de los hidratos almacenados (glucógeno) en tu organismo. Junto con el glucógeno nuestros cuerpos almacenan agua. De hecho, por cada gramo de glucógeno que almacenamos, tenemos casi dos veces y media más agua. De manera que durante los primeros días de la reducción de hidratos de carbono, mientras quemas ese glucógeno, perderás una buena cantidad de agua con él. Podrías añadir gotas de oligoelementos al agua que bebes. Algunos de los síntomas que hemos visto anteriormente son consecuencia de un desequilibrio de electrolitos debido a cambios en la manera en que tu cuerpo retiene el agua y los minerales cuando hay una ingestión reducida de almidón. No esperes a sentir sed para beber. Si es posible, ten agua siempre cerca de ti y bébela durante todo el día. Es recomendable que bebas al menos unos 2 litros de agua al día, pero el té y el café también cuentan.

Calambres musculares o en las piernas

Al principio, con toda el agua que pierdes, perderás también algunos minerales (piensa que es como si los arrastrara el agua). Ciertos minerales y electrolitos son importantes para la contracción y relajación del músculo, y, a veces, los calambres en las piernas u otros dolores musculares se deben a desequilibrios de esos minerales. Por lo general, los calambres se alivian aumentando la cantidad de potasio y magnesio por medio de suplementos. Puede que tengas muy poco sodio, ya que tu ingestión de sal disminuirá drásticamente al eliminar los alimentos preparados, ricos en hidratos de carbono, que están repletos de sal y conservantes. No tengas reparo en añadir sal a los alimentos. La comida natural, integral, sin procesar, tiende a ser muy baja en sodio, por lo que puedes añadirle algo de sal mientras la cocinas o en la mesa. El sodio es un nutriente esencial, y en una dieta baja en hidratos de carbono es especialmente importante (te recomiendo que utilices sal sin refinar, como la de las marcas Redmond's Real Salt o Celtic Sea Salt, pero la sal normal y corriente que venden en el supermercado también es válida. ¡No hay necesidad de buscar una de esas sales elegantes y caras de color rosa, rojo o negro que vienen de lugares exóticos!). Si sufres de fatiga o calambres musculares, podrías tomar una taza o dos de caldo hecho con cubitos.

Mal aliento

Si notas un regusto metálico, o sencillamente desagradable (o tu cónyuge o ser querido tienen la valentía de decírtelo) en la boca, esta es una señal clara de que tu cuerpo ha pasado a funcionar con grasas. En las primeras fases de reducir drásticamente tu ingestión de hidratos de carbono, descompondrás la grasa a un ritmo tan elevado que los subproductos de las cetonas sobrepasarán la capacidad de tu cuerpo para metabolizarlos y algunos de ellos se eliminarán a través de tu aliento, sudor y orina. Cuando salen por el aliento, saben y huelen a acetona (de hecho, eso, acetona, es exactamente lo que son las cetonas del aliento). El mejor remedio para el «cetoaliento» es permanecer hidratado bebiendo mucha agua. De vez en cuando puedes tomar un caramelo de menta o un chicle sin azúcar; una manera muy natural de refrescar el aliento es masticar hojas frescas de menta o de perejil.

Reducción del apetito

Cuando tu cuerpo pasa a funcionar con grasas, puedes encontrarte con que tu apetito ya no es el que era. Esto se debe a que, a un nivel celular, tu cuerpo ya está comiendo, está «comiéndose» la grasa que tiene almacenada, y como incluso una persona delgada tiene un suministro relativamente abundante de grasa corporal que puede utilizar, es posible que no sientas tanto apetito como estabas acostumbrado a sentir, o al menos no tan a menudo. No te obligues a comer. No hay ningún problema por que te saltes alguna comida o comas menos cantidad. Sin embargo, si la falta de apetito persiste durante varios días y empiezas a sentirte letárgico (con poca energía), intenta comer algo de grasas y proteínas. Una falta prolongada de apetito puede hacer que pases mucho tiempo sin suficientes calorías, y la falta de energía podría significar sencillamente que necesitas algo de combustible. Esto tiene una importancia especial si tú o la persona que cuidas pesáis menos de lo normal (como les ocurre a muchas personas mayores, por lo que es importante que coman lo suficiente). Tomar leche de coco es una manera excelente de conseguir fácilmente una gran cantidad de calorías de la grasa, añadiéndole el estímulo cerebral de los triglicéridos de cadena media.

Estreñimiento

En algunas personas, este cambio drástico en la dieta afectará a los hábitos intestinales. Esto se debe en parte a cómo retiene el cuerpo el agua, y también a toda la reducción general de fibra de cereales integrales e incluso de verduras. Quizá una ingestión relativamente inferior de potasio tenga también algo que ver, por lo que podría ser conveniente tomar un suplemento de este elemento. Consumirás una gran cantidad de verduras ricas en fibra, pero habrás eliminado los cereales de salvado, las barritas de fibra, el zumo de ciruela y otros alimentos que quizá consumieras anteriormente para mantener la regularidad intestinal. Si el estreñimiento te supone un problema, te recomiendo que tomes infusiones laxantes. Hay dos bastante buenas: Smooth Move, de la marca Traditional Medicinals, y Get Regular, de la marca Yogi. Puedes encontrarlas en la mayoría de las tiendas de productos naturales, así como en cualquier supermercado bien surtido, y por Internet. En estos mismos sitios también puedes encontrar cáscara de psilio, que es un buen suplemento de fibra. Otro método para aliviar el estreñimiento es tomar suplementos de citrato de magnesio: añade el polvo de citrato de magnesio a agua fría o caliente por la noche antes de acostarte. Una marca que puedes adquirir en las tiendas de productos naturales y por Internet es Natural Calm. Está disponible en varios sabores deliciosos endulzados con estevia. Puedes tomarlo más temprano, durante el día, pero te recomiendo por la noche porque, además de sus efectos laxantes, el citrato de magnesio es un relajante muscular natural y a algunas personas les ayuda a dormir.

Tus movimientos intestinales no son lo único que puede cambiar debido a las modificaciones en tu alimentación. Como dejarás de comer alimentos que antes eran la base de tu dieta, y posiblemente introducirás otros que son nuevos para ti, es importante que te asegures de que tu sistema digestivo está preparado para esta tarea. Muchas personas mayores tienen problemas digestivos. Garantizar una buena función digestiva es el tema del próximo capítulo.

21

AYUDA PARA UNA FUNCIÓN DIGESTIVA SALUDABLE

El cambio radical de dieta que vas a realizar requiere un buen funcionamiento digestivo. Probablemente consumirás más grasa y proteína que antes, por eso es importante que tengas una producción adecuada de ácido gástrico, bilis y enzimas digestivas pancreáticas para poder descomponer y absorber todos los maravillosos nutrientes de estos alimentos. No sirve de nada comer alimentos nutritivos para el cerebro si tu función digestiva está dañada.

Desgraciadamente, el «fuego digestivo» se va apagando de manera natural con la edad. La producción de ácido gástrico, bilis y enzimas digestivas durante la vejez no suele ser como en la juventud. Además, hay complicaciones adicionales que afectan a la digestión en las personas mayores, como prótesis dentales mal ajustadas, músculos de la mandíbula debilitados, deterioro dental y otros problemas de la cavidad oral que podrían ocasionar dificultades para masticar y tragar. Esa es la razón por la que muchos ancianos prefieren cenar un plato de fideos o unas rebanadas de pan en lugar de una chuleta de cerdo (además, los alimentos ricos en hidratos de carbono parecen más fáciles de preparar. Para algunos octogenarios que viven solos, hervir unos macarrones o calentar en el microondas un bol de avena es una tarea menos complicada que asar un filete). Estos problemas no tienen por qué interferir en el seguimiento de una dieta baja en hidratos de carbono y rica en grasas. Se pueden hacer modificaciones fáciles para que tu ser querido pueda comer con facilidad y comodidad los alimentos apropiados. Pero, primero, veamos brevemente algunos conceptos básicos sobre la digestión.

La producción de ácido gástrico disminuye con la edad, por lo tanto es posible que tú o la persona que cuidas no produzcáis una cantidad saludable. Algunos síntomas de esta disminución son hinchazón, gases, sentirse excesivamente lleno tras las comidas (parece como si tuvieras un ladrillo en el estómago) e, irónicamente, acidez o reflujo ácido. Sí, es verdad: el reflujo ácido suele deberse a una falta de ácido gástrico en lugar de a un exceso. Hay incluso un libro fascinante sobre este tema escrito por un médico, Jonathan Wright, en colaboración con la doctora Lane Lenard, llamado *Why Stomach Acid Is Good for You* (Por qué te conviene tener ácido gástrico).[1] Resumiendo, se supone que el estómago ha de ser ácido. El pH del ácido gástrico (ácido clorhídrico, HCl) es aproximadamente 0,8 –¡se trata de un ácido muy fuerte! (en la escala de pH, que mide la acidez y la alcalinidad, 7,0 es neutral. Los números inferiores son ácidos; los superiores, alcalinos. Es una escala logarítmica, de manera que el pH6 es diez veces más ácido que el pH7, y el pH5 es cien veces más ácido que el pH7. Así que puedes ver que el ácido gástrico es extremadamente fuerte)–. El estómago tiene que ser muy ácido porque la acidez ayuda a preparar las proteínas para que sean descompuestas y digeridas en una zona más avanzada del tracto gastrointestinal, y hay enzimas digestivas segregadas en el estómago que funcionan estupendamente solo en un entorno muy ácido. Es más, la acidez de los contenidos estomacales cuando llegan a la primera parte del intestino delgado es lo que provoca la secreción de otras enzimas digestivas en el páncreas, que ayudan a descomponer las proteínas, las grasas y los hidratos de carbono. De manera que si el estómago fuera menos ácido de lo que se supone que debería ser, la totalidad de la cascada digestiva se vería afectada.

Una de las razones por las que se asocia el reflujo ácido y la acidez estomacal con un nivel bajo de ácido gástrico es que no hay suficiente ácido para comenzar la descomposición de los alimentos tan rápida y eficientemente como debería hacerse; por lo tanto, los alimentos permanecen en el estómago durante más tiempo del que deberían. Empiezan a fermentar y a entrar en un estado de putrefacción, y esto genera el gas burbujeante que vuelve al esófago en un reflujo, causando esa sensación familiar de quemazón e irritación que identificamos como ardor de estómago. Así que, ya ves, en muchos casos cuando sufres de indigestión, lo que necesitas es más ácido gástrico, en lugar de menos, y los antiácidos sin receta solo sirven para empeorar el problema. A corto plazo proporcionan un alivio inmediato de los síntomas, pero no hacen nada para solucionar la causa subyacente del problema a largo plazo. Si tú o la persona que cuidas estáis tomando un medicamento antiácido con prescripción médica, sed conscientes de que esto perjudica seriamente vuestra capacidad de digerir la comida y absorber y asimilar los nutrientes que contiene, nutrientes que el cerebro afectado por el alzhéimer, debilitado y desnutrido, necesita desesperadamente. Consultad con vuestro médico para ver si podéis reducir la dosis o, quizá con el tiempo, dejar de tomar el medicamento por completo.

Si, en alguna ocasión, tomas antiácidos sin receta para el ardor de estómago y la indigestión, podrías plantearte dejarlos y estimular tu acidez estomacal de forma natural. Recuerda que, muy a menudo, lo que necesitas es más acidez, no menos. Hay varias maneras de reforzar la acidez estomacal naturalmente y ayudar a una digestión sana:

- Puedes tomar dos o tres cucharadas de vinagre de sidra de manzana de diez a quince minutos antes de las comidas (puedes diluirlo en una pequeña cantidad de agua). Cualquier tipo de vinagre ayudará a la digestión, de manera que plantéate usar vinagretas caseras en ensaladas y verduras cocidas al vapor o asadas. Muchas mostazas y salsas picantes también contienen vinagre, de manera que empléalas generosamente como condimentos. No es ninguna coincidencia que muchas culturas de todo el mundo incluyan algún tipo de alimento ácido o lacto-fermentado (es decir, que contenga ácido láctico) en sus comidas para facilitar la digestión. En Europa del Este, toman chucrut o encurtidos con las comidas; en Asia tienen el *kimchi*, los rábanos encurtidos o el jengibre encurtido con carne y pescado; en Grecia y los Balcanes, la salsa de yogur se sirve habitualmente con el cordero, y el yogur también se toma en la cocina india. Estas tradiciones culinarias han persistido a través de los siglos por una buena razón. Es más, el vinagre tiene algunos efectos sorprendentes y fascinantes cuando se trata de bajar el azúcar y la insulina en la sangre tras las comidas, de manera que esa es otra razón para incorporarlo.[2]

- Come despacio y con calma. Si tu organismo está teniendo una reacción de lucha o huida porque estás estresado, ansioso o preocupado o engulles la comida a toda prisa, la parte de tu sistema que reposa y digiere tendrá dificultades para ponerse en marcha.

- Evita beber grandes cantidades de líquido con las comidas, en especial líquidos fríos, ya que diluyen el escaso ácido gástrico que produces. ¡No te conviene! Limítate a beber a sorbitos un vaso pequeño de agua fría —que no esté helada— o a temperatura ambiente. No es necesario beber mucho con la comida. Tendrías que beber suficiente agua durante el día para no tener sed cuando llega la hora de comer. Si estás acostumbrado a tomar líquidos para «regar la comida», la solución es sencilla: ¡mastica mejor! Si ves que necesitas líquido para tragar la comida, es probable que estés tratando de tragar trozos excesivamente grandes. Solo tienes que masticar más y deshacerlos en trozos más pequeños. Beber sorbos de agua caliente o a temperatura ambiente con zumo de limón recién exprimido es otra buena forma de tomar una pequeña cantidad de líquido y ayudar a la digestión.

- Mastica siempre bien. Cuanto más descompongas la comida al masticar, mayor será la superficie de la que dispondrán los ácidos gástricos y las enzimas digestivas para hacer su trabajo. Cuando creas que ya puedes tragar la comida, ¡detente y mastícala diez veces más!

- Plantéate tomar un suplemento de HCl o enzimas digestivas (tienes más información en la página 340).

SI TE HAN EXTRAÍDO LA VESÍCULA BILIAR

Cuando se ha producido una extracción de la vesícula biliar (colecistectomía), se debe prestar una atención especial. Si este es tu caso, aun así podrás seguir sin ningún problema esta dieta rica en grasas y baja en hidratos de carbono y beneficiarte de ella. Sin embargo, quizá requieras algún suplemento para ayudarte a realizar la digestión, en concreto bilis de buey.

La vesícula biliar es un pequeño saco que se encuentra por debajo y por detrás del hígado y almacena la bilis (el hígado produce bilis; piensa que la vesícula es como su depósito de almacenamiento). Y ¿qué es la bilis? La bilis hace con las grasas lo que el detergente para lavar la ropa hace con la suciedad: es un emulsionante. Descompone las grasas en gotitas, lo que les proporciona a las enzimas que digieren las grasas más superficie sobre la que realizar su trabajo. En realidad, la bilis no digiere nada por sí misma; su función es ayudar a las enzimas que se encargan de la digestión de las grasas a trabajar mejor. Lo que provoca la secreción de bilis en el momento adecuado es la presencia de grasa en el intestino delgado. Según el doctor David Williams:

Con una vesícula biliar sana se segregan las cantidades apropiadas de bilis en el aparato digestivo cuando son necesarias. Sin vesícula, hay un continuo goteo de bilis en el organismo independientemente de que la grasa esté presente o no. La incapacidad de ajustar la salida de bilis a la presencia de grasa afecta a nuestra capacidad de digerirla bien, y con el tiempo lleva a la deficiencia de vitaminas solubles en agua y de ácidos grasos esenciales, el metabolismo deficiente del colesterol y la absorción de glóbulos de grasa que no han sido digeridos adecuadamente.[3]

De manera que, como has visto, incluso sin vesícula biliar, tu cuerpo sigue produciendo bilis. La diferencia es que se segrega constantemente (aunque en cantidades pequeñas), tanto si has consumido grasas dietéticas como si no, porque ya no hay una vesícula biliar que reciba las señales fisiológicas que regulan el momento apropiado para segregar la bilis. Y cuando ingieres grasa dietética, la cantidad de bilis que se segrega puede no encajar con la cantidad que hay que digerir. De manera que aunque el hígado es el que fabrica y la vesícula se limita a almacenarla y a soltarla, muchas personas a quienes se les ha extraído la vesícula descubren que su digestión de las grasas mejora cuando toman un suplemento de bilis de buey. Incluso si tu vesícula biliar funciona bien, es posible que no puedas «tolerar» una dieta rica en grasas sin un suplemento para reforzar tu bilis, al menos al principio. Con el tiempo, cuando tu cuerpo se acostumbre a una ingestión mayor de grasa, puede que tu propia producción de bilis se ajuste a las nuevas exigencias. Durante las primeras fases, las señales de que no estás digiriendo bien la grasa (y por lo tanto no estás obteniendo los beneficios nutritivos de esta ni de las vitaminas solubles en ella) son el dolor de estómago y las heces blandas y grasientas.

UNA NOTA SOBRE LOS SUPLEMENTOS DE ENZIMAS DIGESTIVAS Y HCL

Los suplementos alimentan el fuego digestivo a través de diferentes cauces. Se pueden adquirir sin receta y se encuentran en la mayoría de las tiendas de productos naturales y por Internet. Consulta con tu médico para determinar si algún suplemento te podría ayudar a asegurarte de sacar el máximo beneficio de tu dieta estimulante del cerebro rica en grasas y para establecer la dosis apropiada.

- **Suplementos que contienen exclusivamente HCL:** suplemento de ácido gástrico (normalmente se vende como betaína HCl).

- **Suplementos que ayudan a la vesícula:** en las buenas tiendas de alimentos naturales, puedes encontrar suplementos de bilis de buey o mezclas digestivas que incluyen bilis de buey y otros ingredientes para ayudar a la digestión de las grasas (normalmente para este propósito se incluyen el zumo de remolacha y la taurina).

- **Fórmulas de apoyo digestivo de amplia gama:** se trata de mezclas que contienen varios componentes para mejorar la digestión. Habitualmente incluyen HCl, enzimas pancreáticas, lipasas, amilasas, y proteasas (enzimas que digieren grasas, almidones y proteínas, respectivamente), pepsina, bilis de buey, taurina, zumo de remolacha y bromelaína o papaína (la bromelaína y la papaína son enzimas de origen vegetal que ayudan a descomponer las proteínas).

Ten en cuenta que muchas señales y síntomas de la función digestiva reducida (gases, hinchazón, eructos, ardor y sentirse excesivamente lleno después de una pequeña cantidad de comida) suelen desaparecer cuando adoptamos una dieta baja en hidratos de carbono. Esos síntomas suelen ser el resultado de una digestión deficiente de los cereales, de manera que es probable que eliminarlos de tu alimentación te ayude enormemente. Uno de los efectos beneficiosos de las dietas bajas en hidratos de carbono es que se reduce, y a menudo desaparece la necesidad de antiácidos. Quizá podrías comenzar la dieta y ver cómo te sientes durante un tiempo sin suplementos digestivos, y añadirlos más tarde solo si crees que los necesitas.

MODIFICACIONES PARA QUIENES TIENEN DIFICULTADES AL MASTICAR Y HACER LA DIGESTIÓN

Como mencioné anteriormente, muchas personas mayores no pueden masticar, tragar ni digerir como lo hacían en su juventud. Esto no tiene por qué ser un obstáculo para seguir este tipo de dieta. Hay un sinfín de recetas para sopas, guisos, curris, chilis y otros platos bajos en hidratos de carbono y ricos en grasas que son tiernos y semastican fácilmente. Quienes tienen dificultades para masticar pueden comer carne picada de ternera, cordero, cerdo, pollo o pavo. Además, los cortes duros de carne pueden volverse increíblemente tiernos si los cocinas en una olla de cocción lenta a baja temperatura durante más tiempo. Cocinar lentamente y a baja temperatura es una manera excelente de elaborar comidas con los cortes de carne que son más baratos y muy nutritivos para el cerebro y el resto del cuerpo, como el rabo de toro, el jarrete de ternera o de cordero y, por supuesto, un buen caldo o consomé hecho con huesos y tendones gelatinosos. Para aquellos a quienes les cuesta consumir suficientes calorías (muchas personas mayores tienen poco apetito), la sopa admite grasa, como leche de coco, mantequilla, sebo o cualquier otra que podría aportarle sabor y calorías.

Las verduras se pueden asar o cocer al vapor hasta que se ablanden y luego hacerlas puré con una batidora o procesador de alimentos. Una vez hechas puré, puedes añadirles mantequilla, aceite de coco, aceite de oliva o cualquier otra grasa deliciosa, bien mezclándola directamente en el puré o bien rociándola generosamente por encima como toque final. Esta es una forma sencilla de preparar las verduras para que les resulten fáciles de comer a quienes mastican con dificultad. Por supuesto, no es necesario hacerlas puré. Incluso alimentos que crudos están tan duros como el brócoli, la coliflor y las coles de Bruselas se vuelven muy tiernos al cocerlos al vapor o asarlos, y pueden comerse así. Para cocer las verduras te aconsejo que uses una vaporera de metal en lugar de hervirlas directamente en agua, ya que parte de los minerales podría perderse en el agua de la cocción.

Por lo general, no recomiendo las «comidas líquidas», pero los batidos ricos en grasa pueden aportar una cantidad importante de calorías sin necesidad de masticar a quienes tienen dificultades para hacerlo y también a quienes tienen falta de apetito. Usar leche de coco como base para los batidos es una buena manera de aportarle triglicéridos de cadena media estimulantes del cerebro a tu ser querido. Si no te agrada el sabor del coco, puedes usar leche sin endulzar de almendras, cáñamo u otros frutos secos o semillas; también podrías añadirle aceite puro de TCM para un posible incremento de las cetonas.

22

NO SOLO CON LA DIETA:
SUPLEMENTOS NUTRICIONALES EFICACES

C omo el daño observado en el cerebro afectado por el alzhéimer es complejo y tiene múltiples aspectos, cualquier intervención que tenga como objeto retrasar o incluso revertir este daño debería contar con una estrategia múltiple diseñada para tratar tantos factores contribuyentes como sea posible. Como he subrayado una y otra vez, la base de lo que podríamos llamar una estrategia «antialzhéimer» es una dieta baja en hidratos de carbono que produce cetonas. También hemos visto prácticas que pueden mejorar la sensibilidad a la insulina y sustentar la cognición saludable induciendo la biogénesis mitocondrial cerebral e incrementando la plasticidad sináptica. Además de estas intervenciones, hay numerosos suplementos nutricionales que podrían ser eficaces debido a sus funciones bioquímicas.

Tu ingestión de algunos nutrientes se incrementará naturalmente como resultado del cambio de dieta, pero podría beneficiarte incluir algunos de ellos en cantidades superiores a las que sueles obtener de los alimentos. Por favor, consulta con tu médico para determinar si alguno podría ser apropiado para ti o tu ser querido y, en caso afirmativo, decidir cuál. Pero ten en cuenta que los suplementos son solo eso: suplementos. Complementan los nutrientes que obtienes con la dieta, no son píldoras mágicas y en su efecto influyen otros factores. Pueden resultar útiles, pero como hacen relativamente poco por eliminar las aberraciones metabólicas que probablemente causan el deterioro cognitivo, deberían usarse acompañados de intervenciones en la dieta y el modo de vida que tengan un mayor impacto en el metabolismo y la sensibilidad a la insulina. Son una ayuda para los factores contribuyentes más importantes, no un sustituto de ellos.

Dicho esto, algunos de los nutrientes y componentes son necesarios para la señalización saludable de la insulina, el control de la glucosa en la sangre y la eficiencia mitocondrial; por lo tanto, si tú o tu ser querido sufrís deficiencias, subclínicas o evidentes, restaurar el cuerpo a los niveles adecuados podría tener un impacto beneficioso significativo en la función cognitiva y en la salud en general. Con eso en mente, a continuación te ofrezco una selección de suplementos que puede ser beneficiosa.

Cinc

La enzima degradadora de la insulina que descompone las placas de amiloides en el cerebro requiere cinc como cofactor.[1] Curiosamente, se sabe que la deficiencia de cinc causa una reducción de los sentidos del gusto y el olfato, y muchos pacientes de alzhéimer tienen el sentido olfativo deteriorado.[2] De hecho, el empeoramiento del olfato se ha usado como indicador para medir el progreso de la enfermedad.[3] El estatus subóptimo de cinc podría contribuir a la patología del alzhéimer en múltiples niveles. La carne roja, el hígado, y el marisco —las ostras, en particular— son buenas fuentes de cinc bajas en hidratos de carbono.

Picolinato de cromo

El cromo es un mineral que es parte de lo que se ha llamado «factor de tolerancia a la glucosa», y está comprobado que ayuda a la glucorregulación y a la sensibilidad a la insulina.[4] Cualquier enfermedad que implique resistencia a la insulina y perturbaciones en el metabolismo de los hidratos de carbono puede beneficiarse del suplemento de cromo.

Ácido alfalipoico

El ácido alfalipoico es un poderoso antioxidante.[5] Puede ayudar realmente al cuerpo a «reciclar» otros antioxidantes, como el glutatión y las vitaminas C y E, lo que ha llevado a algunos investigadores a considerarlo «un antioxidante de antioxidantes».[6] Teniendo en cuenta el papel del estrés oxidativo mitocondrial en la etiología y la progresión del alzhéimer y el DCL, esta intervención podría ser beneficiosa. Además, se sabe que el ácido alfalipoico ayuda a la glucorregulación, principalmente mejorando la secreción de la insulina y la sensibilidad a ella.[7] Por lo tanto, los suplementos podrían ser eficaces a través de múltiples mecanismos que aportarían beneficios a quienes padecen deterioro cognitivo o alzhéimer derivado de la resistencia a la insulina o de un control glucémico deficiente.[8] El ácido lipoico podría incrementar la necesidad de biotina (una vitamina B), de manera que habría que incluir la biotina entre los suplementos de quienes lo toman.[9]

Aceite de gran calidad de pescado, de kril y de hígado de bacalao u otros suplementos de omega-3

Estos suplementos equilibran la proporción entre ácidos grasos omega-6 y omega-3 y disminuyen la inflamación. Como vimos en el capítulo 13, el consumo elevado de aceites ricos en omega-6 (como los de soja, maíz, semillas de algodón y girasol) favorece la inflamación crónica del cuerpo, mientras que los aceites ricos en omega-3 estimulan las vías antiinflamatorias. El omega-3 y el omega-6 son ambos «ácidos grasos esenciales», y en nuestra alimentación necesitamos un poco de omega-6. El problema surge cuando consumimos mucho más omega-6 que omega-3, lo que suele ocurrir actualmente con la dieta habitual de los países industrializados.[10] Y no olvides que las membranas celulares neuronales requieren grandes cantidades de omega-3, especialmente DHA. El pescado graso es la mejor fuente de estos ácidos grasos, pero si no lo consumes con regularidad, puede ayudarte tomar un suplemento de aceite de pescado, kril o hígado de bacalao.

Coenzima Q10

La CoQ10 es un componente fundamental del sistema de transporte de electrones en las mitocondrias, sistema que produce energía en nuestros cuerpos. También es un gran antioxidante. La CoQ10 podría ser un potente complemento para el cerebro afectado por el alzhéimer al que le cuesta producir energía y que soporta un gran estrés oxidativo. Los suplementos de esta coenzima pueden ser especialmente importantes para quienes toman estatinas (recuerda como en el capítulo 9 vimos que estos medicamentos perjudican a la capacidad del organismo para generar CoQ10 y que frecuentemente aparecen informes que recogen los efectos secundarios de su consumo, como pérdida de memoria, dificultades para pensar con claridad y problemas de cognición).

Los modelos animales de la enfermedad neurodegenerativa muestran que los suplementos de CoQ10 incrementan el contenido mitocondrial del cerebro y podrían ayudar en estas enfermedades, muchas de las cuales se derivan de una función mitocondrial deficiente.[11] No ha habido muchos estudios sobre la CoQ10 en pacientes humanos con alzhéimer, pero existen datos muy prometedores sobre la reducción de la carga de la placa de amiloide y la mejora de los síntomas en modelos roedores de esta enfermedad.[12] Es posible que el suplemento de CoQ10 sea especialmente beneficioso para los vegetarianos que siguen una dieta baja en hidratos de carbono o una dieta cetogénica, ya que las fuentes de alimentos más ricas en este compuesto son las proteínas animales. En los frutos secos y en las semillas hay cantidades moderadas y en algunas verduras y frutas, cantidades pequeñas.[13] Entre las fuentes animales de CoQ10, las mayores concentraciones se encuentran en los tejidos sometidos a un esfuerzo continuo, como el corazón, el hígado y los riñones.[14]

L-carnitina

La carnitina es un aminoácido necesario para quemar grasas a nivel celular. Cuando el cuerpo pasa de utilizar los hidratos de carbono como combustible a funcionar con grasas, tenemos que asegurarnos de que la «maquinaria metabólica» está preparada para asimilar las grasas. Como vimos en el capítulo 5, los hornos donde se descomponen las grasas para convertirlas en combustible están dentro de las mitocondrias, esas centrales de energía minúsculas que hay en nuestras células. La carnitina ayuda a transportar las grasas a las mitocondrias, de manera que a alguien que siga una dieta baja en hidratos de carbono, con la intención de elevar su producción de cetonas y generar energía a partir de los ácidos grasos, podría beneficiarle tomar suplementos de este aminoácido.[15] El cuerpo humano sintetiza la carnitina, por eso técnicamente no es un nutriente «esencial», pero añadir más cantidad de esta sustancia en forma de suplemento podría resultar útil. Las fuentes más ricas son las proteínas animales y los productos lácteos, y la L-carnitina se absorbe mejor con los alimentos que con los suplementos.[16] Hay datos contradictorios acerca de la eficacia de la L-carnitina en el caso específico del alzhéimer: algunos estudios llegan a conclusiones prometedoras sobre el retraso del progreso de esta enfermedad y otros no muestran ningún efecto.[17] Sería estupendo ver un ensayo clínico que comparara los efectos de tomar suplementos de carnitina en pacientes de alzhéimer que estén siguiendo la dieta cetogénica con los de otros pacientes de esta enfermedad sometidos a la misma dieta pero sin tomar suplementos, ya que la mayoría de los estudios se realizan con personas que siguen sus dietas habituales ricas en hidratos de carbono.

Berberina

La berberina es un compuesto alcaloide que aparece en las raíces, rizomas, tallos y cortezas de varias plantas empleadas habitualmente en la medicina botánica y china, como el sello de oro, la uva de Oregón y el agracejo. Es muy apreciada por sus efectos farmacológicos sobre el control de los niveles de insulina y glucosa en la sangre. La berberina ha demostrado ser tan eficaz como el fármaco que se suele recetar normalmente para la diabetes, la metformina, para reducir en ayunas la insulina, la glucosa en la sangre, la hemoglobina A1c, los triglicéridos y el HOMA-IR (una medida de resistencia a la insulina), y estos efectos se producen en tan solo cinco semanas.[18] Una de las formas en las que la berberina podría influir en las enfermedades relacionadas con la resistencia a la insulina, como el alzhéimer, es incrementando la expresión de receptores celulares de insulina.[19] Además, este compuesto inhibe la actividad de algunas de las enzimas que digieren los hidratos de carbono en el intestino delgado, lo que podría bajar el impacto glucémico y sobre la insulina de los alimentos densos en hidratos de carbono[20] (este es uno de los mecanismos por los que el vinagre ayuda a mitigar la respuesta glucémica a las comidas).

En cuanto al alzhéimer, específicamente, la berberina es un inhibidor de la enzima acetilcolinesterasa (AchE, por sus siglas en inglés).[21] La acetilcolina es un neurotransmisor importante para el aprendizaje, la memoria y la cognición y la acetilcolinesterasa ayuda a descomponer la acetilcolina. Al inhibir esta enzima, la acetilcolina permanece activa en la sinapsis neuronal durante un mayor periodo de tiempo, lo que podría ayudar a facilitar una mejor función cognitiva (algunos de los fármacos destinados al alzhéimer tienen efectos inhibidores de la acetilcolinesterasa). La berberina es asimismo un antioxidante, y estos dos efectos combinados llevaron a los investigadores a sugerir que esta y los compuestos relacionados con ella «tendrían claramente usos beneficiosos en el desarrollo de agentes terapéuticos y preventivos para el alzhéimer y las enfermedades relacionadas con el estrés oxidativo».[22] Debido a sus efectos reductores de los niveles de insulina y glucosa, combinada con sus propiedades antioxidantes y de inhibición de AchE, los autores de un estudio escribieron que la berberina tiene «el potencial de actuar como un agente multipotente para tratar el alzhéimer».[23] Además de estos efectos impresionantes centrados directamente en uno de los problemas fundamentales del alzhéimer, la hiperinsulinemia, se ha demostrado también que la berberina reduce la acumulación de proteínas Ab e inhibe la enzima glucógeno sintasa quinasa 3, cuya actividad contribuye a los ovillos neurofibrilares que alteran el citoesqueleto neuronal y son otra característica del alzhéimer.[24]

Huperzina A (HupA)

La HupA es un compuesto que se encuentra en la hierba de origen chino *Huperzia serrata*. Fisiológicamente actúa como un inhibidor de la acetilcolinesterasa, lo mismo que la berberina. Comparado con los agentes farmacéuticos inhibidores de la colinesterasa, como la tacrina y el donepezilo, la HupA tiene una mayor biodisponibilidad oral, penetra de forma más eficaz en la barrera hematoencefálica y su acción inhibidora sobre la acetilcolinesterasa dura más.[25] La HupA tiene propiedades además de la inhibición de AchE que podrían hacerla especialmente útil para el alzhéimer, como su capacidad antiinflamatoria y de protección contra el estrés oxidativo mitocondrial y la apoptosis.[26]

Algunos estudios de duración relativamente breve (de ocho a doce semanas) indican resultados prometedores a la hora de mejorar la cognición, entre ellos la mejoría, aunque muy modesta, en la puntuación del miniexamen del estado mental empleado habitualmente.[27] Para ser justos, un metaanálisis de estudios que investigan el papel de la HupA como intervención para el alzhéimer llegó a la conclusión de que la mayoría de los estudios tenían una calidad metodológica baja. Sin embargo, estos estudios de ocho a doce semanas realizados con pacientes de alzhéimer podrían considerarse cortos; después de todo, esta enfermedad no surge de la noche a la mañana. La patología se acumula con el tiempo, hasta que los mecanismos compensatorios del cerebro comienzan a fallar; es solo entonces cuando se manifiestan las señales y los síntomas observables. Podría ser que haga falta más tiempo para tener un impacto mayor sobre una enfermedad que probablemente se ha desarrollado durante años, tal vez incluso décadas.

Aun así, el metaanálisis llegó a la conclusión de que el HupA tiene efectos beneficiosos en la función cognitiva general, los trastornos de comportamiento y el rendimiento funcional.[28] Más recientemente se han publicado resultados parecidos en otro metaanálisis: los estudios individuales tienen deficiencias de diseño y calidad, pero en general los datos le otorgan un papel a la HupA en la mejoría de la función cognitiva, la realización de tareas cotidianas y la evaluación clínica global.[29] Los resultados de otras pruebas son variados pero prometedores.[30] Ciertamente, la HupA no es una sustancia milagrosa, pero como sucede con todos estos suplementos, sería interesante ver sus efectos en combinación con una dieta cetogénica. Además, teniendo en cuenta el alto precio que se cobra la demencia en sus víctimas y en sus cuidadores, se agradece enormemente incluso una mejoría modesta y temporal que pueda aligerar un poco la carga.

Pirroloquinolina quinona (PQQ)

Se ha investigado mucho con animales sobre la PQQ, pero solo hay unos pocos estudios que apoyen su uso en los seres humanos, especialmente como factor influyente en la biogénesis y la función mitocondrial saludable.[31] En el pasado los investigadores especulaban con que podría ser una vitamina esencial, pero estudios más recientes demostraron que no es así. No obstante, la PQQ, que ahora se considera más bien un «compuesto bioactivo» (como la quercetina y el resveratrol, que se encuentran en el vino tinto, las uvas, las manzanas y las cebollas rojas, entre otros alimentos), parece desempeñar un papel importante en la salud neuronal, principalmente porque reduce el estrés oxidativo y ayuda a mantener unas mitocondrias saludables.[32]

Triglicéridos de cadena media (TCM)

Como hemos visto a lo largo de este libro, estos ácidos grasos saturados especiales, que se encuentran principalmente en los aceites de coco y palmiste, se metabolizan de manera diferente a los demás y son más proclives a transformarse en cetonas, en lugar de quedar almacenados en el cuerpo en forma de grasa. Esto significa que incluso sin una restricción de hidratos de carbono, los TCM pueden servir como una fuente rica de cetonas. Quiero resaltar de nuevo que no deberíamos interpretar esto como que los TCM combaten eficazmente el alzhéimer por sí mismos. Pueden ayudar a estimular la cognición a corto plazo, lo que, por supuesto, es un gran beneficio para los pacientes de alzhéimer y sus cuidadores, pero esto no sirve en absoluto para tratar las anormalidades metabólicas que impulsan el progreso de la enfermedad. Cada vez hay más pruebas de que el aceite y otros productos del coco ricos en TCM podrían desempeñar un papel en el fortalecimiento de la función cognitiva de los pacientes de alzhéimer.[33] El aceite de coco es solo una fuente de TCM. Actualmente puedes adquirir aceites purificados de triglicéridos de cadena media en tiendas de productos naturales y por Internet. No tienen el olor ni el sabor del coco, por lo que podrían ser útiles para aquellos a quienes no les gusta esta fruta. Además, solo un 15% del total de ácidos grasos del coco son TCM (el resto son grasas de cadena larga o corta). El aceite purificado de TCM tiene un contenido prácticamente del 100% de triglicéridos de cadena media, y por lo tanto debería ser más eficaz para mejorar la cognición, al menos temporalmente.

23

NO TRATES DE HACERLO SOLO: EL APOYO MORAL Y OTRAS ESTRATEGIAS DE AYUDA PARA ADOPTAR UNA DIETA BAJA EN HIDRATOS DE CARBONO

Llegados a este punto en nuestra travesía, te habrás dado cuenta de que la dieta que propongo para nutrir el cerebro es bastante diferente de la que la mayoría de la gente del mundo industrializado, y especialmente Estados Unidos, está acostumbrada a seguir. Requiere prescindir en gran medida de lo que casi todo el mundo considera comidas «normales». Aunque en realidad una dieta baja en hidratos de carbono permite y fomenta el consumo de una gran variedad de alimentos deliciosos como carnes, pescado, mariscos, productos lácteos, verduras, frutos secos y pequeñas cantidades de fruta, quizá a algunos les resulte difícil seguirla debido a la eliminación de aquellos que son ricos en hidratos de carbono.

Por este motivo, podría resultaros útil a ti o a tu ser querido tener un «compañero de dieta», alguien que se os una para seguir este plan nutricional. Esto te proporcionará un apoyo moral que es muy necesario cuando flaquean la disciplina, el interés o la dedicación a la hora de seguir la dieta. Además, que alguien en tu mesa o al salir a comer a un restaurante pida y coma de manera parecida a ti te ofrece un apoyo directo. Hay menos probabilidades de sentir que te estás privando de algo o de verte como un bicho raro si alguien más está comiendo lo mismo que tú.

Te recomiendo encarecidamente que tengas cerca de ti o de tu ser querido a alguien que os acompañe a lo largo de esta senda nutricional. A veces podrías necesitar a un amigo o familiar que pueda estar al otro lado de la línea para responder a esa llamada nocturna que haces cuando lo único que deseas es zamparte una docena de *donuts*. Pueden ayudarte a seguir por el buen camino y recordarte lo importante que es no desviarse de los alimentos adecuados.

PERO NO CONOZCO A NADIE MÁS QUE TENGA ALZHÉIMER O NECESITE PERDER PESO...

La dieta baja en hidratos de carbono, aparte de abastecer de energía el cerebro, tiene otra finalidad con la que seguramente estarás familiarizado: perder grasa. Y aunque, con toda seguridad, la restricción de hidratos de carbono puede ser eficaz para adelgazar, los beneficios de esta estrategia nutricional no terminan ahí. De hecho, comparados con los otros muchos beneficios para la salud de la reducción de los hidratos de carbono y la disminución de los niveles de insulina y glucosa en la sangre, perder grasa es probablemente el menos impresionante e importante.

Para un enfermo de alzhéimer o de DCL la finalidad de una dieta baja en hidratos de carbono es proporcionarle al cerebro un combustible que pueda usar y al mismo tiempo disminuir la inflamación acumulada y el daño oxidativo. Sin embargo, más allá de estos aspectos más importantes de la dieta, hay varios efectos secundarios beneficiosos que tú y los seres queridos que te acompañen podréis notar que se atribuyen directa e indirectamente a este enfoque nutricional. A continuación te hablo de ellos.

Niveles estables de azúcar en la sangre

Si has experimentado hipoglucemia o irritabilidad cuando retrasas o te saltas una comida, o si has sentido otros síntomas relacionados con las fluctuaciones del azúcar en la sangre, las dietas bajas en hidratos de carbono previenen en gran medida estas alteraciones, ya que la mayor parte de los procesos de tu cuerpo se alimentarán de grasa en lugar de glucosa. Dejarás de estar en la «montaña rusa del azúcar en la sangre» y tus niveles de energía permanecerán relativamente estables durante todo el día. Podrás pasar varias horas sin comer y no por ello sentir malestar ni la imperiosa necesidad de comer enseguida (¡evitarás esa sensación de «hambritabilidad» —una mezcla de hambre e irritabilidad— que se produce cuando llevas tiempo sin comer y estás tan hambriento que tienes la impresión de que podrías pegarle un bocado a tu propia mano si no comes pronto!).

Estado de ánimo equilibrado

Otros efectos beneficiosos de las dietas bajas en hidratos de carbono suele ser una mejoría de los altibajos emocionales, la ansiedad y otros trastornos psicológicos. No tiene nada de extraño, ya que estas alteraciones suelen ser resultado de los desequilibrios del azúcar en la sangre. Cuando hay una ingestión adecuada de proteínas, se garantiza también que haya suficiente suministro de los aminoácidos que sirven de elementos básicos para los neurotransmisores, es decir, las sustancias químicas que usa el cerebro para regular el estado de ánimo y las emociones, los niveles de energía y los ritmos del sueño (por ejemplo, serotonina, dopamina, epinefrina, norepinefrina y melatonina).

Incremento de la energía

Posiblemente notarás que tienes más energía durante todo el día. Esto se debe a que la grasa es un combustible más eficiente que los hidratos de carbono. Uno de los efectos más rápidos y que más a menudo indican los seguidores de esta dieta es el aumento repentino de los niveles de energía (¡por supuesto, una vez pasada la «gripe» de la reducción de hidratos de carbono!). La razón principal de esto es la bajada de los niveles de insulina. Piensa que tu cuerpo es como un coche: cuando los niveles de insulina están altos, es como si todo tu combustible se encontrara en el asiento trasero almacenado en bidones, en lugar de en el depósito de la gasolina, desde donde puede transferirse al motor para hacer funcionar el coche. Cuando bajamos los niveles de insulina (principalmente por medio de la reducción del consumo de hidratos de carbono), todo ese combustible pasa del asiento trasero al depósito, y ahora el motor puede acceder a él y usarlo. En esta analogía, la gasolina es la grasa, tanto la acumulada en el cuerpo como la derivada de los alimentos que comes. Anteriormente, estabas utilizando un combustible poco eficaz (glucosa), y como tus niveles de insulina se encontraban elevados de forma crónica, tu cuerpo no podía hacer la transición para empezar a utilizar la grasa (la insulina inhibe la lipolisis, la descomposición de los triglicéridos en ácidos grasos, que luego pueden usarse como combustible). Pero ahora, como la insulina es más baja, utilizarás la grasa continuamente. Y como incluso las personas relativamente delgadas tienen grandes reservas de grasa corporal, incluso ellas pueden funcionar con la grasa almacenada en su cuerpo, evitando así el «bajón de energía» que surgiría inevitablemente de los niveles bajos de glucosa para quienes utilizan los hidratos de carbono como combustible.

Presión arterial más baja

Uno de los efectos más rápidos de una dieta baja en hidratos de carbono es una reducción de la presión arterial (si tu presión arterial ya es normal, la dieta no la hará bajar a niveles peligrosos; sin embargo, si es alta, es decir, si tienes hipertensión, la bajará rápidamente. Ten esto en cuenta y consulta siempre con tu médico si estás tomando medicamentos o suplementos para ayudar a controlar la presión arterial. Podrías descubrir que tu necesidad de medicación se reduce al poco tiempo de adoptar una dieta baja en hidratos de carbono. Consulta el capítulo 20 para más información). El papel que desempeña la glucosa elevada crónicamente —afecta a la viscosidad de la sangre y a la flexibilidad de los vasos sanguíneos— ayuda a explicar esto, como lo hace el papel de la insulina en la regulación del sodio y la retención de líquidos. Cuando se restauran los niveles de glucosa e insulina en la sangre y vuelven a niveles más saludables, la presión arterial disminuye naturalmente, con frecuencia a los pocos días o semanas de adoptar esta dieta.

Mejoría de la memoria y aumento de la lucidez

El aturdimiento y la dificultad para pensar con claridad («lagunas mentales») son generalmente consecuencia de unos niveles inestables de azúcar en la sangre que provocan que el cerebro carezca de un riego sanguíneo adecuado. Cuando tu cuerpo pase a funcionar principalmente con grasa y cetonas, tu cerebro tendrá una fuente constante de nutrientes y no sufrirás lagunas en la cognición o en la memoria como quizá haya sucedido en el pasado. Uno de los primeros efectos que notan quienes siguen una dieta baja en hidratos de carbono y rica en grasas en cuanto se pasa el malestar inicial es una mayor claridad en el pensamiento. Es como si alguien limpiara las telarañas que se han acumulado en el interior de tu cabeza o encendiera las luces.

Además de estos efectos más o menos generalizados, la dieta baja en hidratos de carbono y rica en grasas ha mostrado un impacto positivo sobre diversas enfermedades. El más famoso y el que tiene la historia más larga de uso es facilitar el tratamiento de lo que de otra manera habría sido una epilepsia intratable (la epilepsia que no respondía al tratamiento farmacéutico). Esta aplicación es la más obvia, pero hay otras afecciones y aspectos de la salud para los que este tipo de terapia nutricional ha demostrado ser eficaz, como las siguientes:

- Síndrome metabólico y diabetes tipo 2.[1]
- Diabetes tipo 1.[2]
- Salud cardiovascular y lípidos en la sangre (colesterol).[3]
- Obesidad y función metabólica general.[4]
- Inflamación.[5]
- Función vascular (relacionada con la salud de los vasos sanguíneos).[6]
- Reflujo ácido; enfermedad del reflujo gastroesofágico.[7]
- Síndrome ovárico poliquístico.[8]
- Trastorno bipolar.[9]

La investigación clínica sobre la aplicación de las dietas cetogénicas para otras afecciones no ha hecho más que comenzar, pero sobre la base de los mecanismos bioquímicos por los que la restricción de hidratos de carbono y las dietas cetogénicas ejercen sus efectos, también podrían tener resultados prometedores para los trastornos neurogenerativos y neuromusculares (párkinson, esclerosis múltiple y esclerosis lateral amiotrófica o ELA, también llamada enfermedad de Lou Gherig),[10] así como para los traumatismos craneales y las lesiones cerebrales traumáticas,[11] y como adyuvante a las terapias de cáncer convencionales.[12]

DE TODOS MODOS, NADIE VA A ACOMPAÑARME...

Si nadie en tu familia ni en tu círculo de amistades está dispuesto a acompañarte a seguir esta dieta, aun así pueden ayudarte compartiendo al menos parte del camino contigo. He aquí algunas de las maneras en que las personas más cercanas a ti pueden ayudarte a tener éxito y crear un entorno que te facilite poder perseverar en tu dieta estimulante del cerebro:

- Reducir su consumo de azúcar y almidones. Independientemente de que alguien necesite perder peso o tenga algunos problemas acuciantes de salud que desee solucionar, nadie ha empeorado su salud por reducir su consumo de azúcar y comida basura.
- Evitar consumir azúcar frente a ti. Si tus seres queridos no tienen el deseo ni la fortaleza psicológica para adoptar una dieta baja en hidratos de carbono contigo, lo menos que pueden hacer es tratar de no consumir dulces y almidones en tu presencia. Si quieren tomar rosquillas, patatas, caramelos, galletitas saladas, barritas de granola y otras cosas por el estilo, pueden hacerlo en otra habitación.
- Limpiar la despensa y la encimera y dejar espacio para que coloques los alimentos apropiados. Te resultará más fácil no apartarte de tu dieta saludable baja en hidratos de carbono si

los alimentos con azúcar y almidón están fuera de tu vista y, en la medida de lo posible, fuera de tu alcance. Podría ayudarte tener un armario de cocina o un cajón exclusivamente para tu uso, en el que guardar solo alimentos que sean adecuados para ti. Esto te evitará tener que buscar entre paquetes de productos hechos a base de trigo y maíz llenos de azúcar, sirope de maíz, y aceites vegetales, para llegar a la lata de pescado, los frutos secos, la cecina de vaca, el aceite de coco, el chocolate negro y otros productos no perecederos.

- Plantearse renunciar a uno de sus alimentos o bebidas preferidos. Aunque alguien no se comprometa a seguir la dieta contigo, puede proporcionarte un apoyo moral importante solo con dejar una de sus comidas o bebidas favoritas. Si alguien de tu círculo íntimo tiene el hábito de tomar media docena de refrescos al día, quizá esté dispuesto a renunciar solo a esa bebida. O si alguien asegura que «no puede vivir» sin café, o sin pan, o cualquier otra cosa, quizá pueda plantearse renunciar a eso (aunque solo sea durante un mes o dos) como una muestra de apoyo hacia ti.

24

LAS ESTRATEGIAS POTENCIALES DE PREVENCIÓN

En estos momentos, aún no se sabe con certeza qué podría impedir el alzhéimer y el deterioro cognitivo leve, o, mejor dicho, ni siquiera se sabe si estas enfermedades pueden prevenirse adoptando medidas. Quizá se puedan dar unos determinados pasos para proteger y asegurar la salud neurológica y la función cognitiva a medida que envejecemos, o quizá eso escape a nuestro control. Sin embargo, basándonos en lo que ahora mismo creemos que son los principales factores que causan y agravan el deterioro cognitivo, creo que existen estrategias potenciales (y subrayo la palabra *potenciales*) de prevención, y, en la mayoría de los casos, aplicarlas depende enteramente de nosotros.

Solo porque no estemos completamente seguros de algo no significa que no tengamos al menos alguna información que se pueda poner en práctica, basada en investigaciones que han dirigido y siguen dirigiendo profesionales de diversas disciplinas, brillantes y llenos de talento.

De manera que no, no tenemos un procedimiento infalible y riguroso, descrito paso a paso, que nos garantice que podamos ser unos auténticos *ninjas* intelectuales y físicos hasta que muramos de felicidad al alcanzar la cima del Everest a los ciento doce años. Pero lo que sí tenemos son estrategias que podrían –podrían– ayudarnos enormemente a mantener despierto nuestro cerebro el mayor tiempo posible.

DIETA

Teniendo en cuenta que este libro se centra en la nutrición baja en hidratos de carbono, tu primera pregunta debería ser si una dieta cetogénica o muy baja en hidratos de carbono es necesaria para mantener la salud metabólica y la función cognitiva prolongadamente. Yo no creo que no lo sean.

Cada vez hay más investigaciones que indican que mantener la sensibilidad a la insulina y los niveles de glucosa controlados son algunas de las mejores cosas que podemos hacer por nuestra salud.[1] Consumir una dieta baja en hidratos de carbono es una manera de influir en esto. A algunas personas no les supone ningún problema comer menos de entre 30 y 50 gramos de hidratos de carbono al día durante el resto de su vida, pero otras prefieren tomar algunas patatas fritas de vez en cuando, un plato de espaguetis para acompañar unas albóndigas y, ¡no faltaba más!, un *brownie*, una galleta, un trozo de tarta o una barrita de caramelo en alguna ocasión. ¿Estamos poniendo en juego nuestra salud y jugando a la ruleta rusa con nuestra función cognitiva si de vez en cuando nos damos un capricho o consumimos frutas y verduras ricas en almidón que han sido parte de la alimentación humana durante miles de años?

Desgraciadamente, nadie puede decirnos el número exacto de gramos de hidratos de carbono que cada uno de nosotros, individualmente, puede consumir sin efectos adversos sobre la salud a largo plazo. La lección importante que se debe tener en cuenta a nivel general es permanecer dentro de cualquier rango de consumo de hidratos de carbono que mantenga la sensibilidad a la insulina y la glucosa en la sangre a niveles saludables. Por supuesto, lo que complica las cosas es que esta cantidad será diferente para cada uno de nosotros. ¿Cuál es la cantidad exacta de hidratos de carbono que, al consumirla durante un día, una semana, un año o una vida entera, podría causar el deterioro de la función cognitiva? ¿Esa cantidad sería diferente para una bibliotecaria pequeña y delgada en comparación con una jugadora profesional de *hockey*? ¿Qué hay de un oficinista sedentario de 54 kilos y un levantador de pesas olímpico de 104? La mera naturaleza de estas preguntas nos muestra lo difícil que es responderlas.

Probablemente no haga falta seguir una dieta cetogénica estricta para conservar la función cognitiva. Que este tipo de estrategia dietética parezca eficaz en algunas enfermedades en las que los fármacos convencionales no sirven en absoluto o incluso empeoran las cosas no significa que todos debamos adoptarla para impedir el desarrollo de esas afecciones. En aquellos en los que la enfermedad está muy avanzada tiene sentido recurrir a una intervención dietética y estricta como terapia de choque. Estos enfermos no pueden permitirse el lujo de mojarse la punta de los pies a ver cómo está el agua. Deben lanzarse de lleno y en profundidad. Sin embargo, esto tiene sentido cuando la mayor parte del daño ya está hecho y tratamos de revertir la situación, detenerla o al menos frenarla un poco, lo cual no quiere decir que sea necesario hacer lo mismo para impedir que los daños se produzcan.

Como analogía que puede resultarnos útil, piensa en una plaga de insectos: hacer que un exterminador fumigue tu casa te librará de la plaga, pero eso no significa que tengas que colocar bombas de insecticida tóxico por todos los rincones para impedir que se dé una plaga de insectos. Hay otras medidas menos drásticas que puedes tomar para asegurarte de no tener que llegar algún día a la solución más extrema. Por ejemplo, podrías mejorar el aislamiento de puertas y ventanas y no dejar comida en la encimera. Creo que para envejecer con nuestras facultades cognitivas intactas, tiene una importancia fundamental mantener la sensibilidad a la insulina y protegernos contra la hiperinsulinemia y la hiperglucemia crónicas. La pregunta es: ¿cómo determinamos la cantidad de hidratos de carbono que nos hará propensos a la enfermedad? Como mencioné anteriormente, los individuos con riesgo de alzhéimer muestran un metabolismo reducido de la glucosa cerebral ya desde los treinta o los cuarenta años. Pero como probablemente casi nadie va a pedir que le hagan una tomografía para medir el uso de la glucosa cerebral (ni tampoco es probable que ninguna compañía de seguros pague una prueba que le parecerá un tanto extraña), existen marcadores metabólicos que tú y tu médico podéis seguir con exámenes periódicos de sangre que te proporcionarán una información valiosa sobre tu alimentación habitual y si es o no apropiada para ti. Como es obvio, no pueden decirte directamente cómo de bien metaboliza la glucosa tu cerebro, pero te proporcionarán indicadores útiles de tu sensibilidad a la insulina y tu salud general. A estos indicadores les influye mucho la dieta (entre otras cosas las insuficiencias subclínicas y ocultas de nutrientes), y también las infecciones crónicas de bajo nivel o el exceso o la falta de ejercicio y la deficiencia de sueño; además, seguramente podrían estar influidos asimismo por la exposición a toxinas medioambientales que afectan adversamente a la función metabólica. De manera que ten presente que aunque la dieta sea un factor importante aquí, no es el único. Muchos de los valores siguientes aparecen en las pruebas normales de sangre, pero hay otros que quizá tendrías que exigir específicamente:

- **Nivel de glucosa en la sangre en ayunas:** lo ideal es que sea menos de 90 mg/dL[2] (5 mmol/L) —entre 70-99 mg/dL (3,9-5.5 mmol/L) es aceptable—; sin embargo, en individuos que han seguido dietas bajas en hidratos de carbono durante un período significativo de tiempo, la glucosa en sangre en ayunas podría ser ligeramente más alta, y esto no debe considerarse como una evolución patológica.[3]
- **Insulina en ayunas:** debería ser inferior a 5 μIU/mL.[4]
- **Hemoglobina A1C:** lo ideal es que sea inferior al 5,6%.[5]
- **HOMA-IR:** menos de 2,0; mejor cuanto más bajo sea.[6]
- **Triglicéridos:** niveles inferiores a 150 mg/dL (1,7 mmol/L); preferiblemente, por debajo de 100 mg/dL (1,1 mmol/L) y aún mejor si están por debajo de 70 mg/dL (0,79 mmol/L).[7]

- **HDL:** por encima de 40 mg/dL (1.0mmol/L) para el sexo masculino; por encima de 50 mg/dL (1,3 mmol/L) para el femenino; un nivel superior a 60 mg/dL (1,6 mmol/L) es preferible para ambos sexos.[8]
- **Proporción entre colesterol total y HDL:** menos de 4.5.[9]
- **Proporción entre triglicéridos y HDL:** menos de 3,5; idealmente, por debajo de 2.[10]
- **Índice de omega-3 (concentración de células rojas de EFA + DHA):** superior al 8%.[11]
- **Proteína C-reactiva (hs-CRP):** lo ideal es que sea menos de 1.0 mg/L.[12]
- **Homocisteína:** menos de 15 μmol/L;[13] entre 7 y 9 μmol/L es óptima.[14]
- **ALT:** 7-55 unidades por litro;[15] cuanto más baja, mejor.[16]
- **AST:** 8-48 unidades por litro;[17] cuanto más baja, mejor.[18]

No se nos ocurriría ponernos a conducir sin echar de vez en cuando un vistazo a los indicadores de gasolina y aceite. ¿Por qué íbamos a conducir por nuestras vidas sin comprobar alguna vez nuestros propios indicadores? Cuando vemos que nuestros niveles de azúcar en la sangre en ayunas, el ALC y los triglicéridos se van elevando a medida que pasan los años, esta podría ser la señal de que estamos comiendo más hidratos de carbono de los que nuestro cuerpo puede aceptar. No tenemos que esperar a que hayamos desarrollado por completo una diabetes 2 y nos veamos obligados a eliminar los hidratos de carbono o, peor, a inyectarnos insulina, con los efectos perjudiciales que esto conlleva. Si nos analizamos ahora, podremos hacer alguna pequeña reparación antes de que la máquina se estropee del todo (estoy hablando de los enfermos de diabetes tipo 2, específicamente, que suelen tener una hiperinsulinemia crónica —lo último que necesitamos en este caso es más insulina—. No me estoy refiriendo aquí a los diabéticos tipo 1, que siempre requerirán al menos una pequeña cantidad de insulina).

Esto es lo bueno de los números: al contrario que un detector de humos que solo salta cuando ya hay humo (y posiblemente un incendio), algunos de los biomarcadores que actualmente creemos que nos ofrecen pistas sobre nuestra salud empiezan a moverse en sentido negativo mucho antes de que se nos diagnostique nada. Los síntomas observables a veces tardan años en manifestarse, y solo se muestran cuando el problema lleva mucho tiempo existiendo y fuera de control, con lo que se ha extendido tanto que el cuerpo ya no puede compensarlo ni ocultarlo. De manera que revisar algunos de estos marcadores de vez en cuando puede ser como hacer uso de un GPS metabólico que nos indica cuándo debemos corregir el rumbo.

Pero recuerda: estos números son guías imperfectas. Si una glucosa en la sangre de 100 mg/dL hace que alguien pueda considerarse «prediabético», ¿qué diferencia hay con alguien que tiene 99 mg/dL? ¿Y qué sucede con el HDL? ¿Una mujer está «bien» con 50 mg/dL, pero corre riesgo de enfermedad cardiovascular con 49 mg/dL? Es importante tener en mente que tu salud es un mosaico, una entidad mayor compuesta de piezas más pequeñas, y tu salud y tu estatus metabólico generales no vienen determinados por unos simples marcadores de forma aislada. Más bien es la imagen total la que habría que tener en cuenta al evaluar el riesgo de enfermedad crónica. Lo ideal es que consultes con un médico que se fije en las personas, no en los números. Uno que respete a la totalidad del individuo y no pase por alto los problemas obvios dietéticos y de estilo de vida tratando de solucionarlo todo con una monoterapia (es decir, usar únicamente unos fármacos para centrarse en unos biomarcadores determinados sin tratar las causas subyacentes que probablemente estén afectando a múltiples órganos y tejidos de forma simultánea).

Además de los marcadores indicados anteriormente, podrías hacer también un seguimiento de tus niveles de vitamina D, la función glandular de tu tiroides y tus niveles de hormonas sexuales (fracciones de estrógeno, progesterona y testosterona). Ten en cuenta que los rangos de referencia y lo que se considera óptimo para estas medidas varían ampliamente. Consulta con tu médico para determinar los niveles adecuados para ti y en los que te sientes mejor. Como vimos en el capítulo 3 con relación a la vitamina B$_{12}$, no olvides que en muchos marcadores metabólicos y hormonales los márgenes de lo que se considera «normal» son bastante amplios. Solo porque entres dentro del rango normal no significa automáticamente que te sientas de maravilla. Puedes sentirte bien a un nivel, pero es posible que te sientas muchísimo mejor a un nivel un poco superior (o inferior), que seguiría estando dentro de ese amplio rango de lo que se considera normal. Haz tus deberes y esfuérzate por mejorar tu salud en lugar de conformarte con ser un mero espectador. El trabajo del médico es ayudarte a permanecer bien, pero no te confundas: tú eres el que más debe poner de su parte por estar sano.

En cuanto a las recomendaciones dietéticas específicas para la prevención del deterioro cognitivo, por las razones que hemos visto a lo largo de este libro, sería probablemente útil limitar la ingestión de hidratos de carbono refinados y aceites vegetales ricos en omega-6, como también lo sería asegurarse una ingestión adecuada de omega-3, proteínas completas y micronutrientes esenciales (vitaminas y minerales). Para quienes prefieran una mayor ingestión de hidratos de carbono, sería mejor que estos vinieran de fuentes ricas en fibra y micronutrientes, como fruta, legumbres, leguminosas y tubérculos ricos en almidón, en lugar de cereales refinados y azúcares simples. Por ejemplo, patatas, remolacha, boniatos, yuca, alubias y lentejas, en lugar de cereales de desayuno, pasteles, galletas saladas, refrescos con azúcar o grandes cantidades de zumo de fruta. Incluso los productos elaborados con harina de «cereales integrales» y con fibra dietética añadida (como sucede con el salvado de trigo o de avena) deberían considerarse refinados, ya que los cereales se han molido para transformarlos en harina y pueden tener un efecto bastante diferente sobre la insulina y la glucosa en la sangre que esos mismos alimentos consumidos en un estado menos refinado (por ejemplo, un pilaf de arroz en lugar de unas galletas saladas hechas de harina de arroz, o una ensalada de trigo en lugar de copos de trigo inflados o extrudidos).

EJERCICIO

Lo que es bueno para el resto del cuerpo es bueno para el cerebro. El ser humano ha nacido para moverse. Pero hemos nacido para movernos en una medida razonable. Demasiado puede ser tan dañino como muy poco. En el mundo moderno industrializado tendemos a pensar que si un poco de algo es bueno, más será mejor, y más será incluso mejor que eso. Si una cantidad moderada de actividad física es beneficiosa, todos deberíamos correr maratones y hacer triatlones tan a menudo como fuera posible, ¿verdad? (sobre este tema te hablé en el capítulo 17).

Pues no, no es exactamente así.

Si te gusta participar en esas actividades, por supuesto, sigue haciéndolo. Hacer lo que nos gusta nos alegra la vida y puede proporcionarnos un gran alivio del estrés psicológico, algo que beneficia a la salud cerebral. Pero el ejercicio es un estrés físico, y someterse a él en exceso (crónicamente, durante años) puede tener consecuencias imprevistas y perjudiciales. Sea cual sea la actividad física que te guste, realízala con sentido común. Asegúrate de combinarla con periodos de descanso adecuados y de reponer los nutrientes que puedas haber gastado o que puedan apoyar el crecimiento y el mantenimiento de unos músculos, huesos y tejidos conectivos saludables. Esforzarse al máximo es estupendo, pero también tienes que saber descansar adecuadamente; no lo olvides.

Incorporar más actividad física no tiene por qué significar apuntarse a un gimnasio o a la próxima carrera local de diez kilómetros. Me gusta emplear la expresión *actividad física* en lugar de *ejercicio* porque hay muchas formas fáciles de incorporar más actividad física (es decir, movimiento) a nuestra vida cotidiana. El ejercicio físico específico tiene sus beneficios, especialmente las actividades de desarrollo y fortalecimiento muscular, pero lo importante es mantenerse activo en general.

También es importante mover el cuerpo de diversas formas. La biomecánica Katy Bowman llama a esto «movimiento nutritivo». Del mismo modo en que necesitamos diversos nutrientes con objeto de permanecer sanos, nuestros cuerpos requieren diferentes tipos de movimiento para mantener la fuerza, la movilidad y la flexibilidad conforme nos vamos haciendo mayores[19] (esto también es fundamental para mantener nuestra independencia). Utilizando su analogía, no podemos vivir solo de vitamina C. Necesitamos vitaminas B, cinc, folato, magnesio, etc. Del mismo modo, aunque caminar es una manera excelente de mover el cuerpo, y quizá sea la más natural de todas, nos vendría bien correr de vez en cuando o levantar peso (ya sea con pesas o levantando nuestro propio peso corporal) empujando y tirando, tanto en el plano horizontal como en el vertical. No podemos mantener la movilidad y la fuerza únicamente haciendo *jogging*, utilizando un banco de ejercicio o haciendo abdominales. De la misma forma que necesitamos muchas vitaminas y minerales diferentes, es preciso que realicemos diversos tipos de movimiento.

Aquí tienes algunas maneras fáciles de comenzar:

- Siempre que sea posible, usa las escaleras en lugar de un ascensor o una escalera mecánica.
- Aparca a propósito lejos de tu destino.
- Cuando vayas a comprar algo por tu barrio, ve caminando o en bicicleta (si es seguro hacerlo). Todavía mejor si tienes que llevar bolsas con la compra o algún paquete a la vuelta.
- Si usas el transporte público, sal del autobús o del tren una parada o dos antes de tu destino y camina hasta allí.
- Haz flexiones, abdominales, sentadillas, planchas u otros ejercicios de peso corporal mientras miras los programas de televisión o ves alguna película. ¡No hace falta ningún equipamiento especial!
- Si trabajas en una oficina, plantéate hacer «reuniones andando»; en lugar de sentarte alrededor de una mesa de conferencias (frecuentemente llena de pastas), realiza las reuniones mientras andas dentro o fuera del edificio, si el tiempo lo permite.
- Tómate descansos. Si tu trabajo es principalmente sedentario, establece una alerta en tu móvil o en tu ordenador que te recuerde que debes levantarte y caminar varias veces al día. O también puedes hacer «ejercicios de calistenia en tu puesto de

trabajo».[20] Puede que tus compañeros se te queden mirando con extrañeza, pero no se reirán tanto cuando por la tarde tengan que sacar un café con azúcar de la máquina para recuperar energía y vean que tú das saltos de tijera para obtener la tuya.

- Por encima de todo, busca formas de introducir más actividad física en tu vida cotidiana en el transcurso de tu rutina habitual. Lo mismo que el ayuno intermitente es una manera (beneficiosa) de introducir periodos de escasez de alimento en un entorno en el que estás rodeado de comida, procurar intencionalmente que tu actividad sea menos cómoda (caminando en lugar de conducir, llevando bolsas pesadas en lugar de usar un carrito, etc.); es una manera de incrementar la actividad física sin alterar excesivamente tu vida.

EL ESTRÉS Y EL SUEÑO

Lo diré en una sola palabra: ¡acuéstate!

En la era de las redes sociales, los móviles, las *tablets* y todo tipo de dispositivos, chismes y artilugios, hay un sinfín de objetos que compiten por nuestro tiempo y nuestra atención, especialmente a altas horas de la noche, cuando ya hemos cumplido con las demás exigencias que nos reclamaban. Anteriormente hablé de los efectos perjudiciales del estrés crónico y del déficit de sueño a largo plazo; no es necesario repetir los detalles aquí. Simplificando, se trata de no subestimar el poder que tienen estos trastornos para influir en tu salud física, emocional y cognitiva. Nos gusta presumir de lo duros y resistentes que somos, y aunque no hay nada de malo en esas cualidades, ignoramos la necesidad de relajarnos, de desconectar y parar; y eso nos pasa factura. No digo que no haya que esforzarse mucho, pero hay que relajarse también, en la misma medida. Nadie en su lecho de muerte ha dicho nunca: «Ojalá hubiera pasado más horas trabajando».

Teniendo presente todo esto, te muestro una lista rápida de factores que probablemente te facilitarán un envejecimiento saludable de cuerpo y mente:

- Una dieta compuesta principalmente por alimentos enteros, ricos en nutrientes, es decir, que tengan un solo ingrediente y no vengan en bolsas ni en cajas con una lista de ingredientes difíciles de pronunciar.
- Un consumo bajo de azúcares añadidos e hidratos de carbono refinados.
- Una ingestión generosa de ácidos grasos omega-3 (especialmente DHA) y grasas que se producen de manera natural.
- Centrarse en verduras y frutas con un índice glucémico bajo.
- Evitar los aceites vegetales y de semillas fácilmente oxidables.
- Una actividad física regular con diversidad de patrones de movimiento, ejercicio aeróbico y actividades de desarrollo muscular.
- Ayunar de vez en cuando.
- Reducir el estrés.
- Dormir lo necesario.
- Alegría. ¡No olvides ser feliz!

CONCLUSIÓN

POR QUÉ ESTÁ AUMENTANDO EL ALZHÉIMER Y CÓMO REPARAR LOS DAÑOS CEREBRALES

Ahora que conoces mejor la etiología del alzhéimer y la influencia patológica de nuestra dieta moderna (rica en hidratos de carbono refinados, con muchos aceites vegetales y de semillas frágiles que se oxidan fácilmente y muy pocas verduras frescas, de colores vibrantes, ricas en nutrientes), combina esto con nuestro estilo de vida estresante y sedentario, y por si fuera poco con la falta de sueño y los ritmos circadianos interrumpidos, agrégale fuertes fármacos antiácidos y medicamentos para reducir el colesterol, y el resultado es el plan perfecto para desarrollar demencia a una edad avanzada.

Si alguien me preguntara cómo se puede dañar el cerebro humano, esto es lo que le respondería con respecto a la alimentación:

- Prívalo de colesterol.
- Prívalo de ácidos grasos omega-3.
- Llénalo de aceites vegetales oxidados.

- Evita las grasas animales que durante miles de años han nutrido a los seres humanos manteniéndolos fuertes.
- Llénalo de hidratos de carbono hasta el punto de que ya no pueda metabolizarlos y, para protegerse, llegue a dejar de usar la glucosa.
- Resalta que una «dieta sana» es la que tiene muy pocos alimentos animales (especialmente grasa animal) y que la base de la alimentación deben ser los cereales con elevado índice glucémico.

Y si quisiera empeorar aún más las cosas y asegurarme por todos los medios de que el cerebro no obtenga los nutrientes fundamentales que necesita, utilizaría también medicamentos:

- Toma estatinas u otros medicamentos para reducir el colesterol.
- Toma un fármaco bloqueador del ácido gástrico o usa otros antiácidos con receta o sin ella durante un periodo prolongado.

Y para deshacerme de cualquier resto de salud cerebral que haya conseguido sobrevivir a todo lo anterior, pondría en práctica las siguientes recomendaciones:

- Lleva una vida sedentaria.
- Evita los paseos largos, lentos y terapéuticos al aire libre, especialmente en un entorno de abundante vegetación y aire fresco y limpio en el que te rodeen esos paisajes y esos sonidos naturales que tanto bien le hacen al cerebro y al sistema nervioso: el piar de los pájaros, el zumbido de los insectos, la brisa fresca agitando las hojas, el color verde de las plantas.
- Evita superarte físicamente, levantando pesas o sencillamente montando en bicicleta o yendo de excursión.
- Aléjate del sol, no te expongas a la luz natural del sol ni al potencial de síntesis de vitamina D.

- Evita dormir lo suficiente durante años, posiblemente décadas.
- Evita la oscuridad en los momentos adecuados, como cuando te estás quedando dormido o cuando duermes.
- Trabaja hasta la extenuación física o psicológica hasta el punto en que el estrés perjudique tu salud.

Cuando unimos todos estos factores y pensamos en el enorme daño que nos infligen, no es de extrañar el aumento del alzhéimer. Como puedes ver, la dieta y el estilo de vida modernos son una combinación potente para desarrollar esta enfermedad. Las evidencias que vinculan la insulina elevada crónicamente con la desregulación de la glucosa, el estrés oxidativo descontrolado y la inflamación (todo lo cual es consecuencia de las dietas ricas en hidratos de carbono refinados y aceites de vegetales y semillas ricos en grasas poliinsaturadas omega-6 y bajas en antioxidantes y micronutrientes) con el alzhéimer sugieren que ha llegado el momento de replantearse objetivamente las directrices dietéticas convencionales que dan prioridad a los cereales y los almidones como fuentes principales de energía y condenan el consumo de grasas animales y de grasas saturadas de origen vegetal. Estas directrices desfasadas, combinadas con modos de vida estresantes y sedentarios agravados con la prescripción innecesaria de medicamentos como los antiácidos y las estatinas, que interfieren en los procesos metabólicos y fisiológicos normales del cuerpo, constituyen el plano perfecto para llegar al alzhéimer.

Sin embargo, a pesar de esta ofensiva aparentemente insuperable, hay razones para mantener la esperanza. Sí, ¡hay esperanza! Si no estuviera convencida de que se puede hacer algo para ayudar a quienes sufren demencia, no habría escrito este libro. Y si el deterioro cognitivo y el alzhéimer no fueran en absoluto reversibles, los médicos no informarían de casos en los que ha sucedido exactamente eso. Teniendo esto presente, te estarás preguntando:

¿CUÁNDO NOTARÉ UNA MEJORÍA EN MIS FACULTADES COGNITIVAS O EN LAS DE MI SER QUERIDO?

Como el alzhéimer es una enfermedad compleja que tiene diversos aspectos, y cada enfermo experimenta de una manera única sus síntomas, es imposible adivinar cuándo vais a empezar tú o tu ser querido a notar mejorías en la función cognitiva una vez puestas en práctica las directrices de este libro. La cantidad de tiempo necesaria para mejorar la sensibilidad a la insulina, reducir la inflamación y la glicación del cerebro y proporcionar un suministro constante de cetonas para que sirvan de combustible a las neuronas debilitadas diferirá de una persona a otra.

Seguramente, el grado y el ritmo de la mejoría dependerán de la gravedad y duración de la enfermedad. Es probable que cuanto más tiempo llevéis tú o tu ser querido sufriendo el deterioro cognitivo, y más graves sean los daños y la incapacidad, más tiempo tardarán en manifestarse las mejorías tras adoptar una dieta baja en hidratos de carbono e introducir otros cambios en el modo de vida.

Sin embargo, si perseveras en seguir estrictamente una dieta baja en hidratos de carbono (quizá menos de 30-40 gramos para empezar), por lo general, las reservas de glucógeno del cuerpo tardarán solo de dos a tres días en disminuir hasta el punto en el que este pase a funcionar con grasas. Después de esto hará falta un poco más de tiempo para que se eleve la producción de cetonas hasta niveles que puedan tener un impacto positivo en la memoria y en las facultades cognitivas.

Si llevas dos meses enteros limitando estrictamente los hidratos de carbono y no sientes ninguna mejoría, no pierdas la esperanza. Te aconsejo que perseveres y sigas con la dieta varias semanas más. En algunas personas los daños están tan extendidos y desde hace tanto que sencillamente se necesita más tiempo para que los efectos beneficiosos de las cetonas elevadas empiecen a notarse y los cambios se vuelvan apreciables. Yo seguiría la dieta estrictamente durante un mínimo de tres meses antes de plantearme si merece la pena continuar o no. Tengo la esperanza de que durante ese tiempo veas al menos un asomo de mejoría, por pequeña que sea, que te proporcione la motivación necesaria para seguir adelante y redoblar tus esfuerzos. Recuerda que el daño que causa el alzhéimer comienza a producirse décadas antes de que empiecen a manifestarse señales y síntomas claros. Por lo tanto, no es razonable esperar que este daño se sane en cuestión de días o semanas, especialmente en las personas mayores, cuyos cuerpos de por sí tienen una capacidad más reducida para recuperarse y regenerarse que los de los jóvenes.

Cuanto más joven sea una persona con alzhéimer o DCL al adoptar la dieta baja en hidratos de carbono (y cuanto menos grave sea la afección), mayor será la probabilidad de mejoría cognitiva. Sin embargo, no dejes que esto te disuada de ayudar a tu padre o a tu abuelo de edad muy avanzada a seguir esta dieta. El cuerpo humano tiene una capacidad increíble de sorprendernos y asombrarnos. Por muy avanzada que esté la enfermedad, por muy mayor que sea el paciente de alzhéimer o muy afectado que esté, no hay razón para no probar esta dieta y proporcionarle a su cerebro un combustible nutricional. Nadie está tan perjudicado como para que podamos considerar su salud cerebral «una causa perdida». El cuerpo humano nos sorprende constantemente con proezas que no sabíamos que era capaz de lograr, y esto es especialmente cierto al referirnos al cerebro.

Por supuesto, también debo hacer hincapié en que el uso de dietas cetogénicas y bajas en hidratos de carbono para el alzhéimer es un sector pequeño pero en continuo crecimiento. Los estudios científicos que emplean dietas cetogénicas, cetonas exógenas y las estrategias de estilo de vida que presento en este libro no han hecho más que comenzar, de manera que aún no hay mucha información que indique que este enfoque sea o pueda ser efectivo para cualquiera. No obstante, basándonos en la etiología del alzhéimer como enfermedad metabólica, la reducción estricta de hidratos de carbono y de los niveles de insulina es el método más lógico y científicamente válido para mejorar, retrasar y posiblemente incluso revertir los síntomas de esta enfermedad, especialmente al compararlo con medicamentos que han demostrado ser tan ineficaces como caros.

Repito que el uso de dietas cetogénicas y cetonas exógenas como terapia del alzhéimer apenas está dando sus primeros pasos. Para quienes tengan una edad muy avanzada, y sufran desde hace mucho tiempo una demencia extremadamente grave, la enfermedad puede haber progresado hasta un punto en el que los daños sean irreversibles. Como afirma el doctor Bredesen: «El alzhéimer no es una enfermedad cerebral misteriosa e intratable sino una enfermedad reversible, metabólica y tóxica, por lo general sistemática, con una ventana de tratamiento relativamente amplia».[1] La ventana de tratamiento es «amplia», pero eso no significa que sea infinita. Podría llegarse a un punto crítico en el que la estructura física del cerebro lleve tanto tiempo gravemente afectada que ni siquiera la adopción de todas las recomendaciones de este libro consiga tener un impacto positivo. Si crees que tu ser querido se encuentra en esta situación, te remito a la explicación sobre el metabolismo del combustible cerebral del capítulo 2.

Según el prominente investigador del alzhéimer Samuel Henderson: «Para cuando se diagnostica la demencia clínica, puede haberse producido un daño irreparable y ya será difícil revertirlo. Una estrategia que podría ser eficaz es [la elevación directa de los niveles de acetil-CoA] mediante la utilización de cuerpos cetónicos».[2] Para los individuos que no pueden cambiar su alimentación y su modo de vida o no están dispuestos a ello, es posible que el consumo abundante de aceite de coco y de TCM y el uso de cetonas exógenas pueda mejorar su calidad de vida, y también podría aliviar un poco la carga emocional de sus cuidadores.

Por lo tanto, es de sentido común que para detener el daño cerebral, frenar su avance o puede que incluso llegar a revertirlo, nos esforcemos en adoptar los comportamientos contrarios a los que suponemos que lo han causado. De ahí la estrategia nutricional baja en hidratos de carbono y rica en colesterol, así como las recomendaciones de estilo de vida que se muestran en este libro.

Mi objetivo al escribirlo fue ofrecer esta información crucial a quienes padecéis alzhéimer o deterioro cognitivo leve, y también a vuestros cuidadores y seres queridos, para que sepáis que contáis con recursos a la hora de librar esta batalla, que es mucho lo que podéis hacer, que hay motivos para la esperanza.

Deseo de todo corazón que, al adoptar esta estrategia para sanar el cerebro (en la medida en que podáis), vuelva a brillar una vez más ese ser consecuente, vibrante, lleno de vida que sigue estando dentro de vosotros o de vuestros seres queridos.

AGRADECIMIENTOS

E l acto de escribir es, en mi caso al menos, una labor que exige silencio y soledad. En cambio, mi capacidad para acceder a las investigaciones en las que se basa esta obra, y para entenderlas e interpretarlas, se la debo básicamente a un trabajo de equipo. Quisiera expresar mi reconocimiento a los muchos investigadores, médicos, académicos y no profesionales con extraordinarios conocimientos científicos que me ayudaron a profundizar en la comprensión de los principios y mecanismos bioquímicos y fisiológicos expuestos en este libro. La utilización de estrategias de nutrición y de estilo de vida para tratar algunos de los problemas más delicados de salud se la debo a su orientación. Inevitablemente, y sin que esa sea mi intención, olvidaré citar a algunos de los que pertenecen a las categorías mencionadas anteriormente y cuya importancia fue fundamental, por lo que espero que todos los que han contribuido significativamente a mi educación y desarrollo personal sepan que valoro su orientación y su apoyo, y que si su nombre no figura aquí se debe a un fallo involuntario.

Estoy en deuda con los doctores Stephen Cunnane, Dominic D'Agostino, Thomas Seyfried, Richard Veech, Yoshihiro Kashiwaya, Mary Newport, Theodore VanItallie, Samuel Henderson, Stephanie Seneff, Jeff Volek, Stephen Phinney, Eric Westman, Richard Feinman, Eugene Fine, Colin Champ y Dale Bredesen, así como con sus colegas, colaboradores y estudiantes graduados, por su prolífica investigación en los campos del alzhéimer, el metabolismo del combustible cerebral, las cetonas y las dietas bajas en hidratos de carbono y cetogénicas como terapia metabólica para un amplio conjunto de afecciones.

Me gustaría expresar mi reconocimiento a los doctores Jason Fung, Theodore Naiman, Jeffry Gerber, Mark Cucuzzella y Eric Thorn por apoyar y alentar mi trabajo y por recomendar dietas bajas en hidratos de carbono o cetogénicas en sus consultas, además del resto de las estrategias de estilo de vida que sugiero aquí. Por lo general, estos médicos *eliminan* los medicamentos de los regímenes de los pacientes, en lugar de añadirlos, y mejoran día a día las vidas de los enfermos de diabetes tipo 2, enfermedad cardiovascular, obesidad, etc., recomendando en gran medida lo *contrario* de lo que se nos ha hecho creer que constituye una alimentación sana.

Siento una afinidad especial por los nutricionistas y dietistas que hacen un trabajo similar utilizando dietas bajas en hidratos de carbono y cetogénicas para ayudar a los enfermos debilitados y desmoralizados por las afecciones modernas crónicas a recuperar la salud y la vitalidad que les corresponden por derecho propio. Mi agradecimiento a Franziska Spritzler, dietista nutricionista, Miriam Kalamian, especialista en nutrición, Kelley Pounds, dietista nutricionista, Beth Zupec-Kania, dietista nutricionista, y Patricia Daly.

Gracias a Robb Wolf, Jimmy Moore, Sally Fallon Morell, Christine Lehmann, Paul Burgess, Mackay Rippey y Scott Miners por compartir mi trabajo en sus blogs, páginas web, *podcasts* y publicaciones en papel, lo que me permite llevar esta información que tiene el potencial de cambiar vidas a un público mucho más amplio del que yo hubiera podido alcanzar nunca.

Me gustaría dar las gracias a Gary Taubes, Nina Teicholz, Adele Hite, la doctora Loren Cordain, Mark Sisson y a la desaparecida doctora Mary Enig, por ayudar a los profesionales médicos y del campo de la nutrición así como al público en general a cuestionarse sus convicciones más arraigadas con relación al colesterol dietético, la grasa saturada, los aceites vegetales, los cereales y otros alimentos.

Como suele suceder en las investigaciones (ya sean sobre nutrición u otras materias), los profanos proporcionan una perspectiva fresca a quienes llevan años dedicándose a su estudio y han desarrollado, inconscientemente, una especie de visión de túnel o miopía y un apego enfermizo a un determinado punto de vista. En ocasiones son estas personas que vienen de otros campos del saber quienes le dan la puntilla a un dogma incorrecto, ya que sus vidas no dependen de la defensa de un *statu quo* erróneo y tampoco se están jugando su reputación profesional cuando alguien ataca la perspectiva tradicional, a la que oros se adhieren, aunque esté a punto de derrumbarse. Como profesional de la nutrición, recibo prácticamente a diario aportes impresionantes, por los que estoy muy agradecida, de aficionados que, guiados solo por el placer de desarrollar sus conocimientos y dedicarse a lo que les apasiona (o, más frecuentemente, con el fin de mejorar su salud o la de sus seres queridos cuando la medicina les falla), comparten con nosotros sus descubrimientos. Ellos son la prueba de que los títulos no tienen siempre el valor que les otorgamos y de que, a veces, las ideas más lógicas y más útiles surgen donde menos las esperamos. Mi agradecimiento a los siguientes individuos por contribuir a mi comprensión de la fisiología humana, el metabolismo, la regulación de la glucosa en sangre y la dinámica de las cetonas, y por compartir con el público los éxitos obtenidos con las dietas bajas en hidratos de carbono: Marty Kendall, L. Amber O'Hearn, R. D. Dikeman, Jeff Cyr, Raymund Edwards, Mike Julian, Luis Villaseñor, Tyler Cartwright y Bob Briggs. Un agradecimiento especial a Ivor Cummins, que merece ser el centro de atención por resucitar el trabajo pionero de los doctores Joseph Kraft y Kenneth Brookler y por hacer público que lo que impulsa la mayoría de las enfermedades que nos roban calidad y cantidad de vida en la edad moderna es principalmente una elevación crónica de la insulina y no solo de la glucosa en sangre.

Estoy agradecida a mis compañeros de Designs for Health, Inc., por una paciencia y una flexibilidad con los plazos de entrega que me dejaron tiempo para finalizar este libro. Mis conocimientos sobre micronutrientes, botánica, farmacodinámica y los factores humanos que complican cualquier terapia dietética y de comportamiento van creciendo a medida que investigo y escribo. Estoy orgullosa de estar asociada con Designs for Health, que se mantiene fiel a su lema de que la ciencia es lo primero. Mi agradecimiento especial a Suzanne Copp y David Brady, médico naturópata, por su respaldo y su aliento.

Al principio de mi formación como nutricionista tuve la suerte de asistir a clases impartidas por varios profesores de gran talento y dedicación. Los cursos de bioquímica de dos de estos educadores, en particular (el doctor Charles Saladino y la doctora Margaret Carroll), me inspiraron una fascinación por las formas fundamentales en las que funciona el cuerpo humano y un deseo de compartir con los demás esa fascinación. Es gracias a ellos por lo que, a pesar de que mi mente se inclina de manera natural por las humanidades, la literatura y las lenguas, soy capaz de encontrarles sentido a las publicaciones científicas.

Estoy en deuda con Mike Sheridan por ayudarme a realizar una versión inicial digital de este libro, disponible en Amazon, que me permitió llevar esta importante información a un público más amplio. Fue estupendo trabajar juntos, y me alegra poder decirlo para animar a otros autores que no sean duchos en tecnología y que necesiten ayuda para llevar su trabajo al siglo XXI.

Mi más profunda gratitud a Ellen Davis, colega y amiga querida, cuyo respaldo y aliento llegaron siempre en el momento adecuado, o lo que es lo mismo, ¡siempre! Si ahora mismo tienes este libro en tus manos o lo estás leyendo en una pantalla, es gracias a la página web de Ellen, www.ketogenic-diet-resource.com, el centro de información más extenso que conozco sobre dietas cetogénicas. Este libro en su inicio tenía un formato de *ebook*, y fue Ellen quien lo diseñó. Yo soy escritora; me dedico a las letras. No tengo la menor habilidad en cuestiones de diseño. Sin su ayuda y su dedicación incansable a difundir el mensaje de los efectos radicales de las dietas de hidratos de carbono, este libro no habría pasado de ser un documento de Microsoft Word guardado en mi ordenador. Sabiendo lo importante que era que esta perspectiva poco conocida sobre el deterioro cognitivo y la demencia estuviera a disposición del público, Ellen tuvo la gentileza de publicarla en su página web, donde la descubrió el editor que se ha hecho cargo del libro.

Cuando estaba realizando la investigación inicial sobre el alzhéimer como enfermedad metabólica (es decir, con una solución metabólica), nunca podía haber imaginado la dirección que tomarían las cosas. Gracias a Margo Baldwin y Makenna Goodman, de Chelsea Green Publishing, por reconocer la urgencia de llevar esta información a la gente que más la necesitaba y por confiar en que yo podría encargarme de exponerla.

Y, por último, de todo corazón les doy las gracias a mi familia y amigos, que siempre han creído en mí mucho más de lo que yo he creído en mí misma. No pude ayudar a mi propia madre con sus problemas de salud, pero espero sinceramente ayudar a otros por medio de este libro.

NOTAS

Capítulo 1

1. alzhéimer's Association, «2016 alzhéimer's Disease Facts and Figures», alzhéimer's Association, http://www.alz.org/facts/overview.asp (30 de agosto de 2016).

2. Ely Lilly y Company, «Lilly Halts Development of Semagacestat for alzhéimer's Disease Based on Preliminary Results of Phase III Clinical Trials», Eli Lilly and Company, http://investor.lilly.com/releasedetail.cfm?releaseid=499794 (12 de septiembre de 2016).

3. Zina Kroner, «The Relationship Between alzhéimer's Disease and Diabetes: Type 3 Diabetes?», *Alternative Medicine Review* 14, n.º 4 (2009): 373-379; Suzanne M. de la Monte, «Type 3 Diabetes is Sporadic alzhéimer's disease: Mini-Review», *European Neuropsychopharmacology* 24, n.º 12 (2014): 1954-1960, doi:10.1016/j.euroneuro.2014.06.008.

4. Loren Cordain, S. Boyd Eaton, Anthony Sebastian, Neil Mann, Staffan Lindeberg, Bruce A. Watkins, James H. O'Keefe et al., «Origins and Evolution of the Western Diet: Health Implications for the 21st Century», *American Journal of Clinical Nutrition* 81 (2005): 341-354; Loren Cordain y Boyd Eaton, «Evolutionary Aspects of Diet: Old Genes, New Fuels», *World Review of Nutrition and Dietetics* 81 (1997): 26-37.

5. Glen D. Lawrence, «Dietary Fats and Health: Dietary Recommendations in the Context of Scientific Evidence», *Advances in Nutrition* 4, n.º 3 (2013): 294-302.

6. Loren Cordain, Michael R. Eades y Mary Dan Eades, «Hyperinsuline-mic Diseases of Civilization: More Than Just Syndrome X», *Comparative Biochemistry and Physiology. Part A, Molecular & Integrative Physiology* 136, n.º 1 (2003): 95-112; Ian Spreadbury, «Comparison with Ancestral Diets Suggests Dense Acellular Carbohydrates Promote an Inflammatory Microbiota, and May Be the Primary Dietary Cause of Leptin Resistance and Obesity», *Diabetes, Metabolic Syndrome and Obesity: Targets and Therapy* 5 (2012): 175-189, doi:10.2147/DMSO.S33473; Colin E. Champ, Jeff S. Volek, Joshua Siglin, Lianjin Jin y Nicole L. Simone, «Weight Gain, Metabolic Syndrome, and Breast Cancer Recurrence: Are Dietary Recommendations Supported by the Data?», *International Journal of Breast Cancer* (2012): 506868.

7. Gerard J. Tortora y Bryan H. Derrickson, eds., *Principles of Anatomy and Physiology*, 11.ª edición (Hoboken, NJ: John Wiley & Sons, 2006): 477.

8. Jeff S. Volek y Richard D. Feinman, «Carbohydrate Restriction Improves the Features of Metabolic Syndrome. Metabolic Syndrome May Be Defined by the Response to Carbohydrate Restriction», *Nutrition and Metabolism* 2 (2005): 31, doi:10.1186/1743-7075-2-31.

9. P. Reaven, «Metabolic syndrome», *Journal of Insurance Medicine* 36, n.º 2 (2004): 132-142.

10. Volek y Feinman, «Carbohydrate Restriction Improves the Features of Metabolic Syndrome»; Anthony Accurso, Richard K. Bernstein, Annika Dahlqvist, Boris Draznin, Richard D. Feinman, Eugene Fine, Amy Gleed et al., «Dietary Carbohydrate Restriction in Type 2 Diabetes Mellitus and Metabolic Syndrome: Time for a Critical Appraisal», *Nutrition & Metabolism* 5 (2008): 9; Richard D. Feinman y Jeff S. Volek, «Carbohydrate Restriction as the Default Treatment for Type 2 Diabetes and Metabolic Syndrome», *Scandinavian Cardiovascular Journal* 42, n.º 4 (2008): 256-263, doi:10.1080/14017430802014838.

11. Hidenao Fukuyama, Masafumi Ogawa, Hiroshi Yamauchi, Shinya Yamaguchi, Jun Kimura, Yoshiaru Yonekura y Junji Konishi, «Altered Cerebral Energy Metabolism in alzhéimer's Disease: A PET Study», *Journal of Nuclear Medicine* 35, n.º 1 (1994): 1-6.

12. David G. Cook, James B. Leverenz, Pamela J. McMillan, J. Jacob Kulstad, Sasha Ericksen, Richard A. Roth, Gerard D. Schellenberg et al., «Reduced Hippocampal Insulin-Degrading Enzyme in Late-Onset alzhéimer's Disease Is Associated with the Apolipoprotein E-ε4 Allele», *American Journal of Pathology* 162, n.º 1 (2003): 313-319.

13. Ling Xie, Erik Helmerhorst, Kevin Taddei, Brian Plewright, Wilhelm Van Bronswijk y R. Martins, «alzhéimer's β-amyloid Peptides Compete with Insulin for Binding to the Insulin Receptor», *Journal of Neuroscience* 22, n.º 10 (2002): RC221.

14. Wei Qiao Qiu, Dominic M. Walsh, Zhen Ye, Konstantinos Vekrellis, Jimin Zhang, Marcia B. Podlisny, Marsha Rich Rosner et al., «Insulin-Degrading

Enzyme Regulates Extracellular Levels of Amyloid β-Protein by Degradation», *Journal of Biological Chemistry* 273, n.° 49 (1998): 32730-32738.

15. A. Ott, R. P. Stolk, F. van Harskamp, H. A. P. Pols, A. Hofman y M. M. B. Breteler, «Diabetes Mellitus and the Risk of Dementia: The Rotterdam Study», *Neurology* 53, n.° 9 (1999): 1937-1942.

16. George F. Cahill y Richard L. Veech, «Ketoacids? Good medicine?», *Transactions of the American Clinical and Climatological Association*, 114 (2003): 149-163; Theodore B. VanItallie y Thomas H. Nufert, «Ketones: Metabolism's Ugly Duckling», *Nutrition Reviews* 61, n.° 10 (2003): 327-341, doi:10.1301/nr.2003.oct.327-341.

17. Ibid.; Sami A. Hashim y Theodore B. VanItallie, «Ketone Body Therapy: From the Ketogenic Diet to the Oral Administration of Ketone Ester», *Journal of Lipid Research* 55, n.° 9 (2014): 1818-1826, doi:10.1194/jlr. R046599.

18. Thomas M. Devlin, ed., *Textbook of Biochemistry with Clinical Correlations* (Hoboken, NJ: John Wiley & Sons, 2011), 691, 799.

19. Samuel T. Henderson, «Ketone Bodies as a Therapeutic for alzhéimer's Disease», *Neurotherapeutics* 5, n.° 3 (2008): 470-480.

20. Carl E. Stafstrom y Jong M. Rho, «The Ketogenic Diet as a Treatment Paradigm for Diverse Neurological Disorders», *Frontiers in Pharmacology* 3 (2012): 59, doi:10.3389/fphar.2012.00059; Maciej Gasior, Michael A. Rogawski y Adam L. Hartman, «Neuroprotective and Disease-Modifying Effects of the Ketogenic Diet», *Behavioural Pharmacology* 17, n.° 5-6 (2006): 431-439.

21. Samuel T. Henderson, Janet L. Vogel, Linda J. Barr, Fiona Garvin, Julie J. Jones y Lauren C. Costanti, «Study of the Ketogenic Agent AC-1202 in Mild to Moderate alzhéimer's Disease: A Randomized, Double-Blind, Placebo-Controlled, Multicenter Trial», *Nutrition and Metabolism* (Londres) 6 (2009): 31, doi:10.1186/1743-7075-6-31; Mark A. Reger, Samuel T. Henderson, Cathy Hale, Brenna Cholerton, Laura D. Baker, G. S. Watson, Karen Hyde et al., «Effects of Beta-Hydroxybutyrate on Cognition in Memory-Impaired Adults», *Neurobiology of Aging* 25, n.° 3 (2004): 311-314, doi:10.1016/S0197-4580(03)00087-3.

22. Robert Krikorian, Marcelle D. Shidler, Krista Dangelo, Sarah C. Couch, Stephen C. Benoit y Deborah J. Clegg, «Dietary Ketosis Enhances Memory in Mild Cognitive Impairment», *Neurobiology of Aging* 33, n.° 425 (2012): e19-e27.

23. Loren Cordain, «The Nutritional Characteristics of a Contemporary Diet Based on Paleolithic Food Groups», *Journal of the American Nutraceutical Association* 5 (2002): 15-24.

24. Patty W. Siri-Tarino, Qi Sun, Frank B. Hu y Ronald M. Krauss, «Meta-Analysis of Prospective Cohort Studies Evaluating the Association of Saturated Fat with Cardiovascular Disease», *American Journal of Clinical Nutrition* 91, n.° 3 (2010): 535-546, doi:10.3945/ajcn.2009.27725; Jeff S. Volek, Maria Luz Fernandez, Richard D. Feinman y Stephen Phinney,

«Dietary Carbohydrate Restriction Induces a Unique Metabolic State Positively Affecting Atherogenic Dyslipidemia, Fatty Acid Partitioning, and Metabolic Syndrome», *Progress in Lipid Research* 47, n.º 5 (2008): 307-318, doi:10.1016/j.plipres.2008.02.003; Jeff S. Volek y Cassandra E. Forsythe, «The Case for Not Restricting Saturated Fat on a Low Carbohydrate Diet», *Nutrition & Metabolism* 2 (2005): 21, doi:10.1186/1743-7075-2-21; Cassandra Forsythe, Stephen D. Phinney, Richard D. Feinman, Brittanie M. Volk, Daniel Freidenreich, Erin Quann, Kevin Ballard et al., «Limited Effect of Dietary Saturated Fat on Plasma Saturated Fat in the Context of a Low Carbohydrate Diet», *Lipids* 45, n.º 10 (2010): 947-962, doi:10.1007/s11745-010-3467-3; Brittanie M. Volk, Laura J. Kunces, Daniel J. Freidenreich, Brian R. Kupchak, Catherine Saenz, Juan C. Artistizábal, María Luz Fernández et al., «Effects of Step-Wise Increases in Dietary Carbohydrate on Circulating Saturated Fatty Acids and Palmitoleic Acid in Adults with Metabolic Syndrome», *PLoS ONE* 9, n.º 11 (2014): e113605, doi:10.1371/journal.pone.0113605.

25. Dale E. Bredesen, *Cognitive Health: Dawn of the Era of Treatable alzhéimer's Disease*, película, 56:21, 4 de agosto de 2016, https://vimeo.com/173061978.

26. Dale E. Bredesen, «Reversal of Cognitive Decline: A Novel Therapeutic Program», *Aging* 6, 9 (2014): 707-717.

Capítulo 2

1. Giulia Accardi, Calogero Caruso, Giuseppina Colonna-Romano, Cecilia Camarda, Roberto Monastero y Giuseppina Candore, «Can alzhéimer Disease Be a Form of Type 3 Diabetes?», *Rejuvenation Research* 15, n.º 2 (2012): 217-221, doi:10.1089/rej.2011.1289; Vincenza Frisardi, Vincenzo Solfrizzi, Davide Seripa, Cristiano Capurso, Andrea Santamato, Daniele Sancarlo, Gianluigi Vendemiale et al., «Metabolic-Cognitive Syndrome: A Cross-Talk Between Metabolic Syndrome and alzhéimer's Disease», *Ageing Research Reviews* 9, n.º 4 (2010): 399-417, doi:10.1016/j.arr.2010.04.007; Vincenza Frisardi, Vincenzo Solfrizzi, Cristiano Capurso, Bruno P. Imbimbo, Gianluigi Vendemiale, Davide Seripa, Alberto Pilotto et al., «Is Insulin Resistant Brain State a Central Feature of the Metabolic Cognitive Syndrome?», *Journal of alzhéimer's Disease* 21, n.º 1 (2010): 57-63, doi:10.3233/JAD-2010-100015.

2. Bhumsoo Kim y Eva L. Feldman, «Insulin Resistance as a Key Link for the Increased Risk of Cognitive Impairment in the Metabolic Syndrome», *Experimental & Molecular Medicine* 47, n.º 3 (2015): e149, doi:10.1038/emm.2015.3.

3. American Diabetes Association, «Diagnosis and Classification of Diabetes Mellitus», *Diabetes Care* 33, supl. 1 (2010): S62-S69, doi:10.2337/dc10-S062.

4. Ibid.

5. Joseph Kraft, *Diabetes Epidemic & You* (Bloomington, IN: Trafford Publishing, 2011).

6. Ibid.
7. Stephen C. Cunnane, Scott Nugent, Maggie Roy, Alexandre Courchesne-Loyer, Etienne Croteau, Sébastien Tremblay, Alex Castellano et al., «Brain Fuel Metabolism, Aging and alzhéimer's Disease», *Nutrition* 27, n.º 1 (2011): 3-20, doi:10.1016/j.nut.2010.07.021.
8. G. Stennis Watson y Suzanne Craft, «The Role of Insulin Resistance in the Pathogenesis of alzhéimer's Disease: Implications for Treatment», *CNS Drugs* 17, n.º 1 (2003): 27-45.
9. Sara E. Young, Arch G. Mainous III y Mark Carnemolla, «Hyperinsulinemia and Cognitive Decline in a Middle-Aged Cohort», *Diabetes Care* 29, n.º 12 (2006): 2688-2693, doi:10.2337/dc06-0915.
10. Jose A. Luchsinger, Ming-Xin Tang, Steven Shea y Richard Mayeux, «Hyperinsulinemia and Risk of alzhéimer Disease», *Neurology* 63, n.º 7 (2004): 1187-1192.
11. Kraft, *Diabetes Epidemic.*
12. Abel Romero-Corral, Virend K. Somers, Justo Sierra-Johnson, Yoel Korenfeld, Simona Boarin, Josef Korinek, Michael D. Jensen et al., «Normal Weight Obesity: A Risk Factor for Cardiometabolic Dysregulation and Cardiovascular Mortality», *European Heart Journal* 31, n.º 6 (2010): 737-746, doi:10.1093/eurheartj/ehp487; Estefanía Oliveros, Virend K. Somers, Ondrej Sochor, Kashish Goel y Francisco Lopez-Jiménez, «The Concept of Normal Weight Obesity», *Progress in Cardiovascular Diseases* 56, n.º 4 (2014): 426-433, doi:10.1016/j.pcad.2013.10.003.
13. Christina Voulgari, Nicholas Tentolouris, Polychronis Dilaveris, Dimitris Tousoulis, Nicholas Katsilambros y Christodoulos Stefanadis, «Increased Heart Failure Risk in Normal-Weight People with Metabolic Syndrome Compared with Metabolically Healthy Obese Individuals», *Journal of the American College of Cardiology* 58, n.º 13 (2011): 1343-1350, doi:10.1016/j. jacc.2011.04.047; Minjoo Kim, Jean Kyung Paik, Ryungwoo Kang, Soo Young Kim, Sang- Hyun Lee y Jong Ho Lee, «Increased Oxidative Stress in Normal-Weight Postmenopausal Women with Metabolic Syndrome Compared with Metabolically Healthy Overweight/Obese Individuals», *Metabolism* 62, n.º 4 (2013): 554-560, doi:10.1016/j.metabol.2012.10.006.
14. Catherine M. Phillips, Christina Dillon, Janas M. Harrington, Ver J. C. McCarthy, Patricia M. Kearney, Anthony P. Fitzgerald e Ivan J. Perry, «Defining Metabolically Healthy Obesity: Role of Dietary and Lifestyle Factors», *PLoS ONE* 8, n.º 10 (2013): e76188, doi:10.1371/journal. pone.0076188.
15. Catherine Crofts, Caryn Zinn, Mark Wheldon y Grant Schofield, «Hyperinsulinemia: A Unifying Theory of Chronic Disease?», *Diabesity* 1, n.º 4 (2015): 34-43, doi:10.15562/diabesity.2015.19; Loren Cordain, Michael R. Eades y Mary Dan Eades, «Hyperinsulinemic Diseases of Civilization: More Than Just Syndrome X», *Comparative Biochemistry and Physiology. Part A, Molecular & Integrative Physiology* 136 n.º 1 (2003): 95-112; Joseph R. Kraft, «Hyperinsulinemia: The Common Denominator of Subjective Idiopathic

Tinnitus and Other Idiopathic Central and Peripheral Neurootologic Disorders», *International Tinnitus Journal* 1, n.º 1 (1995): 46-53; H. Kamierczak y G. Doroszewska, «Metabolic Disorders in Vertigo, Tinnitus, and Hearing Loss», *The International Tinnitus Journal* 7, n.º 1 (2001): 54-58, http://www.ncbi.nlm.nih.gov/pubmed/14964957; P. L. Mangabeira Albernaz y Y. Fukuda, «Glucose, Insulin and Inner Ear Pathology», *Acta Otolaryngologica* 97, n.º 5-6 (1984): 496-501, http://www.ncbi.nlm.nih.gov/pubmed/6380207.

16. G. J. Biessels, L. J. Kappelle y Utrecht Diabetic Encephalopathy Study Group, «Increased Risk of alzhéimer's Disease in Type II Diabetes: Insulin Resistance of the Brain or Insulin-Induced Amyloid Pathology?», *Biochemical Society Transactions* 33, n.º 5 (2005): 1041-1044, doi:10.1042/BST20051041; Rachel A. Whitmer, «Type 2 Diabetes and Risk of Cognitive Impairment and Dementia», *Current Neurology and Neuroscience Reports* 7, n.º 5 (2007): 373-380.

17. Suzanne M. de la Monte, «Contributions of Brain Insulin Resistance and Deficiency in Amyloid-Related Neurodegeneration in alzhéimer's Disease», *Drugs* 72 n.º 1 (2012): 49-66, doi:10.2165/11597760-000000000-00000; Melita Salkovic-Petrisic, Jelena Osmanovic, Edna Grünblatt, Peter Riederer y Siegfried Hoyer, «Modeling Sporadic alzhéimer's Disease: The Insulin Resistant Brain State Generates Multiple Long-Term Morphobiological Abnormalities Including Hyperphosphorylated Tau Protein and Amyloid-Beta», *Journal of alzhéimer's Disease* 18, n.º 4 (2009): 729-750, doi:10.3233/JAD-2009-1184; Siegfried Hoyer, «Glucose Metabolism and Insulin Receptor Signal Transduction in alzhéimer Disease», *European Journal of Pharmacology* 490, n.º 1-3 (2004): 115-125, doi:10.1016/j.ejphar.2004.02.049; Siegfried Hoyer, «The Aging Brain. Changes in the Neuronal Insulin/Insulin Receptor Signal Transduction Cascade Trigger Late-Onset Sporadic alzhéimer Disease (SAD). A Mini-Review», *Journal of Neural Transmission* (Viena) 109, n.º 7-8 (2002): 991-1002, doi:10.1007/s007020200082; G. Stennis Watson y Suzanne Craft, «Modulation of Memory by Insulin and Glucose: Neuropsychological Observations in alzhéimer's Disease», *European Journal of Pharmacology* 490, n.º 1-3 (2004): 97-113, doi:10.1016/j ejphar.2004.02.048.

18. Watson y Craft, «Modulation of Memory».

19. Lisa Mosconi, Susan De Santi, Juan Li, Wai Hon Tsui, Yi Li, Madhu Boppana, Eugene Laska et al., «Hippocampal Hypometabolism Predicts Cognitive Decline from Normal Aging», *Neurobiology of Aging* 29, n.º 5 (2008): 676-692.

20. Ibid.

21. Ibid.

22. Hidenao Fukuyama, Masafumi Ogawa, Hiroshi Yamauchi, Shinya Yamaguchi, Jun Kimura, Yoshiaru Yonekura y Junji Konishi, «Altered Cerebral Energy Metabolism in alzhéimer's Disease: A PET Study», *Journal of Nuclear Medicine* 35, n.º 1 (1994): 1-6.

23. Samuel T. Henderson, «Ketone Bodies as a Therapeutic for alzhéimer's Disease», *Neurotherapeutics* 5, n.º 3 (2008): 470-480.

24. Ibid.; Richard L. Veech, «The Therapeutic Implications of Ketone Bodies: The Effects of Ketone Bodies in Pathological Conditions: Ketosis, Ketogenic Diet, Redox States, Insulin Resistance, and Mitochondrial Metabolism», *Prostaglandins, Leukotrienes, and Essential Fatty Acids* 70 n.º 3 (2004): 309-319, doi:10.1016/j.plefa.2003.09.007; Sami A. Hashim y Theodore B. VanItallie, «Ketone Body Therapy: From the Ketogenic Diet to the Oral Administration of Ketone Ester», *Journal of Lipid Research* 55, n.º 9 (2014): 1818-1826, doi:10.1194/jlr.R046599.

25. Veech, «The Therapeutic Implications».

26. Stephen C. Cunnane, Alexandre Courchesne-Loyer, Camille Vandenberghe, Valerie St-Pierre, Melanie Fortier, Marie Hennebelle, Etienne Croteau et al., «Can Ketones Help Rescue Brain Fuel Supply in Later Life? Implications for Cognitive Health during Aging and the Treatment of alzhéimer's Disease», *Frontiers in Molecular Neuroscience* 9 (2016): 53, doi:10.3389/fnmol.2016.00053.

27. Ibid.

28. Henderson, «Ketone Bodies»; Samuel T. Henderson, Janet L. Vogel, Linda J. Barr, Fiona Garvin, Julie J. Jones y Lauren C. Costantini, «Study of the Ketogenic Agent AC-1202 in Mild to Moderate alzhéimer's Disease: A Randomized, Double-Blind, Placebo-Controlled, Multicenter Trial», *Nutrition and Metabolism* (Londres) 6 (2009): 31, doi:10.1186/1743-7075-6-31; Mark A. Reger, Samuel T. Henderson, Cathy Hale, Brenna Cholerton, Laura D. Baker, G. S. Watson, Karen Hyde et al., «Effects of Beta-hydroxybutyrate on Cognition in Memory-Impaired Adults», *Neurobiology of Aging* 25, n.º 3 (2004): 311-314. doi:10.1016/S01974580(03)00087-3; Mary T. Newport, Theodore B. VanItallie, Yoshihiro Kashiwaya, Michael T. King y Richard L. Veech, «A New Way to Produce Hyperketonemia: Use of Ketone Ester in a Case of alzhéimer's Disease», *alzhéimer's and Dementia* 11, n.º 1 (2015): 99-103, doi:10.1016/j.jalz.2014.01.006.

29. Hashim and VanItallie, «Ketone Body Therapy».

30. Alexandre Courchesne-Loyer, Etienne Croteau, Christian-Alexandre Castellano, Vale Lrie St-Pierre, Marie Hennebelle y Stephen C. Cunnane, «Inverse Relationship Between Brain Glucose and Ketone Metabolism in Adults During Short-Term Moderate Dietary Ketosis: A Dual Tracer Quantitative PET Study», *Journal of Cerebral Blood Flow Metabolism* (14 de septiembre de 2016), doi:10.1177/0271678X16669366.

31. Cunnane et al., «Can Ketones Help Rescue».

32. Ibid.

33. Jeff Volek y Stephen Phinney, *The Art and Science of Low Carbohydrate Performance* (Lexington: Beyond Obesity LLC, 2012), 35.

34. Maciej Gasior, Michael A. Rogawski y Adam L. Hartman, «Neuroprotective and Disease-Modifying Effects of the Ketogenic Diet», *Behavioural Pharmacology* 17, n.º 5-6 (2006): 431-439; Antonio Paoli, Antonino

Bianco, Ernesto Damiani y Gerardo Bosco, «Ketogenic Diet in Neuro-muscular and Neurodegenerative Diseases», *BioMed Research International* 2014 (2014): 474296, doi:10.1155/2014/474296.

35. Theodore B. VanItallie y Thomas H. Nufert, «Ketones: Metabolism's Ugly Duckling», *Nutrition Reviews* 61, n.º 10 (2003): 327-341, doi:10.1301/nr.2003.oct.327-341.
36. Volek y Phinney, *Art and Science of Low Carbohydrate Living*, 164.
37. VanItallie y Nufert, «Ketones: Metablism's Ugly Duckling».
38. George F. Cahill y Richard L. Veech, «Ketoacids? Good Medicine?», *Transactions of the American Clinical and Climatological Association* 114 (2003): 149-163.
39. Volek y Phinney, *Art and Science of Low Carbohydrate Living*, 5.
40. Csaba Toth y Zsofia Clemens, «Type 1 Diabetes Mellitus Successfully Managed with the Paleolithic Ketogenic Diet», *International Journal of Case Reports and Images* 5, n.º 10 (2014): 699-703, doi:10.5348/ijcri-2014124-CR-10435.
41. Keith Runyan, «Ketogenic Diabetic Athlete», *Ketogenic Diabetic Athlete*, 12 de septiembre de 2016, https://ketogenicdiabeticathlete.wordpress.com/about; Ellen Davis y Keith Runyan, *The Ketogenic Diet for Type 1 Diabetes* 2015, http://www.ketogenic-diet-resource.com/treatment-for-diabetes.html.
42. Volek y Phinney, *Art and Science of Low Carbohydrate Living*, 196.
43. Thomas M. Devlin, ed., *Textbook of Biochemistry with Clinical Correlations* (Hoboken: John Wiley & Sons, 2011), 612.
44. Ibid., 699.
45. Jimmy Moore y Eric Westman, *Keto Clarity* (Las Vegas, NV: Victory Belt, 2014), 171.
46. Henderson, «Ketone Bodies».
47. Volek y Phinney, *Art and Science of Low Carbohydrate Living*, 53.
48. Food and Nutrition Board, Institute of Medicine, and National Academies of Sciences, *Dietary Reference Intakes for Energy, Carbohydrate, Fiber, Fat, Fatty Acids, Cholesterol, Protein, and Amino Acids* (Washington, DC: National Academies Press, 2005), 275, http://www.nap.edu/read/10490/chapter/8#275.
49. Mary Newport, *The Coconut Oil and Low-Carb Solution for alzhéimer's, Parkinson's, and Other Diseases* (Basic Health Publications, 2015).
50. Cunnane et al., «Can Ketones Help Rescue».
51. Henderson, «Ketone Bodies»; Henderson et al., «Study of the Ketogenic Agent»; Reger et al., «Effects of Beta-hydroxybutyrate on Cognition»; Newport et al., «A New Way to Produce Hyperketonemia».
52. Mark A. Reger, G. Stennis Watson, Pattie S. Green, Laura D. Baker, Brenna Cholerton, Mark A. Fishel, Stephen R. Plymate et al., «Intranasal Insulin Administration Dose-Dependently Modulates Verbal Memory and Plasma β-Amyloid in Memory-Impaired Older Adults», *Journal of alzhéimer's Disease* 13, n.º 3 (2008): 323-331, https://www.ncbi.nlm.nih.

gov/pubmed/18430999; Amy Claxton, Laura D. Baker, Angela Hanson, Emily H. Trittschuh, Brenna Cholerton, Amy Morgan, Maureen Callaghan et al., «Long-Acting Intranasal Insulin Detemir Improves Cognition for Adults with Mild Cognitive Impairment or Early-Stage alzhéimer's Disease Dementia», *Journal of alzhéimer's Disease* 44, n.º 3 (2015): 897-906, doi:10.3233/JAD-141791; Jessica Freiherr, Manfred Hallschmid, William H. Frey, Yvonne F. Brünner, Colin D. Chapman, Christian Holscher, Suzanne Craft et al., «Intranasal Insulin as a Treatment for alzhéimer's Disease: A Review of Basic Research and Clinical Evidence», *CNS Drugs* 27, n.º 7 (2013): 505-514, doi:10.1007/s40263-013-0076-8.

53. Leif Hertz, Ye Chen y Helle S. Waagepetersen, «Effects of Ketone Bodies in alzhéimer's Disease in Relation to Neural Hypometabolism, β-Amyloid Toxicity, and Astrocyte Function», *Journal of Neurochemistry* 134, n.º 1 (2015): 7-20, doi:10.1111/jnc.13107.

54. Yudai Nonaka, Tetsuo Takagi, Makoto Inai, Shuhei Nishimura, Shogo Urashima, Kazumitsu Honda, Toshiaki Aoyama et al., «Lauric Acid Stimulates Ketone Body Production in the KT-5 Astrocyte Cell Line», *Journal of Oleo Science* 65, n.º 8 (2016): 693-699, doi:10.5650/jos.ess16069.

55. Manuel Guzmán y Cristina Blazquez, «Is There an Astrocyte-Neuron Ketone Body Shuttle?», *Trends in Endocrinology & Metabolism* 12, n.º 4 (2001): 169-173, doi:10.1016/S1043-2760(00)00370-2.

Capítulo 3

1. Zhiyou Cai, Yu Zhao y Bin Zhao, «Roles of Glycogen Synthase Kinase 3 in alzhéimer's Disease», *Current alzhéimer Research* 9, n.º 7 (2012): 864-879.

2. Jesús Ávila, Francisco Wandosell y Félix Hernández, «Role of Glycogen-Synthase Kinase-3 in alzhéimer's Disease Pathogenesis and Glycogen Synthase Kinase-3 Inhibitors», *Expert Review of Neurotherapeutics* 10, n.º 5 (2010): 703-710 doi:10.1586/ern.10.40; Ana Martínez y Daniel I. Pérez, «GSK-3 Inhibitors: A Ray of Hope for the Treatment of alzhéimer's Disease?», *Journal of alzhéimer's Disease* 15, n.º 2 (2008): 181-191.

3. Eduardo E. Benarroch, «Brain Cholesterol Metabolism and Neurologic Disease», *Neurology* 71, n.º 17 (2008): 1368-1373, doi:10.1212/01. wnl.0000333215.93440.36.

4. Roger M. Lane y Martin R. Farlow, «Lipid Homeostasis and Apolipoprotein E in the Development and Progression of alzhéimer's Disease», *Journal of Lipid Research* 46, n.º 5 (2005): 949-968, doi:10.1194/jlr.M400486-JLR200.

5. Geraldine J. Cuskelly, Kathleen M. Moone y Ian S. Young, «Folate and Vitamin B12: Friendly or Enemy Nutrients for the Elderly», *Proceedings of the Nutrition Society* 66, n.º 4 (2007): 548-558, doi:10.1017/S0029665107005873; Ellen M. Whyte, Benoit H. Mulsant, Meryl A. Butters, Moshin Qayyum, Adele Towers, Robert A. Sweet, William Klunk et al., «Cognitive and Behavioral Correlates of Low Vitamin B12 Levels in

Elderly Patients with Progressive Dementia», *American Journal of Geriatric Psychiatry* 10, n.º 3 (2002): 321-327.

6. A. Vogiatzoglou, H. Refsum, C. Johnston, S. M. Smith, K. M. Bradley, C. de Jager, M. M. Budge et al., «Vitamin B12 Status and Rate of Brain Volume Loss in Community-Dwelling Elderly», *Neurology* 71, n.º 11 (2008): 826-832, doi:10.1212/01.wnl.0000325581.26991.f2.

7. Ibid.

8. David Brownstein, *Vitamin B-12 for Health* (West Bloomfield, MI: Medical Alternatives Press, 2012).

Capítulo 5

1. Paula I. Moreira, Maria S. Santos, Raquel Seica y Catarina R. Oliveira, «Brain Mitochondrial Dysfunction as a Link Between alzhéimer's Disease and Diabetes», *Journal of the Neurological Sciences* 257, n.º 1-2 (2007): 206-214, doi:10.1016/j.jns.2007.01.017.

2. Moreira et al., «Brain Mitochondrial Dysfunction»; Rita Perfeito, Teresa Cunha-Oliveira y Ana Cristina Carvalho Rego, «Revisiting Oxidative Stress and Mitochondrial Dysfunction in the Pathogenesis of Parkinson Disease –Resemblance to the Effect of Amphetamine Drugs of Abuse», *Free Radical Biology and Medicine* 62 (2013): 186-201, doi:10.1016/j.freeradbiomed.2013.05.042; Giovanni Manfredi y Zuoshang Xu, «Mitochondrial Dysfunction and Its Role in Motor Neuron Degeneration in ALS», *Mitochondrion* 5, n.º 2 (2005): 77-87, doi:10.1016/j.mito.2005.01.002; Peizhong Maoa y P. Hemachandra Reddy, «Is Multiple Sclerosis a Mitochondrial Disease?», *Biochimica et Biophysica Acta* 1802, n.º 1 (2010): 66-79, doi:10.1016/j.bbadis.2009.07.002; Pradip K. Kamat, Anuradha Kalani, Philip Kyles, Suresh C. Tyagi y Neetu Tyagi, «Autophagy of Mitochondria: A Promising Therapeutic Target for Neurodegenerative Disease», *Cell Biochemistry and Biophysics* 70, n.º 2 (2014): 707-719, doi:10.1007/s12013-014-0006-5.

3. National Heart, Lung, and Blood Institute, «What Is Metabolic Syndrome?», *National Heart, Lung, and Blood Institute*, 22 de junio de 2016, http://www.nhlbi.nih.gov/health/health-topics/topics/ms/; Se Eun Park, Eun-Jung Rhee, Cheol Young Park, Ki Won Oh, Sung-Woo Park, Sun-Woo Kim y Won-Young Lee, «Impact of Hyperinsulinemia on the Development of Hypertension in Normotensive, Nondiabetic Adults: A 4-Year Follow-Up Study», *Metabolism* 62, n.º 4 (2013): 532-538, doi:10.1016/j.metabol.2012.09.013; James R. Sowers, P. R. Standley, J. L. Ram, S. Jacober, L. Simpson y K. Rose, «Hyperinsulinemia, Insulin Resistance, and Hyperglycemia: Contributing Factors in the Pathogenesis of Hypertension and Atherosclerosis», *American Journal of Hypertension* 6, n.º 7, Pt 2 (1993): 260S-270S, doi:10.1093/ajh/6.7.260S.

4. Xukai Wang, Changqing Yu, Bo Zhand y Yan Wang, «The Injurious Effects of Hyperinsulinism on Blood Vessels», *Cell Biochemistry and Biophysics* 69, n.º 2 (2014): 213-218, doi:10.1007/s12013-013-9810-6; Enzo Bonora,

Stefan Kiechl, Johann Willeit, Friedrich Oberhollenzer, Georg Egger, James B. Meigs, Riccardo C. Bonadonna et al., «Insulin Resistance as Estimated by Homeostasis Model Assessment Predicts Incident Symptomatic Cardiovascular Disease in Caucasian Subjects from the General Population: The Bruneck Study», *Diabetes Care* 30, n.º 2 (2007): 318-324, doi:10.2337/dc06-0919; y Motonobu Nakamura, Nobuhiko Satoh, Masashi Suzuki, Haruki Kume, Yukio Homma, George Seki y Shoko Horita, «Stimulatory Effect of Insulin on Renal Proximal Tubule Sodium Transport Is Preserved in Type 2 Diabetes with Nephropathy», *Biochemical and Biophysical Research Communications* 461, n.º 1 (2015): 154-158, doi:10.1016/j.bbrc.2015.04.005.

5. Stephanie Seneff, Glyn Wainwright y Luca Mascitelli, «Nutrition and alzhéimer's Disease: The Detrimental Role of a High Carbohydrate Diet», *European Journal of Internal Medicine* 22, n.º 2 (2011): 134-140, doi:10.1016/j.ejim.2010.12.017.

6. Moreira et al., «Brain Mitochondrial Dysfunction».

7. Mortimer Mamelak, «alzhéimer's Disease, Oxidative Stress and Gammahydroxybutyrate», *Neurobiology of Aging* 28, n.º 9 (2007): 1340-1360, doi:10.1016/j.neurobiolaging.2006.06.008.

Capítulo 6

1. Dale E. Bredesen, *Cognitive Health: Dawn of the Era of Treatable alzhéimer's Disease*, película, 56:21, 4 de agosto de 2016, https://vimeo.com/173061978.

2. Samuel T. Henderson, «Ketone Bodies as a Therapeutic for alzhéimer's Disease», *Neurotherapeutics* 5, n.º 3 (2008): 470-480.

3. Sonia C. Correia, Renato X. Santos, Cristina Carvalho, Susana Cardoso, Emanuel Candeias, Maria S. Santos, Catarina R. Oliveira et al., «Insulin Signaling, Glucose Metabolism and Mitochondria: Major Players in alzhéimer's Disease and Diabetes Interrelation», *Brain Research* 1441 (2012): 64-78, doi:10.1016/j.brainres.2011.12.063.

4. Ibid.

5. Mortimer Mamelak, «alzhéimer's Disease, Oxidative Stress and Gammahydroxybutyrate», *Neurobiology of Aging* 28, n.º 9 (2007): 1340-1360, doi:10.1016/j. neurobiolaging.2006.06.008.

6. Uday Saxena, «alzhéimer's Disease Amyloid Hypothesis at Crossroads: Where Do We Go from Here?», *Expert Opinion on Therapeutic Targets* 14, n.º 12 (2010): 1273-1277, doi:10.1517/14728222.2010.528285.

7. Michael A. Castello y Salvador Soriano, «On the Origin of alzhéimer's Disease. Trials and Tribulations of the Amyloid Hypothesis», *Ageing Research Reviews* 13 (2014): 10-12, doi:10.1016/j.arr.2013.10.001; Michael A. Castello, John D. Jeppson y Salvador Soriano, «Moving Beyond Anti-Amyloid Therapy for the Prevention and Treatment of alzhéimer's Disease», *BMC Neurology* 14 (2014): 169, doi:10.1186/s12883-014-0169-0.

8. Theodore B. VanItallie, «Biomarkers, Ketone Bodies, and the Prevention of alzhéimer's Disease», *Metabolism* 64, n.º 3 (supl. 1) (2015): S51-S57, doi:10.1016/j.metabol.2014.10.033.

Capítulo 7

1. Veena Theendakara, Claire A. Peters-Libeu, Patricia Spilman, Karen S. Poksay, Dale E. Bredesen y Rammohan V. Rao, «Direct Transcriptional Effects of Apolipoprotein E», *The Journal of Neuroscience* 36, n.º 3 (2016): 685-700, doi:10.1523/JNEUROSCI.3562-15.2016.

2. Stephanie Seneff, Glyn Wainwright y Luca Mascitelli, «Nutrition and alzhéimer's Disease: The Detrimental Role of a High Carbohydrate Diet», *European Journal of Internal Medicine* 22, n.º 2 (2011): 134-140, doi:10.1016/j.ejim.2010.12.017.

3. Eric M. Reiman, Kewel Chen, Gene Alexander, Richard J. Caselli, Daniel Bandy, David Osborne, Ann M. Saunders et al., «Functional Brain Abnormalities in Young Adults at Genetic Risk for Late-Onset alzhéimer's Dementia», *Proceedings of the National Academy of Sciences of the United States of America* 101, n.º 1 (2004): 284-289, doi:10.1073/pnas.2635903100; M. I. Kamboh, «Apolipoprotein E Polymorphism and Susceptibility to alzhéimer's Disease», *Human Biology* 67, n.º 2 (1995): 195-215.

4. Reiman et al., «Functional Brain Abnormalities».

5. Ibid.

6. W. Q. Qiu y M. F. Folstein, «Insulin, Insulin-Degrading Enzyme and Amyloid-β Peptide in alzhéimer's Disease: Review and Hypothesis», *Neurobiology of Aging* 27, n.º 2 (2006): 190-198, doi:10.1016/j.neurobiolaging.2005.01.004.

7. Robert Krikorian, Marcelle D. Shidler, Krista Dangelo, Sarah C. Couch, Stephen C. Benoit y Deborah J. Clegg, «Dietary Ketosis Enhances Memory in Mild Cognitive Impairment», *Neurobiology of Aging* 33, n.º 425 (2012): 425e19-425e27.

8. Jose A. Luchsinger, Ming-Xin Tang, Steven Shea y Richard Mayeux, «Hyperinsulinemia and Risk of alzhéimer Disease», *Neurology* 63, n.º 7 (2004): 1187-1192.

9. alzhéimer's Association, «The Search for alzhéimer's Causes and Risk Factors», *alzhéimer's Association*, http://www.alz.org/research/science/alzheimers_disease_causes.asp#genetics.

10. Roger M. Lane y Martin R. Farlow, «Lipid Homeostasis and Apolipoprotein E in the Development and Progression of alzhéimer's Disease», *Journal of Lipid Research* 46, n.º 5 (2005): 949-968, doi:10.1194/jlr.M400486-JLR200.

11. Samuel T. Henderson, «High Carbohydrate Diets and alzhéimer's Disease», *Medical Hypotheses* 62 (2004): 689-700, doi:10.1016/j.mehy.2003.11.028.

12. Lane y Farlow, «Lipid Homeostasis and Apolipoprotein E».

13. R. M. Corbo y R. Scacchi, «Apolipoprotein E (APOE) Allele Distribution in the World. Is APOE*4 a "Thrifty" Allele?», *Annals of Human Genetics* 63, n.º 4 (1999): 301-310.

14. Henderson, «High Carbohydrate Diets».
15. Ibid.
16. Ibid.
17. U.S. National Library of Medicine Genetics Home Reference, «APOE», U.S. National Institutes of Health, https://ghr.nlm.nih.gov/gene/APOE#conditions (20 de julio de 2016).
18. A. S. Henderson, S. Easteal, A. F. Jorm, A. J. Mackinnon, A. E. Korten, H. Christensen, L. Croft et al., «Apolipoprotein E Allele Epsilon 4, Dementia, and Cognitive Decline in a Population Sample», *Lancet* 346, n.º 8987 (1995): 1387-1390, http://www.ncbi.nlm.nih.gov/pubmed/7475820.
19. Richard L. Veech, «The Therapeutic Implications of Ketone Bodies: The Effects of Ketone Bodies in Pathological Conditions: Ketosis, Ketogenic Diet, Redox States, Insulin Resistance, and Mitochondrial Metabolism», *Prostaglandins, Leukotrienes, and Essential Fatty Acids* 70 n.º 3 (2004): 309-319, doi:10.1016/j.plefa.2003.09.007.
20. Alex Ward, Sheila Crean, Catherine J. Mercaldi, Jenna M. Collins, Dylan Boyd, Michael N. Cook y H. Michael Arrighi, «Prevalence of Apolipoprotein E4 Genotype and Homozygotes (APOE e4/4) Among Patients Diagnosed with alzhéimer's Disease: A Systematic Review and Meta-Analysis», *Neuroepidemiology* 38, n.º 1 (2012): 1-17, doi:10.1159/000334607; Sheila Crean, Alex Ward, Catherine J. Mercaldi, Jenna M. Collins, Michael N. Cook, Nicole L. Baker y H. Michael Arrighi, «Apolipoprotein E β4 Prevalence in alzhéimer's Disease Patients Varies Across Global Populations: A Systematic Literature Review and Meta-Analysis», *Dementia and Geriatric Cognitive Disorders* 31, n.º 1 (2011): 20-30, doi:10.1159/000321984.
21. Uffe Ravnskov, David M. Diamond, Rokura Hama, Tomohito Hamazaki, Bjorn Hammarskjold, Niamh Hynes, Malcolm Kendrick et al., «Lack of an Association or an Inverse Association Between Low-Density-Lipoprotein Cholesterol and Mortality in the Elderly: A Systematic Review», *BMJ Open* 6, n.º 6 (2016): e010401, doi:10.1136/bmjopen-2015-010401.
22. Ravneskov et al., «Lack of an Association»; Nicole Schupf, Rosann Costa, Jose Luchsinger, Ming-Xin Tang, Joseph H. Lee y Richard Mayeux, «Relationship Between Plasma Lipids and All-Cause Mortality in Nondemented Elderly», *Journal of the American Geriatrics Society* 53, n.º 2 (2005): 219-226, doi:10.1111/j.1532-5415.2005.53106.x.
23. Ancestry Foundation, «AHS16-Steven Gundry-Dietary Management of the Apo E 4», video de YouTube, 38:46, 17 de agosto de 2016, https://www.youtube.com/watch?v=Bfr9RPq0HFg.
24. Dale E. Bredesen, «Ancestral Health Symposium», presentación, Ancestral Health Symposium, Boulder, Colorado, 11 de agosto de 2016.
25. Ancestry Foundation, «AHS16-Steven Gundry».

Capítulo 8

1. Samuel T. Henderson, «High Carbohydrate Diets and alzhéimer's Disease», *Medical Hypotheses* 62 (2004): 689-700, doi:10.1016/j.mehy.2003.11.028.

Capítulo 9

1. Roger M. Lane y Martin R. Farlow, «Lipid Homeostasis and Apolipoprotein E in the Development and Progression of alzhéimer's Disease», *Journal of Lipid Research* 46, n.º 5 (2005): 949-968, doi:10.1194/jlr.M400486-JLR200.

2. Joseph Kraft, *Diabetes Epidemic & You* (Bloomington, IN: Trafford Publishing, 2011), 69.

3. Jimmy Moore y Eric Westman, *Cholesterol Clarity* (Las Vegas: Victory Belt, 2013), 158.

4. Natasha Campbell-McBride, *Put Your Heart in Your Mouth* (Cambridge: Medinform Publishing, 2007), 38.

5. Moore y Westman, *Cholesterol Clarity*, 134.

6. Campbell-McBride, *Put Your Heart in Your Mouth*, 38.

7. Moore y Westman, *Cholesterol Clarity*, 34.

8. M. M. Mielke, P. P. Zandi, M. Sjogren, D. Gustafson, S. Ostling, B. Steen y I. Skoog, «High Total Cholesterol Levels in Late Life Associated with a Reduced Risk of Dementia», *Neurology* 64, n.º 10 (2005): 1689-1695. doi:10.1212/01.WNL.0000161870.78572.A5.

9. M. Mulder, R. Ravid, D. F. Swaab, E. R. de Kloet, E. D. Haasdijk, J. Julk, J. van der Boom et al., «Reduced Levels of Cholesterol, Phospholipids, and Fatty Acids in Cerebrospinal Fluid of alzhéimer Disease Patients Are Not Related to Apolipoprotein E4», *alzhéimer Disease and Associated Disorders* 12, n.º 3 (1998): 198-203, http://www.ncbi.nlm.nih.gov/pubmed/9772023.

10. Y.-B. Lv, Z.-X. Yin, C.-L. Chei, M. S. Brasher, J. Zhang, V. B. Kraus, F. Qian et al., «Serum Cholesterol Levels within the High Normal Range Are Associated with Better Cognitive Performance Among Chinese Elderly», *The Journal of Nutrition, Health & Aging* 20, n.º 3 (2016): 280-287, doi:10.1007/s12603-016-0701-6.

11. Sonia Brescianini, Stefania Maggi, Gino Farchi, Sergio Mariotti, Antonio Di Carlo, Marzia Baldereschi y Domenico Inzitari, «Low Total Cholesterol and Increased Risk of Dying: Are Low Levels Clinical Warning Signs in the Elderly? Results from the Italian Longitudinal Study on Aging», *Journal of the American Geriatrics Society* 51, n.º 7 (2003): 991-996; Nicole Schupf, Rosann Costa, Jose Luchsinger, Ming-Xin Tang, Joseph H. Lee y Richard Mayeux, «Relationship Between Plasma Lipids and All-Cause Mortality in Nondemented Elderly», *Journal of the American Geriatrics Society* 53, n.º 2 (2005): 219-226, doi:10.1111/j.1532-5415.2005.53106.x.

12. Yue-Bin Lv, Zhao-Xue Yin, Choy-Lye Chei, Han-Zhu Qian, Virgina Byers Kraus, Juan Zhang, Melanie Sereny Brasher et al., «Low-Density Lipoprotein Cholesterol was Inversely Associated with 3-Year All-Cause Mortality Among Chinese Oldest Old: Data from the Chinese Longitudinal Healthy Longevity Survey», *Atherosclerosis* 239, n.º 1 (2015): 137-142, doi:10.1016/j.atherosclerosis.2015.01.002.

13. Uffe Ravnskov, David M. Diamond, Rokura Hama, Tomohito Hamazaki, Bjorn Hammarskjold, Niamh Hynes, Malcolm Kendrick et al., «Lack of an

Association or an Inverse Association between Low-Density-Lipoprotein Cholesterol and Mortality in the Elderly: A Systematic Review», *BMJ Open* 6, n.º 6 (2016): e010401, doi:10.1136/bmjopen-2015-010401.

14. Seyed-Foad Ahmadi, Elani Streja, Golara Zahmatkesh, Dan Streja, Moti Kashyap, Hamid Moradi, Miklos Z. Molnar et al., «Reverse Epidemiology of Traditional Cardiovascular Risk Factors in the Geriatric Population», *Journal of the American Medical Directors Association* 16, n.º 11 (2015): 933-939, doi:10.1016/j.jamda.2015.07.014.

15. Mary Enig, *Know Your Fats* (Silver Spring: Bethesda Press, 2000), 56-57.

16. Moore y Westman, *Cholesterol Clarity*, 153.

17. Enig, *Know Your Fats*, 64.

18. Barry Groves, *Trick and Treat* (Londres: Hammersmith Press Ltd., 2008), 89.

19. Paula I. Moreira, Maria S. Santos, Raquel Seica y Catarina R. Oliveira, «Brain Mitochondrial Dysfunction as a Link Between alzhéimer's Disease and Diabetes», *Journal of the Neurological Sciences* 257, n.º 1-2 (2007): 206-214, doi:10.1016/j.jns.2007.01.017.

20. Anjaneyulu Kowluru, «Protein Prenylation in Glucose-Induced Insulin Secretion from the Pancreatic Islet β Cell: A Perspective», *Journal of Cellular and Molecular Medicine* 12, n.º 1 (2008): 164-173, doi:10.1111/j.1582-4934.2007.00168.x; Anjaneyulu Kowluru, «Regulatory Roles for Small G Proteins in the Pancreatic β-Cell: Lessons from Models of Impaired Insulin Secretion», *American Journal of Physiology Endocrinology and Metabolism* 285, n.º 4 (2003): E669-E684; Rajesh Amin, Hai-Qing Chen, Marie Tannous, Richard Gibbs y Anjaneyulu Kowluru, «Inhibition of Glucose- and Calcium-Induced Insulin Secretion from βTC3 Cells by Novel Inhibitors of Protein Isoprenylation», *The Journal of Pharmacology and Experimental Therapeutics* 303, n.º 1 (2002): 82-88, doi:10.1124/jpet.102.036160; Anjaneyulu Kowluru y Rajesh Amin, «Inhibitors of Post-Translational Modifications of G-Proteins as Probes to Study the Pancreatic Beta Cell Function: Potential Therapeutic Implications», *Current Drug Targets. Immune, Endocrine and Metabolic Disorders* 2, n.º 2 (2002): 129-139.

21. Ravi V. Shah y Allison B. Goldfine, «Statins and Risk of New-Onset Diabetes Mellitus», *Circulation* 126, n.º 18 (2012): e282-e284, doi:10.1161/CIRCULATIONAHA.112.122135; Henna Cederberg, Alena Stančakova, Nagendra Yaluri, Shalem Modi, Johanna Kuusisto y Markku Laakso, «Increased Risk of Diabetes with Statin Treatment Is Associated with Impaired Insulin Sensitivity and Insulin Secretion: A 6 Year Follow-Up Study of the METSIM Cohort», *Diabetologia* 58, n.º 5 (2015): 1109-1117, doi:10.1007/s00125-015-3528-5.

22. Henna Cederberg et al., «Increased Risk of Diabetes».

23. Moore y Westman, *Cholesterol Clarity*, 118.

24. Mayo Clinic Staff, «Statin Side Effects: Weigh the Benefits and Risks», Mayo Clinic, http://www.mayoclinic.org/diseases-conditions/high-blood-cholesterol/in-depth/statin-side-effects/art-20046013 (3 de agosto de 2016).

25. US Food & Drug Administration, «FDA Expands Advice on Statin Risks», US Food & Drug Administration, http://www.fda.gov/ForConsumers/ConsumerUpdates/ucm293330.htm (5 de septiembre de 2016).

26. US Food & Drug Administration, «FDA Drug Safety Communication: Important safety label changes to cholesterol-lowering statin drugs», US Food & Drug Administration, http://www.fda.gov/Drugs/DrugSafety/ucm293101.htm (5 de septiembre de 2016).

27. Chris Kresser, «RHR: Prevention and Treatment of alzhéimer's from a Functional Perspective –with Dr. Dale Bredesen», *Chris Kresser*, 14 de julio de 2016, http://chriskresser.com/prevention-and-treatment-of-alzheimers-from-a-functional-perspective-with-dr-dale-bredesen.

28. Moore y Westman, *Cholesterol Clarity*, 117.

29. Ibid., 97.

30. Ash Simmonds, *Principia Ketogenica: Compendium of Science Literature on the Benefits of Low Carbohydrate and Ketogenic Diets* (CreateSpace, 2014).

31. Nicole Schupf et al., «Relationship Between Plasma Lipids»; Lv et al., «Low-Density Lipoprotein Cholesterol was Inversely Associated with 3-Year All-Cause Mortality Among Chinese Oldest Old»; Ravnskov et al., «Lack of an Association or an Inverse Association between Low-Density-Lipoprotein Cholesterol and Mortality in the Elderly»; Ahmadi et al., «Reverse Epidemiology of Traditional Cardiovascular Risk Factors in the Geriatric Population»; Tore Schersten, Paul John Rosch, Karl E. Arfors y Ralf Sundberg, «The Cholesterol Hypothesis: Time for the Obituary?», *Scandinavian Cardiovascular Journal* 45, n.º 6 (2011): 322-323, doi:10.31 09/14017431.2011.613203; Christopher E. Ramsden, Daisy Zamora, Sharon Majchrzak-Hong, Keturah R. Faurot, Steven K. Broste, Robert P. Frantz, John M. Davis et al., «Re-Evaluation of the Traditional Diet-Heart Hypothesis: Analysis of Recovered Data from Minnesota Coronary Experiment (1968-1973)», *BMJ* 353 (2016): i1246, doi:10.1136/bmj.i1246.

32. Thomas Dayspring, post de Twitter, 10 de noviembre de 2014, 8:02 p.m., https://twitter.com/Drlipid/status/531975228109627392.

33. Moore y Westman, *Cholesterol Clarity*, 34.

34. Ibid., 136.

35. Jeff Volek y Stephen Phinney, *The Art and Science of Low Carbohydrate Living* (Lexington: Beyond Obesity LLC, 2011), 102.

Capítulo 10

1. Jimmy Moore y Eric Westman, *Keto Clarity* (Las Vegas: Victory Belt, 2014), 72.

Capítulo 11

1. William F. Martin, Lawrence E. Armstrong y Nancy Rodriguez, «Dietary Protein Intake and Renal Function», *Nutrition & Metabolism* 2 (2005): 25, doi:10.1186/1743-7075-2-25; Claire E. Berryman, Sanjiv Agarwal, Harris R. Lieberman, Victor L. Fulgoni III y Stefan M. Pasiakos, «Diets

Higher in Animal and Plant Protein Are Associated with Lower Adiposity and Do Not Impair Kidney Function in US Adults», *American Journal of Clinical Nutrition* 104, n.º 3 (2016): 743-749, doi:10.3945/ajcn.116.133819.

2. Wayne W. Campbell, Rodd A. Trappe, Robert R. Wolfe y William J. Evans, «The Recommended Dietary Allowance for Protein May Not Be Adequate for Older People to Maintain Skeletal Muscle», *The Journals of Gerontology. Series A, Biological Sciences and Medical Sciences* 56, n.º 6 (2001): M373-M380, doi:10.1093/gerona/56.6.M373; Wayne W. Campbell, Marilyn C. Crim, Gerard E. Dallal, Vernon R. Young y William J. Evans, «Increased Protein Requirements in Elderly People: New Data and Retrospective Reassessments», *American Journal of Clinical Nutrition* 60, n.º 4 (1994): 501-509; Jose A. Morais, Stephanie Chevalier y Rejeanne Gougeon, «Protein Turnover and Requirements in the Healthy and Frail Elderly», *The Journal of Nutrition, Health & Aging* 10, n.º 4 (2006): 272-283.

3. Thomas Remer y Friedrich Manz, «Potential Renal Acid Load of Foods and Its Influence on Urine pH», *Journal of the Academy of Nutrition and Dietetics* 95, n.º 7 (1995): 791-797, doi:10.1016/S0002-8223(95)00219-7.

4. Jay J. Cao, LuAnn K. Johnson y Janet R. Hunt, «A Diet High in Meat Protein and Potential Renal Acid Load Increases Fractional Calcium Absorption and Urinary Calcium Excretion Without Affecting Markers of Bone Resorption or Formation in Postmenopausal Women», *The Journal of Nutrition* 141, n.º 3 (2011): 391-397, doi:10.3945/jn.110.129361; Jay J. Cao y Forrest H. Nielsen, «Acid Diet (High-Meat Protein) Effects on Calcium Metabolism and Bone Health», *Current Opinion in Clinical Nutrition and Metabolic Care* 13, n.º 6 (2010): 698-702, doi:10.1097/MCO.0b013e32833df691.

5. Jane E. Kerstetter, Kimberly O. O'Brien y Karl L. Insogna, «Low Protein Intake: The Impact on Calcium and Bone Homeostasis in Humans», *The Journal of Nutrition* 133, n.º 3 (2003): 855S-861S; Jane E. Kerstetter, Kimberly O. O'Brien y Karl L. Insogna, «Dietary Protein, Calcium Metabolism, and Skeletal Homeostasis Revisited», *American Journal of Clinical Nutrition* 78, 3 supl. (2003): 584S-592S.

6. Food and Nutrition Board, Institute of Medicine, and National Academies, «Dietary Reference Intakes (DRIs): Recommended Dietary Allowances and Adequate Intakes, Total Water and Macronutrients», 9 de septiembre de 2016, http://fnic.nal.usda.gov/sites/fnic.nal.usda.gov/files/uploads/recommended_intakes_individuals.pdf.

7. Berna Rahi, Zoe Colombet, Magali Gonzalez-Colaco Harmand, Jean-Francois Dartigues, Yves Boirie, Luc Letenneur y Catherine Feart, «Higher Protein but Not Energy Intake Is Associated with a Lower Prevalence of Frailty Among Community-Dwelling Older Adults in the French Three-City Cohort», *Journal of the American Medical Directors Association* 17, n.º 7 (2016): 672.e7-672.e11, doi:10.1016/j.jamda.2016.05.005; Helena Sandoval-Insausti, Raúl F. Pérez-Tasigchana, Esther López-García, Esther García-Esquinas, Fernando Rodríguez-Artalejo y Pilar Guallar-Castillón,

«Macronutrients Intake and Incident Frailty in Older Adults: A Prospective Cohort Study», *The Journals of Gerontology. Series A, Biological Sciences and Medical Sciences* 71, n.º 10 (octubre de 2016): 1329-1334, http://www. ncbi.nlm.nih.gov/pubmed/26946103.

8. Mary Ann Binnie, Karine Barlow, Valerie Johnson y Carol Harrison, «Red Meats: Time for a Paradigm Shift in Dietary Advice», *Meat Science* 98, n.º 3 (2014): 445-451, doi:10.1016/j.meatsci.2014.06.024; Neil Mann, «Dietary Lean Red Meat and Human Evolution: *European Journal of Nutrition* 39, n.º 2 (2000): 71-79.

9. Loren Cordain, S. B. Eaton, J. C. Brand-Miller, N. Mann y K. Hill, «The Paradoxical Nature of Hunter-Gatherer Diets: Meat-Based, Yet Non-Atherogenic», *European Journal of Clinical Nutrition* 56, supl. 1 (2002): S42-S52, doi:10.1038/sj.ejcn.1601353.

10. Loren Cordain, B. A. Watkins, G. L. Florant, M. Kelher, L. Robers y Y. Li, «Fatty Acid Analysis of Wild Ruminant Tissues: Evolutionary Implications for Reducing Diet-Related Chronic Disease», *European Journal of Clinical Nutrition* 56, n.º 3 (2002): 181-191, doi:10.1038/sj.ejcn.1601307; Cynthia A. Daley, Amber Abbott, Patrick S. Doyle, Glenn A. Nader y Stephanie Larson, «A Review of Fatty Acid Profiles and Antioxidant Content in Grass-Fed and Grain-Fed Beef», *Nutrition Journal* 9 (2010): 10, doi:10.1186/1475-2891-9-10.

11. Duo Li, Sirithon Siriamornpun, Mark L. Wahlqvist, Neil J. Mann y Andrew J. Sinclair, «Lean Meat and Heart Health», *Asia Pacific Journal of Clinical Nutrition* 14, n.º 2 (2005): 113-119; Alison J. McAfee, Emeir M. McSorely, Geraldine J. Cuskelly, Bruce W. Moss, Julie M. W. Wallace, Maxine P. Bonham y Anna M. Fearon, «Red Meat Consumption: An Overview of the Risks and Benefits», *Meat Science* 84, n.º 1 (2010): 1-13, doi:10.1016/j. meatsci.2009.08.029; Shalene H. McNeill, «Inclusion of Red Meat in Healthful Dietary Patterns», *Meat Science* 98, n.º 3 (2014): 452-460, doi:10.1016/j.meatsci.2014.06.028.

12. Richard D. Feinman, *The World Turned Upside Down* (Brooklyn: NMS Press, 2014), 287, 296.

Capítulo 12

1. Robb Wolf, *The Paleo Solution* (Las Vegas: Victory Belt, 2010), 105.

2. Jimmy Moore y Eric Westman, *Cholesterol Clarity* (Las Vegas: Victory Belt, 2013), 97.

3. Glen D. Lawrence, «Dietary Fats and Health: Dietary Recommendations in the Context of Scientific Evidence», *Advances in Nutrition* 4, n.º 3 (2013): 294-302.

4. Moore y Westman, *Cholesterol Clarity*, 163.

5. Jimmy Moore y Eric Westman, *Keto Clarity* (Las Vegas: Victory Belt, 2014): 88, 114.

6. Riya Ganguly y Grant N. Pierce, «The Toxicity of Dietary Trans Fats», *Food and Chemical Toxicology* 78 (2015): 170-176, doi:10.1016/j.

fct.2015.02.004; Dariush Mozaffarian, A. Aro y Walter C. Willett, «Health Effects of Trans-Fatty Acids: Experimental and Observational Evidence», *European Journal of Clinical Nutrition* 63, supl. 2 (2009): S5-S21, doi:10.1038/sj.ejcn.1602973; Paul Nestel, «Trans Fatty Acids: Are Its Cardiovascular Risks Fully Appreciated?», *Clinical Therapeutics* 36, n.º 3 (2014): 315-321, doi:10.1016/j.clinthera.2014.01.020; Dariush Mozaffarian, «Trans Fatty Acids –Effects on Systemic Inflammation and Endothelial Function», *Atherosclerosis Supplements* 7, n.º 2 (2006): 29-32, doi:10.1016/j.atherosclerosissup.2006.04.007.

7. Nestel, «Trans Fatty Acids».
8. A. Phivilay, C. Julien, C. Tremblay, L. Berthiaume, P. Julien, Y. Gigue're y F. Calon, «High Dietary Consumption of Trans Fatty Acids Decreases Brain Docosahexaenoic Acid But Does Not Alter Amyloid-β and Tau Pathologies in the 3xTg-AD Model of alzhéimer's Disease», *Neuroscience* 159, n.º 1 (2009): 296-307, doi:10.1016/j.neuroscience.2008.12.006.
9. Ganguly y Pierce, «The Toxicity of Dietary Trans Fats»; Jean-Charles Martin y Karine Valeille, «Conjugated Linoleic Acids: All the Same or to Everyone Its Own Function?», *Reproduction, Nutrition, Development* 42, n.º 6 (2002): 525-536; Klaus W. J. Wahle, Steven D. Heys y Dino Rotondo, «Conjugated Linoleic Acids: Are They Beneficial or Detrimental to Health?», *Progress in Lipid Research* 43, n.º 6 (2004): 553-587, doi:10.1016/j.plipres.2004.08.002.
10. Wahle et al., «Conjugated Linoleic Acids»; Arunabh Bhattacharya, Jameela Banu, Mizanur Rahman, Jennifer Causey y Gabriet Fernandes, «Biological Effects of Conjugated Linoleic Acids in Health and Disease», *The Journal of Nutritional Biochemistry* 17, n.º 12 (2006): 789-810, doi:10.1016/j.jnutbio.2006.02.009.
11. T. R. Dhiman, G. R. Anand, L. D. Satter y M. W. Pariza, «Conjugated Linoleic Acid Content of Milk from Cows Fed Different Diets», *Journal of Dairy Science* 82, n.º 10 (1999): 2146-2156, doi:10.3168/jds.S0022-0302(99)75458-5.
12. Patty W. Siri-Tarino, Qi Sun, Frank B. Hu y Ronald M. Krauss, «Meta-Analysis of Prospective Cohort Studies Evaluating the Association of Saturated Fat with Cardiovascular Disease», *American Journal of Clinical Nutrition* 91, n.º 3 (2010): 535-546, doi:10.3945/ajcn.2009.27725.
13. Ibid.
14. Ibid.
15. Ibid.
16. James D. DiNicolantonio, Sean Lucan y James H. O'Keefe, «The Evidence for Saturated Fat and for Sugar Related to Coronary Heart Disease», *Progress in Cardiovascular Diseases* 58, n.º 5 (2016): 464-472, doi:10.1016/j.pcad.2015.11.006.
17. Tanja K. Thorning, Farinaz Raziani, Nathalie T. Bendsen, Arne Astrup, Tine Tholstrup y Anne Raben, «Diets with High-Fat Cheese, High-Fat Meat, or Carbohydrate on Cardiovascular Risk Markers in Overweight

Postmenopausal Women: A Randomized Crossover Trial», *The American Journal of Clinical Nutrition* 102, n.º 3 (2015): 573-581, doi:10.3945/ajcn.115.109116.

18. Patty W. Siri-Tarino, Qi Sun, Frank B. Hu y Ronald M. Krauss, «Saturated Fat, Carbohydrate, and Cardiovascular Disease», *The American Journal of Clinical Nutrition* 91, n.º 3 (2010): 502-509, doi:10.3945/ajcn.2008.26285.

19. Lawrence, «Dietary Fats and Health».

20. Ibid.

21. Moore y Westman, *Cholesterol Clarity*, 141.

22. Christopher E. Ramsden, Daisy Zamora, Sharon Majchrzak-Hong, Keturah R. Faurot, Steven K. Broste, Robert P. Frantz, John M. Davis et al., «Re-Evaluation of the Traditional Diet-Heart Hypothesis: Analysis of Recovered Data from Minnesota Coronary Experiment (1968-1973)», *BMJ* 353 (2016): i1246, doi:10.1136/bmj.i1246.

Capítulo 13

1. Jeff Volek y Stephen Phinney, *The Art and Science of Low Carbohydrate Performance* (Lexington: Beyond Obesity, 2012), 95.

2. Artemis P. Simopoulos, «Evolutionary Aspects of Diet: The Omega-6/Omega-3 Ratio and the Brain», *Molecular Neurobiology* 44, n.º 2 (2011): 203-215, doi:10.1007/s12035-010-8162-0.

3. Roger M. Lane y Martin R. Farlow, «Lipid Homeostasis and Apolipoprotein E in the Development and Progression of alzhéimer's Disease», *Journal of Lipid Research*, 46, n.º 5 (2005): 949-968, doi:10.1194/jlr.M400486-JLR200.

4. Ibid.

5. Stephen C. Cunnane, Scott Nugent, Maggie Roy, Alexandre Courchesne-Loyer, Etienne Croteau, Sebastien Tremblay, Alex Castellano et al., «Brain Fuel Metabolism, Aging and alzhéimer's Disease», *Nutrition* 27, n.º 1 (2011): 3-20, doi:10.1016/j.nut.2010.07.021.

6. Lane y Farlow, «Lipid Homeostasis and Apolipoprotein E».

7. Z. S. Tan, W. S. Harris, A. S. Beiser, R. Au, J. J. Himali, S. Debette, A. Pikula et al., «Red Blood Cell Omega-3 Fatty Acid Levels and Markers of Accelerated Brain Aging», *Neurology* 78, n.º 9 (2012): 658-664, doi:10.1212/WNL.0b013e318249f6a9.

8. James V. Pottala, Kristine Yaffe, Jennifer G. Robinson, Mark A. Espeland, Robert Wallace y William S. Harris, «Higher RBC EFA + DHA Corresponds with Larger Total Brain and Hippocampal Volumes: WHIMS-MRI Study», *Neurology* 82, n.º 5 (2014): 435-442, doi10.1212/WNL.0000000000000080.

9. Volek y Phinney, *The Art and Science*, 95.

10. Dwight Lundell, «World Renowned Heart Surgeon Speaks Out on What Really Causes Heart Disease», *My Science Academy*, 19 de agosto de 2012, http://myscienceacademy.org/2012/08/19/world-renown-heart-surgeon-speaks-out-on-what-really-causes-heart-disease.

11. Loren Cordain, S. Boyd Eaton, Anthony Sebastian, Neil Mann, Staffan Lindeberg, Bruce A. Watkins, James H. O'Keefe et al., «Origins and Evolution of the Western Diet: Health Implications for the 21st Century», *American Journal of Clinical Nutrition* 81 (2005): 341-354.

12. Katherine Denniston, Joseph Topping y Robert Caret, *General, Organic, and Biochemistry*, 7.ª edición (Nueva York: McGraw-Hill, 2011): 574, 772-773.

13. Food and Nutrition Board, Institute of Medicine, and National Academies, «Dietary Reference Intakes (DRIs): Recommended Dietary Allowances and Adequate Intakes, Total Water and Macronutrients», 9 de septiembre de 2016, http://fnic.nal.usda.gov/sites/fnic.nal.usda.gov/files/uploads/recommended_intakes_individuals.pdf.

14. Samuel T. Henderson, «High Carbohydrate Diets and alzhéimer's Disease», *Medical Hypotheses* 62 (2004): 689-700, doi:10.1016/j.mehy.2003.11.028.

15. Cynthia A. Daley, Amber Abbott, Patrick S. Doyle, Glenn A. Nader y Stephanie Larson, «A Review of Fatty Acid Profiles and Antioxidant Content in Grass-Fed and Grain-Fed Beef», *Nutrition Journal* 9 (2010): 10, doi:10.1186/1475-2891-9-10; Alison J. McAfee, E. M. Mcsorley, G. J. Cuskelly, A. M. Fearon, B. W. Moss, J. A. M. Beattie, J. M. W. Wallace et al., «Red Meat from Animals Offered a Grass Diet Increases Plasma and Platelet n-3 PUFA in Healthy Consumers», *British Journal of Nutrition* 105 n.º 1 (2011): 80-89, doi:10.1017/S0007114510003090.

16. Muhammad Imran, Faqir Muhammad Anjum, Muhammad Nadeem, Nazir Ahmad, Muhammad Kamran Khan, Zarina Mushtaq y Shahzad Hussain, «Production of Bio-Omega-3 Eggs Through the Supplementation of Extruded Flaxseed Meal in Hen Diet», *Lipids in Health and Disease* 14 (2015): 126, doi:10.1186/s12944-015-0127-x; Ranil Coorey, Agnes Novinda, Hannah Williams y Vijay Jayasena, «Omega-3 Fatty Acid Profile of Eggs from Laying Hens Fed Diets Supplemented with Chia, Fish Oil, and Flaxseed», *Journal of Food Science* 80, n.º 1 (2015): S180-S187, doi:10.1111/1750-3841.12735; A. Antruejo, J. O. Azcona, P. T. García, C. Gallinger, M. Rosmini, R. Ayerza, W. Coates et al., «Omega-3 Enriched Egg Production: The Effect of β-linolenic β-3 Fatty Acid Sources on Laying Hen Performance and Yolk Lipid Content and Fatty Acid Composition», *British Poultry Science* 52, n.º 6 (2011): 750-760, doi:10.1080/00071668.2011.638 621; N. M. Lewis, S. Seburg y N. L. Flanagan, «Enriched Eggs as a Source of N-3 Polyunsaturated Fatty Acids for Humans», *Poultry Science* 79, n.º 7 (2000): 971-974, doi:10.1093/ps/79.7.971.

Capítulo 14

1. Jeff Volek y Stephen Phinney, *The Art and Science of Low Carbohydrate Performance* (Lexington: Beyond Obesity LLC, 2012), 57-58.

2. Jessica R. Jackson, William W. Eaton, Nicola G. Cascella, Alessio Fasano y Deanna L. Kelly, «Neurologic and Psychiatric Manifestations of Celiac

Disease and Gluten Sensitivity», *The Psychiatric Quarterly* 83, n.º 1 (2012): 91-102, doi:10.1007/s11126-011-9186-y; Khalafalla O. Bushara, «Neurologic Presentation of Celiac Disease», *Gastroenterology* 128, n.º 4, supl. 1 (2005): S92-S97; Paola Bressan y Peter Kramer, «Bread and Other Edible Agents of Mental Disease», *Frontiers in Human Neuroscience* 10 (2016): 130, doi:10.3389/fnhum.2016.00130; Marzia Caproni, Veronica Bonciolini, Antonietta D'Errico, Emiliano Antiga y Paolo Fabbri, «Celiac Disease and Dermatologic Manifestations: Many Skin Clue to Unfold Gluten-Sensitive Enteropathy», *Gastroenterology Research and Practice* 2012 (2012): 952753, doi:10.1155/2012/952753.

3. Amanda E. Kalaydjian, William W. Eaton, Nicola Cascella y Alessio Fasano, «The Gluten Connection: The Association Between Schizophrenia and Celiac Disease», *Acta Psychiatrica Scandinavica* 113, n.º 2 (2006): 82-90, doi:10.1111/j.1600-0447.2005.00687.x; Elena Lionetti, Salvatore Leonardi, Chiara Franxonello, Margherita Macardi, Martino Ruggieri y Carlo Catassi, «Gluten Psychosis: Confirmation of a New Clinical Entity», *Nutrients* 7, n.º 7 (2015): 5532-5539, doi:10.3390/nu7075235.

4. Pasquale Mansueto, Aurelio Seidita, Alberto D'Alcamo y Antonio Carroccio, «Non-Celiac Gluten Sensitivity: Literature Review», *Journal of the American College of Nutrition* 33, n.º 1 (2014): 39-54, doi:10.1080/07315724.2014.869 996; Anna Sapone, Julio C. Bai, Carolina Ciacci, Jernej Dolinsek, Peter H. R. Green, Marios Hadjivassiliou, Katri Kaukinen et al., «Spectrum of Gluten-Related Disorders: Consensus on New Nomenclature and Classification», *BMC Medicine* 10 (2012): 13, doi:10.1186/1741-7015-10-13; Alessio Fasano, Anna Sapone, Victor R. Zevallos y Detlef Schuppan, «Nonceliac Gluten Sensitivity», *Gastroenterology* 148, n.º 6 (2015): 1195-1204, doi:10.1053/j.gastro.2014.12.049.

5. Jean-Claude Henquin, «Do Pancreatic & Cells "Taste» Nutrients to Secrete Insulin?», *Science Signaling* 5, n.º 239 (2012): pe36, doi:10.1126/scisignal. 2003325; Willy J. Malaisse, «Insulin Release: The Receptor Hypothesis», *Diabetologia* 57, n.º 7 (2014): 1287-1290, doi:10.1007/s00125-014-3221-0.

6. M. Yanina, «Metabolic Effects of Non-Nutritive Sweeteners», *Physiology & Behavior* 152, Pt B (2015): 450-455, doi:10.1016/j.physbeh.2015.06.024.

7. Andrew G. Renwick y Samuel V. Molinary, «Sweet-Taste Receptors, Low-Energy Sweeteners, Glucose Absorption and Insulin Release», *British Journal of Nutrition* 104, n.º 10 (2010): 1415-1420, doi:10.1017/S0007114510002540; Yukihiro Fujita, Rhonda D. Wideman, Madeleine Speck, Ali Asadi, David S. King, Travis D. Webber, Masakazu Haneda et al., «Incretin Release from Gut Is Acutely Enhanced by Sugar but Not by Sweeteners in Vivo», *American Journal of Physiology Endocrinology and Metabolism* 293, n.º 3 (2009): E473-E479, doi:10.1152/ajpendo.90636.2008.

Capítulo 16

1. Ranil Coorey, Agnes Novinda, Hannah Williams y Vijay Jayasena, «Omega-3 Fatty Acid Profile of Eggs from Laying Hens Fed Diets Supplemented with Chia, Fish Oil, and Flaxseed», *Journal of Food Science* 80, n.º 1 (2015): S180-S187, doi:10.1111/1750-3841.12735; A. Antruejo, J. O. Azcona, P. T. Garcia, C. Gallinger, M. Rosmini, R. Ayerza, W. Coates et al., «Omega-3 Enriched Egg Production: The Effect of β-linolenic β-3 Fatty Acid Sources on Laying Hen Performance and Yolk Lipid Content and Fatty Acid Composition», *British Poultry Science* 52, n.º 6 (2011): 750-760, doi:10.1080/00071668.2011.638621; N. M. Lewis, S. Seburg y N. L. Flanagan, «Enriched Eggs as a Source of N-3 Polyunsaturated Fatty Acids for Humans», *Poultry Science* 79, n.º 7 (2000): 971-974, doi:10.1093/ps/79.7.971.

2. Cynthia A. Daley, Amber Abbott, Patrick S. Doyle, Glenn A. Nader y Stephanie Larson, «A Review of Fatty Acid Profiles and Antioxidant Content in Grass-Fed and Grain-Fed Beef», *Nutrition Journal* 9 (2010): 10, doi:10.1186/1475-2891-9-10.

3. Alison J. McAfee, E. M. Mcsorley, G. J. Cuskelly, A. M. Fearon, B. W. Moss, J. A. M. Beattie, J. M. W. Wallace et al., «Red Meat from Animals Offered a Grass Diet Increases Plasma and Platelet n-3 PUFA in Healthy Consumers», *British Journal of Nutrition* 105, n.º 1 (2-11): 80-89, doi:10.1017/S0007114510003090; J. M. Leheska, L. D. Thompson, J. C. Howe, E. Hentges, J. Boyce, J. C. Brooks, B. Shriver et al., «Effects of Conventional and Grass-Feeding Systems on the Nutrient Composition of Beef», *Journal of Animal Science* 86, n.º 12 (2008): 3575-3585, doi:10.2527/jas.2007-0565.

4. Andrew P. Han, «Ever Wondered: Why Is Wild Salmon a Deeper Red Than Farmed Salmon?», *Science Line*, 11 de septiembre de 2013, http://scienceline.org/2013/09/ever-wondered-why-is-wild-salmon-a-deeper-red-than-farmed-salmon.

Capítulo 17

1. Stephen C. Cunnane, Scott Nugent, Maggie Roy, Alexandre Courchesne-Loyer, Etienne Croteau, Sebastien Tremblay, Alex Castellano et al., «Brain Fuel Metabolism, Aging and alzhéimer's Disease», *Nutrition* 27, n.º 1 (2011): 3-20, doi:10.1016/j.nut.2010.07.021.

2. Ibid.

3. David A. Hood, Giulia Uguccioni, Anna Vainshtein y Donna D'souza, «Mechanisms of Exercise-Induced Mitochondrial Biogenesis in Skeletal Muscle: Implications for Health and Disease», *Comprehensive Physiology* 1, n.º 3 (2011): 1119-1134, doi:10.1002/cphy.c100074.

4. John O. Holloszy, «Regulation by Exercise of Skeletal Muscle Content of Mitochondria and GLUT4», *Journal of Physiology Pharmacology* 59, supl. 7 (2008): 5-18; Isabella Irrcher, Peter J. Adhihetty, Anna-Maria Joseph, Vladimir Ljubicic y David A. Hood, «Regulation of Mitochondrial Biogenesis in Muscle by Endurance Exercise», *Sports Medicine* 33, n.º 11 (2003): 783-793.

5. Li Wang, Henrik Mascher, Niklas Psilander, Eva Blomstrand y Kent Sahlin, «Resistance Exercise Enhances the Molecular Signaling of Mitochondrial Biogenesis Induced by Endurance Exercise in Human Skeletal Muscle», *Journal of Applied Physiology (1985)* 111, n.º 5 (2011): 1335-1344, doi:10.1152/japplphysiol.00086.2011.

6. Bente K. Pedersen, Maria Pedersen, Karen S. Krabbe, Helle Bruunsgaard, Vance B. Matthews y Mark A. Febbraio, «Role of Exercise-Induced Brain-Derived Neurotrophic Factor Production in the Regulation of Energy Homeostasis in Mammals», *Experimental Physiology* 94, n.º 12 (2009): 1153-1160, doi:10.1113/expphysiol.2009.048561.

7. Shoshanna Vaynman, Zhe Ying y Fernando Gómez-Pinilla, «Hippocampal BDNF Mediates the Efficacy of Exercise on Synaptic Plasticity and Cognition», *European Journal of Neuroscience* 20, n.º 10 (2004): 2580-2590, doi:10.1111/j.1460-9568.2004.03720.x.

8. Shoshanna Vaynman, Z. Ying, A. Wu y F. Gomez-Pinilla, «Coupling Energy Metabolism with a Mechanism to Support Brain-Derived Neurotrophic Factor-Mediated Synaptic Plasticity», *Neuroscience* 139 n.º 4 (2006): 1221-1234, doi:10.1016/j.neuroscience.2006.01.062.

9. Pedersen, «Role of Exercise-Induced Brain-Derived Neurotrophic Factor Production».

10. Sama Sleiman, Jeffrey Henry, Rami al-Haddad, et al., «Exercise Promotes the Expression of Brain Derived Neurotrophic Factor (BDNF) through the Action of the Ketone Body β-hydroxybutyrate», Joel K. Elmquist, ed., eLife, n.ª 5 (2016: e15092. doi:10.7554/eLife.15092.

11. Ibid.

12. Vaynman et al., «Coupling Energy Metabolism»; Sleiman et al., «Exercise Promotes the Expression».

13. Roig, «The Effects of Cardiovascular Exercise on Human Memory»; Eelco V. van Dongen, Ingrid H. P. Kersten, Isabella C. Wagner, Richard G. M. Morris y Guillén Fernández, «Physical Exercise Performed Four Hours After Learning Improves Memory Retention and Increases Hippocampal Pattern Similarity During Retrieval», *Current Biology* 26, n.º 13 (2016): 1722-1727, doi:10.1016/j.cub.2016.04.071; Hayley Guiney y Liana Machado, «Benefits of Regular Aerobic Exercise for Executive Functioning in Healthy Populations», *Psychonomic Bulletin & Review* 20, n.º 1 (2013): 73-86, doi:10.3758/s13423-012-0345-4; Chien-Ning Tseng, Bih-Shya Gau y Meei-Fang Lou, «The Effectiveness of Exercise on Improving Cognitive Function in Older People: A Systematic Review», *The Journal of Nursing Research* 19, n.º 2 (2011): 119-131, doi:10.1097/JNR.0b013e3182198837; Ashley Carvalho, Irene Maeve Rea, Tanyalak Parimon y Barry J. Cusack, «Physical Activity and Cognitive Function in Individuals over 60 Years of Age: A Systematic Review», *Clinical Interventions in Aging* 9 (2014): 661-682, doi:10.2147/CIA.S55520; Rui Nouchi, Yasuyuki Taki, Hikaru Taeuchi, Atsushi Sekiguchi, Hiroshi Hashizume, Takayuki Nozawa, Haruka Nouchi et al., «Four Weeks of Combination Exercise Training Improved Executive

Functions, Episodic Memory, and Processing Speed in Healthy Elderly People: Evidence from a Randomized Controlled Trial», *Age* 36, n.º 2 (2014): 787-799, doi:10.1007/s11357-013-9588-x.

14. Fernando Gómez-Pinilla y Charles Hillman, «The Influence of Exercise on Cognitive Abilities», *Comprehensive Physiology* 3, n.º 1 (2013): 403-428, doi:10.1002/cphy.c110063.

15. Thierry Paillard, «Preventive Effects of Regular Physical Exercise Against Cognitive Decline and the Risk of Dementia with Age Advancement», *Sports Medicine –Open* 1, n.º 1 (2015): 20, doi:10.1186/s40798-015-0016-x.

16. Ibid.; Kirsten Hotting y Brigitte Roder, «Beneficial Effects of Physical Exercise on Neuroplasticity and Cognition», *Neuroscience & Biobehavioral Reviews* 37, n.º 9 Pt B (2013): 2243-2257, doi:10.1016/j.neubiorev.2013.04.005.

17. I. Lista y G. Sorrentino, «Biological Mechanisms of Physical Activity in Preventing Cognitive Decline», *Cellular and Molecular Neurobiology* 30, n.º 4 (2010): 493-503, doi:10.1007/s10571-009-9488-x; Jasmina Pluncevic Gligoroska y Sanja Manchevska, «The Effect of Physical Activity on Cognition –Physiological Mechanisms», *Materia Socio-Medica* 24, n.º 3 (2012): 198-202, doi:10.5455/msm.2012.24.198-202; Neva J. Kirk-Sánchez y Ellen L. McGough, «Physical Exercise and Cognitive Performance in the Elderly: Current Perspectives», *Clinical Interventions in Aging* 9 (2014): 51-62, doi:10.2147/CIA.S39506.

Capítulo 18

1. Alessandro Ieraci, Alessandra Mallei, Laura Musazzi y Maurizio Popoli, «Physical Exercise and Acute Restraint Stress Differentially Modulate Hippocampal Brain-Derived Neurotrophic Factor Transcripts and Epigenetic Mechanisms in Mice», *Hippocampus* 25, n.º 11 (2015): 1380-1392, doi:10.1002/hipo.22458; M. J. Schaaf, E. R. De Kloet y E. Vreugdenhil, «Corticosterone Effects on BDNF Expression in the Hippocampus. Implications for Memory Formation», *Stress* 3, n.º 3 (2000): 201-208.

2. Rachel Leproult y Eve Van Cauter, «Role of Sleep and Sleep Loss in Hormonal Release and Metabolism». *Endocrine Development* 17 (2010): 11-21, doi:10.1159/000262524; G. Copinschi, «Metabolic and Endocrine Effects of Sleep Deprivation», *Essential Psychopharmacology* 6, n.º 6 (2005): 341-347.

3. Lisa Morselli, Rachel Leproult, Marcella Balbo y Karine Spiegel, «Role of Sleep Duration in the Regulation of Glucose Metabolism and Appetite», *Best Practice & Research. Clinical Endocrinology & Metabolism* 24, n.º 5 (2010): 687-702, doi:10.1016/j.beem.2010.07.005; Karen A. Matthews, Ronald E. Dahl, Jane F. Owens, Laisze Lee y Martica Hall, «Sleep Duration and Insulin Resistance in Healthy Black and White Adolescents», *Sleep* 35, n.º 10 (2012): 1353-1358, doi:10.5665/sleep.2112; S. Javaheri, A. Storfer-Isser, C. L. Rosen y S. Redline, «The Association of Short and Long Sleep Durations with Insulin Sensitivity In Adolescents», *The Journal of Pediatrics* 158, n.º 4 (2011): 617-623, doi:10.1016/j.jpeds.2010.09.080.

4. Kristen L. Knutson, Karine Spiegel, Plamen Penev y Eve Van Cauter, «The Metabolic Consequences of Sleep Deprivation», *Sleep Medicine Reviews* 11, n.º 3 (2007): 163-178, doi:10.1016/j.smrv.2007.01.002.
5. Arlet V. Nedeltcheva y Frank A. J. L. Scheer, «Metabolic Effects of Sleep Disruption, Links to Obesity and Diabetes», *Current Opinion in Endocrinology, Diabetes, and Obesity* 21, n.º 4 (2014): 293-298, doi:10.1097/MED.0000000000000082; Sirimon Reutrakul y Eve Van Cauter, «Interactions Between Sleep, Circadian Function, and Glucose Metabolism: Implications for Risk and Severity of Diabetes», *Annals of the New York Academy of Sciences* 1311 (2014): 151-173, doi:10.1111/nyas.12355.
6. Esra Tasali, Babak Mokhlesi y Eve Van Cauter, «Obstructive Sleep Apnea and Type 2 Diabetes: Interacting Epidemics», *Chest* 133, n.º 2 (2008): 496-506, doi:10.1378/chest.07-0828.
7. Michael Morgenstern, Janice Wang, Norman Beatty, Tom Batemarco, Anthony L. Sica y Harly Greenberg, «Obstructive Sleep Apnea: An Unexpected Cause of Insulin Resistance and Diabetes», *Endocrinology and Metabolism Clinics in North America* 43, n.º 1 (2014): 187-204, doi:10.1016/j.ecl.2013.09.002.
8. Nadia Aalling Jessen, Anne Sofie Finmann Munk, Iben Lundgaard y Maiken Nedergaard, «The Glymphatic System: A Beginner's Guide», *Neurochemical Research* 40, n.º 12 (2015): 2583-2599, doi:10.1007/s11064-015-1581-6; Jenna M. Tarasoff-Conway, Roxana O. Carare, Ricardo S. Osorio, Lidia Glodzik, Tracy Butler, Els Fieremans, Leon Axel et al., «Clearance Systems in the Brain —Implications for alzhéimer Disease», *Nature Reviews. Neurology* 11, n.º 8 (2015): 457-470, doi:10.1038/nrneurol.2015.119.
9. Tarasoff-Conway et al., «Clearance Systems in the Brain».
10. Erik S. Musiek, David D. Xiong y David M. Holtzman, «Sleep, Circadian Rhythms, and the Pathogenesis of alzhéimer Disease», *Experimental & Molecular Medicine* 47, n.º 3 (2015): e148, doi:10.1038/emm.2014.121.
11. Miranda M. Lim, Jason R. Gerstner y David M. Holtzman, «The Sleep– Wake Cycle and alzhéimer's Disease: What Do We Know?», *Neurodegenerative Disease Management* 4, n.º 5 (2014): 351-362, doi:10.2217/nmt.14.33; Jee Hoon Roh, Yafei Huang, Adam W. Bero, Tom Kasten, Floy R. Stewart, Randall J. Bateman y David M. Holtzman, «Disruption of the Sleep-Wake Cycle and Diurnal Fluctuation of Amyloid-β as Biomarkers of Brain Amyloid Pathology», *Science Translational Medicine* 4, n.º 150 (2012): 150ra122, doi:10.1126/scitranslmed.3004291.
12. Roh et al, «Disruption of the Sleep-Wake Cycle».
13. Brendan P. Lucey y Randall J. Bateman, «Amyloid-β Diurnal Pattern: Possible Role of Sleep in alzhéimer's Disease Pathogenesis», *Neurobiology of Aging* 35, supl. 2 (2014): S29-S34, doi:10.1016/j.neurobiolaging.2014.03.035.
14. Andrew R. Mendelsohn y James W. Larrick, «Sleep Facilitates Clearance of Metabolites from the Brain: Glymphatic Function in Aging and Neurodegenerative Diseases», *Rejuvenation Research* 16, n.º 6 (2013): 518-523, doi:10.1089/rej.2013.1530.

15. Hedok Lee, Lulu Xie, Mei Yu, Hongyi Kang, Tian Feng, Rashid Deane, Jean Logan et al., «The Effect of Body Posture on Brain Glymphatic Transport», *Journal of Neuroscience* 35, n.º 31 (2015): 11034-11044, doi:10.1523/JNEUROSCI.1625-15.2015.

Capítulo 19
1. Mark P. Mattson y Ruiqian Wan, «Beneficial Effects of Intermittent Fasting and Caloric Restriction on the Cardiovascular and Cerebrovascular Systems», *Journal of Nutritional Biochemistry* 16, n.º 3 (2005): 129-137, doi:10.1016/j.jnutbio.2004.12.007.
2. Mark P. Mattson, «Energy Intake, Meal Frequency, and Health: A Neurobiological Perspective», *Annual Review of Nutrition* 25 (2005): 237-260, doi:10.1146/annurev.nutr.25.050304.092526.
3. Mark P. Mattson, Wenxhen Duan, Jaewon, Lee y Zhihong Guo, «Suppression of Brain Aging and Neurodegenerative Disorders by Dietary Restriction and Environmental Enrichment: Molecular Mechanisms», *Mechanisms of Ageing and Development* 122, n.º 7 (2001): 757-778, doi:10.1016/S0047-6374(01)00226-3.
4. Brownwen Martin, Mark P. Mattson y Stuart Maudsley, «Caloric Restriction and Intermittent Fasting: Two Potential Diets for Successful Brain Aging», *Ageing Research Reviews* 5, n.º 3 (2006): 332-353, doi:10.1016/j.arr.2006.04.002.
5. Mark P. Mattson, «Neuroprotective Signaling and the Aging Brain: Take Away My Food and Let Me Run», *Brain Research* 886, n.º 1-2 (2000): 47-53, doi:10.1016/S0006-8993(00)02790-6; Ángela Fontán-Lozano, Guillermo López-Lluch, José María Delgado-García, Plácido Navas y Angel Manuel Carrión, «Molecular Bases of Caloric Restriction Regulation of Neuronal Synaptic Plasticity», *Molecular Neurobiology* 38, n.º 2 (2008): 167-177, doi:10.1007/s12035-008-8040-1.
6. Mark P. Mattson, Wenzhen Duan y Zhihong Guo, «Meal Size and Frequency Affect Neuronal Plasticity and Vulnerability to Disease: Cellular and Molecular Mechanisms», *Journal of Neurochemistry* 84, n.º 3 (2003): 417-431, doi:10.1046/j.1471-4159.2003.01586.x.

Capítulo 20
1. A. Quiñones-Galván y E. Ferrannini, «Renal Effects of Insulin in Man», *Journal of Nephrology* 10, n.º 4 (1997): 188-191; Ralph A. DeFronzo, «The Effect of Insulin on Renal Sodium Metabolism. A Review with Clinical Implications», *Diabetologia* 21, n.º 3 (1981): 165-171; María Chávez-Canales, Juan Pablo Arroyo, Benjamin Ko, Norma Vázquez, Rocío Bautista, María Castenada-Bueno, Norma A. Bobadilla et al., «Insulin Increases the Functional Activity of the Renal NaCl Cotransporter», *Journal of Hypertension* 31, n.º 2 (2013): 303-311, doi:10.1097/HJH.0b013e32835bbb83.

2. James J. DiNicolantonio y Sean Lucan, «The Wrong White Crystals: Not Salt but Sugar as Aetiological in Hypertension and Cardiometabolic Disease», *Open Heart* 1, n.º 1 (2014): e000167.
3. Ellen Davis, «Who Should Not Follow a Ketogenic Diet?», *Ketogenic Diet Resource*, http://www.ketogenic-diet-resource.com/support-files/who-should-not-follow-a-ketogenic-diet.pdf (4 de agosto de 2016).
4. William F Martin, Lawrence E. Armstrong y Nancy R. Rodriguez, «Dietary Protein Intake and Renal Function», *Nutrition & Metabolism* 2 (2005): 25, doi:10.1186/1743-7075-2-25; Helen Kollias, «Research Review: High-Protein Diets —Safe for Kidneys», *Precision Nutrition*, http://www.precision-nutrition.com/high-protein-safe-for-kidneys (10 de julio de 2016).

Capítulo 21
1. Jonathan Wright y Lane Lenard, *Why Stomach Acid Is Good for You* (Lanham, MD: M. Evans & Company, 2001).
2. Carol S. Johnston, Cindy M. Kim y Amanda J. Buller, «Vinegar Improves Insulin Sensitivity to a High-Carbohydrate Meal in Subjects with Insulin Resistance or Type 2 Diabetes», *Diabetes Care* 27, n.º 1 (2004): 281-282, doi:10.2337/diacare.27.1.281; Carol S. Johnston, Iwona Steplewska, Cindy A. Long, Lafe N. Harris y Romina H. Ryals, «Examination of the Antiglycemic Properties of Vinegar in Healthy Adults», *Annals of Nutrition and Metabolism* 56, n.º 1 (2010): 74-79, doi:10.1159/000272133; S. Liatis, S. Grammatikou, K. A. Poulia, D. Perrea, K. Makrilakis, E. Kiakoumopoulou y N. Katsilambros, «Vinegar Reduces Postprandial Hyperglycaemia in Patients with Type II Diabetes When Added to a High, but Not to a Low, Glycaemic Index Meal», *European Journal of Clinical Nutrition* 64, n.º 7 (2010): 727-732, doi:10.1038/ejcn.2010.89; Helena Liljeberg y Inger Bjorck, «Delayed Gastric Emptying Rate May Explain Improved Glycaemia in Healthy Subjects to a Starchy Meal with Added Vinegar», *European Journal of Clinical Nutrition* 52, n.º 5 (1998): 368-371; E. Ostman, Y. Granfeldt, L. Persson y I. Bjorck, «Vinegar Supplementation Lowers Glucose and Insulin Responses and Increases Satiety After a Bread Meal in Healthy Subjects», *European Journal of Clinical Nutrition* 59, n.º 9 (2005): 983-988, doi.10.1038/sj.ejcn.1602197.
3. David C. Williams, «You've (Hopefully) Got Some Gall», Dr. David Williams, http://www.drdavidwilliams.com/importance-of-bile-acid (5 de agosto de 2016).

Capítulo 22
1. Francesco Bellia, Adriana Pietropaolo y Giuseppe Grasso, «Formation of Insulin Fragments by Insulin-Degrading Enzyme: The Role of Zinc (II) and Cystine Bridges», *Journal of Mass Spectrometry* 48, n.º 2 (2013): 135-140, doi:10.1002/jms.3060.
2. Michael Zimmermann, *Burgerstein's Handbook of Nutrition* (Nueva York: Thieme, 2001).

3. Rosebud O. Roberts, Teresa, J. H. Christianson, Walter K. Kremers, Michelle M. Mielk, Mary M. Machulda, Maria Vassilaka, Rabe E. Alhurani et al., «Association Between Olfactory Dysfunction and Amnestic Mild Cognitive Impairment and alzhéimer Disease Dementia», *JAMA Neurology* 73, n.° 1 (2016): 93-101, doi:10.1001/jamaneurol.2015.2952; W. Lojkowska, B. Sawicka, M. Gugala, H. Sienkiewicz-Jarosz, A. Bochynska, A. Scinska, A. Korkosz et al., «Follow-Up Study of Olfactory Deficits, Cognitive Functions, and Volume Loss of Medial Temporal Lobe Structures in Patients with Mild Cognitive Impairment», *Current alzhéimer Research* 8, n.° 6 (2011): 689-698, http://www.ncbi.nlm.nih.gov/pubmed/21592056; L. Velayudhan, M. Pritchard, J. F. Powell, P. Proitsi y S. Lovestone, «Smell Identification Function as a Severity and Progression Marker in alzhéimer's Disease», *International Psychogeriatrics* 25, n.° 7 (2013): 1157-1166, doi:10.1017/S1041610213000446; J. Djordjevic, M. Jones-Gotman, K. De Sousa y H. Chertkow, «Olfaction in Patients with Mild Cognitive Impairment and alzhéimer's Disease», *Neurobiology of Aging* 29, n.° 5 (2008): 693-706, doi:10.1016/j.neurobiolaging.2006.11.014.

4. Davis W. y Steven M. Plaza, «The Safety and Efficacy of High-Dose Chromium», *Alternative Medicine Review* 7, n.° 3 (2002): 218-235.

5. Kate Petersen Shay, Regis F. Moreau, Eric J. Smith, Anthony R. Smith y Tory M. Hagen, «Alpha-Lipoic Acid as a Dietary Supplement: Molecular Mechanisms and Therapeutic Potential», *Biochimica et Biophysica Acta* 1790, n.° 10 (2009): 1149-1160, doi:10.1016/j.bbagen.2009.07.026; Luc Rochette, Steliana Ghibu, Carole Richard, Marianne Zeller, Yves Cottin y Catherine Vergely, «Direct and Indirect Antioxidant Properties of β-Lipoic Acid and Therapeutic Potential», *Molecular Nutrition & Food Research* 57, n.° 1 (2013): 114-125, doi:10.1002/mnfr.201200608.

6. Anna Goraca, Halina Huk-Kolega, Aleksandra Piechota, Paulina Kleniewska, Elzbieta Ciejka y Beata Skibska, «Lipoic Acid-Biological Activity and Therapeutic Potential», *Pharmacological Reports* 63, n.° 4 (2011): 849-858.

7. Petya Kamenova, «Improvement of Insulin Sensitivity in Patients with Type 2 Diabetes Mellitus After Oral Administration of Alpha-Lipoic Acid», *Hormones (Athens)* 5, n.° 4 (2006): 251-258; y Hadi Moini, Oren Tirosh, Young Chul Park, Kyung-Joo Cho y Lester Packer, «R-Alpha-Lipoic Acid Action on Cell Redox Status, the Insulin Receptor, and Glucose Uptake in 3T3-L1 Adipocytes», *Archives of Biochemistry and Biophysics* 397, n.° 2 (2002): 384-391, doi:10.1006/abbi.2001.2680.

8. Annette Maczurek, Lezanne Ooi, Mili Patel y Gerald Münch, «Lipoic Acid as an Anti-inflammatory and Neuroprotective Treatment for alzhéimer's Disease», *Advanced Drug Delivery Reviews* 60, n.° 13-14 (2008): 1463-1470, doi:10.1016/j.addr.2008.04.015; L. Holmquist, G. Stuchbury, K. Berbaum, S. Muscat, S. Young, K. Hager, J. Engel et al., «Lipoic Acid as a Novel Treatment for alzhéimer's Disease and Related Dementias», *Pharmacology & Therapeutics* 113, n.° 1 (2007): 154-164, doi:10.1016/j.pharmthera.2006.07.001.

9. Janos Zempleni, Timothy A. Trusty y Donald M. Mock, «Lipoic Acid Reduces the Activities of Biotin-Dependent Carboxylases in Rat Liver», The Journal of Nutrition 127, n.° 9 (1997): 1776-1781.

10. Artemis P. Simopoulos, «Evolutionary Aspects of Diet: The Omega-6/ Omega-3 Ratio and the Brain», Molecular Neurobiology 44, n.° 2 (2011): 203-215, doi:10.1007/s12035-010-8162-0.

11. Russell T. Matthews, Lichuan Yang, Susan Browne, Myong Baik y M. Flint Beal, «Coenzyme Q10 Administration Increases Brain Mitochondrial Concentrations and Exerts Neuroprotective Effects», Proceedings of the National Academy of Sciences of the United States of America 95, n.° 15 (1998): 8892-8897; M. Flint Beal, «Mitochondrial Dysfunction and Oxidative Damage in alzhéimer's and Parkinson's Diseases and Coenzyme Q10 as a Potential Treatment», Journal of Bioenergetics and Biomembranes 36, n.° 4 (2004): 381-386, doi:10.1023/B:JOBB.0000041772.74810.92; A. Joyce Young, Stephanie Johnson, David C. Steffens y P. Murali Doraiswamy, «Coenzyme Q10: A Review of Its Promise as a Neuroprotectant», CNS Spectrums 12, n.° 1 (2007): 62-68, http://www.ncbi.nlm.nih.gov/pubmed/17192765; Wendy R. Galpern y Merit E. Cudkowicz, «Coenzyme Q Treatment of Neurodegenerative Diseases of Aging», Mitochondrion 7, supl. (2007): S146-S153, doi:10.1016/j.mito.2007.01.004; M. Mancuso, D. Orsucci, L. Volpi, V. Calsolaro y G. Siciliano, «Coenzyme Q10 in Neuromuscular and Neurodegenerative Disorders», Current Drug Targets 11, n.° 1 (2010): 111-121, http://www.ncbi.nlm.nih.gov/pubmed/20017723; D. Orsucci, M. Mancuso, E. C. Ienco, A. Logerfo y G. Ciciliano, «Targeting Mitochondrial Dysfunction and Neurodegeneration by Means of Coenzyme Q10 and Its Análogues», Current Medicinal Chemistry 18, n.° 26 (2011): 4053-4064, doi:10.2174/092986711796957257.

12. Xifei Yang, George Dai, Geng Li y Edward S. Yang, «Coenzyme Q10 Reduces Beta-Amyloid Plaque in an APP/PS1 Transgenic Mouse Model of alzhéimer's Disease», Journal of Molecular Neuroscience 41, n.° 1 (2010): 110-113, doi:10.1007/s12031-009-9297-1; Xifei Yang, Ying Yang, Geng Li, Jianzhi Wang y Edward S. Yang, «Coenzyme Q10 Attenuates β-Amyloid Pathology in the Aged Transgenic Mice with alzhéimer Presenilin 1 Mutation», Journal of Molecular Neuroscience 34, n.° 2 (2008). 165-171, doi:10.1007/ s12031-007-9033-7; Magali Dumont, Khatuna Kipiani, Fangmin Yu, Elizabeth Wille, Maya Katz, Noel Y. Calingasan y Gunnar K. Gouras, «Coenzyme Q10 Decreases Amyloid Pathology and Improves Behavior in a Transgenic Mouse Model of alzhéimer's Disease», Journal of alzhéimer's Disease 27, n.° 1 (2011): 211-223, doi:10.3233/JAD-2011-110209.

13. Igor Pravst, Katja Zmitek y Janko Zmitek, «Coenzyme Q10 Contents in Foods and Fortification Strategies», Critical Reviews in Food Science and Nutrition 50, n.° 4 (2010): 269-280, doi:10.1080/10408390902773037.

14. Kei Mizuno, Masaaki Tanaka, Staoshi Nozaki, Hiroshi Mizuma, Suzuka Ataka, Tsuyoshi Tahara, Tomohiro Sugino et al., «Antifatigue Effects of

Coenzyme Q10 During Physical Fatigue», *Nutrition* 24, n.º 4 (2008): 293-299, doi:10.1016/j.nut.2007.12.007.

15. A. Carta, M Calvani, D. Bravi y S. N. Bhuachalla, «Acetyl-L-Carnitine and alzhéimer's Disease: Pharmacological Considerations Beyond the Cholinergic Sphere», *Annals of the New York Academy of Sciences* 695 (1993): 324-326, doi:10.1111/j.1749-6632.1993.tb23077.x.

16. Linus Pauling Institute Micronutrient Information Center, «L-Carnitine», *Oregon State University*, 14 de agosto de 2016, http://lpi.oregonstate.edu/mic/dietary-factors/L-carnitine#biosynthesis-sources.

17. A. Spagnoli, U. Lucca, G. Manasce, L. Bandera, G. Cizza, G. Forloni, M. Tettamanti et al., «Long-Term Acetyl-L-Carnitine Treatment in alzhéimer's Disease», *Neurology* 41, n.º 11 (1991): 1726-1732, http://www.ncbi.nlm.nih.gov/pubmed/1944900; Sheila A. Hudson y Naji Tabet, «Acetyl-L-Carnitine for Dementia», *Cochrane Database of Systematic Reviews* 2 (2003): CD003158, doi:10.1002/14651858.CD003158.

18. Jun Yin, Huli Xing y Jianping Ye, «Efficacy of Berberine in Patients with Type 2 Diabetes», *Metabolism: Clinical and Experimental* 57, n.º 5 (2008): 712-717, doi:10.1016/j.metabol.2008.01.013.

19. Hao Zhang, Jing Wei, Rong Xue, Jin-Dan Wu, Wei Zhao, Zi-Zheng Wang, Shu-Kui Wang et al., «Berberine Lowers Blood Glucose in Type 2 Diabetes Mellitus Patients Through Increasing Insulin Receptor Expression», *Metabolism* 59, n.º 2 (2010): 285-292, doi:10.1016/j.metabol.2009.07.029.

20. Li Liu, Yun-Li Yu, Jian-Song Yang, Yang Li, Yao-Wu Liu, Yan Liang, Xiao-Dong Liu et al, «Berberine Suppresses Intestinal Disaccharidases with Beneficial Metabolic Effects in Diabetic States, Evidences from in Vivo and in Vitro Study», *Naunyn Schmiedeberg's Archives of Pharmacology* 381, n.º 4 (2010): 371-381, doi:10.1007/s00210-010-0502-0.

21. Hyun Ah Jung, Byung-Sun Min, Takako Yokozawa, Je-Hyun Lee, Yeong Shik Kim y Jae Sue Choi. «Anti-alzhéimer and Antioxidant Activities of Coptidis Rhizoma Alkaloids», *Biological and Pharmaceutical Bulletin* 32, n.º 8 (2009): 1433-1438, doi:10.1248/bpb.32.1433.

22. Ibid.

23. Hong-Fang Ji y Liang Shen, «Molecular Basis of Inhibitory Activities of Berberine against Pathogenic Enzymes in alzhéimer's Disease», *The Scientific World Journal* 2012 (2012): 823201, doi:10.1100/2012/823201.

24. Siva Sundara Kumar Durairajan, Liang-Feng Liu, Jai-Hong Lu, Lei-Lei Chen, Qiuju Yuan, Sookja K. Chung, Ling Huang et al., «Berberine Ameliorates β-Amyloid Pathology, Gliosis, and Cognitive Impairment in an alzhéimer's Disease Transgenic Mouse Model», *Neurobiology of Aging* 33, n.º 12 (2012): 2903-2919, doi:10.1016/j.neurobiolaging.2012.02.016.

25. Rui Wang, Han Yan y Zi-can Tang, «Progress in Studies of Huperzine A, a Natural Cholinesterase Inhibitor from Chinese Herbal Medicine», *Acta Pharmacologica Sinica* 27, n.º 1 (2006): 1-26, doi:10.1111/j.1745-7254.2006.00255.x.

26. Ibid.; Hai Yan Zhang, Chun Yan Zheng, Han Yan, Zhi Fei Wang, Li Li Tang, Xin Gao y Xi Can Tang, «Potential Therapeutic Targets of Huperzine A for alzhéimer's Disease and Vascular Dementia», *Chemico-Biological Interactions* 175, n.º 1-3 (2008): 396-402, doi:10.1016/j.cbi.2008.04.049.

27. Alicia R. Desilets, Jennifer J. Gickas y Kaelen C. Dunican, «Role of Huperzine A in the Treatment of alzhéimer's Disease», *Annals of Pharmacotherapy* 43, n.º 3 (2009): 514-518, doi:10.1345/aph.1L402.

28. J. Li, H. M. Wu, R. L. Zhou, G. J. Liu y B. R. Dong, «Huperzine A for alzhéimer's Disease», *Cochrane Database of Systematic Reviews* 2 (2008): CD005592, doi:10.1002/14651858.CD005592.pub2.

29. Guoyan Yang, Yuyi Wang, Jinzhou Tian y Hian-Ping Liu, «Huperzine A for alzhéimer's Disease: A Systematic Review and Meta-Analysis of Randomized Clinical Trials», Roberta W. Scherer, ed., *PLoS ONE* 8, n.º 9 (2013): e74916, doi:10.1371/journal.pone.0074916.

30. M. S. Rafii, S. Walsh, J. T. Little, K. Behan, B. Reynolds, C. Ward, S. Jin et al., «A Phase II Trial of Huperzine A in Mild to Moderate alzhéimer Disease», *Neurology* 76, n.º 16 (2011): 1389-1394, doi:10.1212/WNL.0b013e318216eb7b.

31. Winyoo Chowanadisai, Kathryn A. Bauerly, Eskouhie Tchaparian, Alice Wong, Gino A. Cortopassi y Robert B. Rucker, «Pyrroloquinoline Quinone Stimulates Mitochondrial Biogenesis Through cAMP Response Element-binding Protein Phosphorylation and Increased PGC-1α Expression», *The Journal of Biological Chemistry* 285, n.º 1 (2010): 142-152, doi:10.1074/jbc.M109.030130; Calliandra B. Harris, Winyoo Chowanadisai, Darya O. Mishchuk, Mike A. Satre, Carolyn M. Slupsky y Robert B. Rucker, «Dietary Pyrroloquinoline Quinone (PQQ) Alters Indicators of Inflammation and Mitochondrial-Related Metabolism in Human Subjects», *The Journal of Nutritional Biochemistry* 24, n.º 12 (2013): 2076-2084, doi:10.1016/j.jnutbio.2013.07.008; Kathryn Bauerly, Calliandra Harris, Winyoo Chowanadisai, James Graham, Peter J. Havel, Eskouhie Tchaparian, Mike Satre et al., «Altering Pyrroloquinoline Quinone Nutritional Status Modulates Mitochondrial, Lipid, and Energy Metabolism in Rats», Immo A. Hansen, ed., *PLoS ONE* 6, n.º 7 (2011): e21779, doi:10.1371/journal.pone.0021779.

32. Robert Rucker, Winyoo Chowanadisai y Masahiko Nakano, «Potential Physiological Importance of Pyrroloquinoline Quinone», *Alternative Medicine Review* 14, n.º 3 (2009): 268-277; H. S. Misra, Y. S. Raipurohit y N. P. Kharnar, «Pyrroloquinoline-Quinone and Its Versatile Roles in Biological Processes», *Journal of Biosciences* 37, n.º 2 (2012): 313-325; Qi Zhang, Mi Shen, Mei Ding, Dingding Shen y Fei Ding, «The Neuroprotective Action of Pyrroloquinoline Quinone Against Glutamate-Induced Apoptosis in Hippocampal Neurons Is Mediated Through the Activation of PI3K/Akt Pathway», *Toxicology and Applied Pharmacology* 252, n.º 1 (2011): 62-72, doi:10.1016/j.taap.2011.02.006; Jiaojiao Qin, Meilong Wu, Shu Yu, Xiaorong Gao, Jingjing Zhang, Xingyue Dong, Jinyan Ji et

al., «Pyrroloquinoline Quinone-Conferred Neuroprotection in Rotenone Models of Parkinson's Disease», *Toxicology Letters* 238, n.º 3 (2015): 70-82, doi:10.1016/j.toxlet.2015.08.011.

33. Warnakulasuriya Mary Ann Dipika Binosha Fernando, Ian J. Martins, K. G. Goozee, Charles S. Brennan, V. Jayasena y R. N. Martins, «The Role of Dietary Coconut for the Prevention and Treatment of alzhéimer's Disease: Potential Mechanisms of Action», *The British Journal of Nutrition* 114, n.º 1 (2015): 1-14, doi:10.1017/S0007114515001452.

Capítulo 23

1. Richard D. Feinman y Jeff Volek, «Carbohydrate Restriction as the Default Treatment for Type 2 Diabetes and Metabolic Syndrome», *Scandinavian Cardiovascular Journal* 42, n.º 4 (2008): 256-263, doi:10.1080/14017430802014838; Jeff S. Volek, Stephen D. Phinney, Cassandra E. Forsythe, Erin E. Quann, Richard J. Wood, Michael J. Puglisi, William J. Kraemer et al., «Carbohydrate Restriction Has a More Favorable Impact on the Metabolic Syndrome Than a Low Fat Diet», *Lipids* 44, n.º 4 (2009): 297-309, doi:10.1007/s11745-008-3274-2; Richard D. Feinman, Wendy K. Pogozelski, Arne Astrup, Richard K. Bernstein, Eugene J. Fine, Eric C. Westman, Anthony Accurso et al., «Dietary Carbohydrate Restriction as the First Approach in Diabetes Management: Critical Review and Evidence Base», *Nutrition* 31, n.º 1 (2015): 1-13, doi:10.1016/j.nut.2014.06.011.

2. Csaba Toth y Zsofia Clemens, «Type 1 Diabetes Mellitus Successfully Managed with the Paleolithic Ketogenic Diet», *International Journal of Case Reports and Images* 5, n.º 10 (2014): 699-703, doi:10.5348/ijcri-2014124-CR-10435.

3. Jeff Volek, Maria Luz Fernandez, Richard D. Feinman y Stephen Phinney, «Dietary Carbohydrate Restriction Induces a Unique Metabolic State Positively Affecting Atherogenic Dyslipidemia, Fatty Acid Partitioning, and Metabolic Syndrome», *Progress in Lipid Research* 47, n.º 5 (2008): 307-318, doi:10.1016/j. plipres.2008.02.003; Eric Westman, Jeff S. Volek y Richard D. Feinman, «Carbohydrate Restriction Is Effective in Improving Atherogenic Dyslipidemia Even in the Absence of Weight Loss», *American Journal of Clinical Nutrition* 84, n.º 6 (2006): 1549; Jeff Volek y Matthew J. Sharman, «Cardiovascular and Hormonal Aspects of Very-Low-Carbohydrate Ketogenic Diets», *Obesity Research* 12, supl.2 (2004): 115S-123S, doi:10.1038/oby.2004.276; Richard J. Wood, María Luz Fernández, Matthew J. Sharman, Ricardo Silvestre, Christine M. Greene, Tosca L. Zern, Sudeep Shrestha et al., «Effects of a Carbohydrate-Restricted Diet with and Without Supplemental Soluble Fiber on Plasma Low-Density Lipoprotein Cholesterol and Other Clinical Markers of Cardiovascular Risk», *Metabolism* 56, n.º 1 (2007): 58-67, doi:10.1016/j. metabol.2006.08.021; Matthew J. Sharman, William J. Kraemer, Dawn M. Love, Neva G. Avery Ana L. Gome, Timothy P. Scheet y Jeff S. Volek,

«A Ketogenic Diet Favorably Affects Serum Biomarkers for Cardiovascular Disease in Normal-Weight Men», *The Journal of Nutrition* 132, n.º 7 (2002): 1879-1885; Jeff S. Volek, Matthew J. Sharman, Ana Lourdes Gómez, Timothy P. Scheett y William J. Kraemer, «An Isoenergetic Very Low Carbohydrate Diet Improves Serum HDL Cholesterol and Triacylglycerol Concentrations, the Total Cholesterol to HDL Cholesterol Ratio and Postprandial Pipemic Responses Compared with a Low Fat Diet in Normal Weight, Normolipidemic Women», *The Journal of Nutrition* 133, n.º 9 (2003): 2756-2761.

4. Eric C. Westman, Richard D. Feinman, John D. Mavropoulos, Mary C. Vernon, Jeff S. Volek, James A. Wortman, William S. Yancy et al., «Low-Carbohydrate Nutrition and Metabolism», *American Journal of Clinical Nutrition* 86, n.º 2 (2007): 276-284.

5. Cassandra Forsythe, Stephen D. Phinney, María Luz Fernández, Erin E. Quann, Richard J. Wood, Doug M. Bibus, William J. Kraemer et al., «Comparison of Low Fat and Low Carbohydrate Diets on Circulating Fatty Acid Composition and Markers of inflammation», *Lipids* 43, n.º 1 (2008): 65-77, doi:10.1007/s11745-007-3132-7.

6. Jeff S. Volek, Kevin D. Ballard, Ricardo Silvestre, Daniel A. Judelson, Erin E. Quann, Cassandra E. Forsythe, María Luz Fernández et al., «Effects of Dietary Carbohydrate Restriction Versus Low-Fat Diet on Flow-Mediated Dilation», *Metabolism* 58, n.º 12 (2009): 1769-1777, doi:10.1016/j.metabol.2009.06.005.

7. Gregory L. Austin, Michelle T. Thiny, Eric C. Westman, William S. Yancy Jr. y Nicholas J. Shaheen, «A Very Low-Carbohydrate Diet Improves Gastroesophageal Reflux and Its Symptoms», *Digestive Diseases and Sciences* 51, n.º 8 (2006): 1307-1312, doi:10.1007/s10620-005-9027-7; William S. Yancy Jr., Dawn Provenzale y Eric C. Westman, «Improvement of Gastroesophageal Reflux Disease After Initiation of a Low-Carbohydrate Diet: Five Brief Case Reports», *Alternative Therapies in Health and Medicine* 7, n.º 6 (2001): 120, 116-119; S. D. Pointer, J. Rickstrew, J. C. Slaughter, M. F. Vaezi y H. J. Silver, «Dietary Carbohydrate Intake, Insulin Resistance and Gastro-Oesophageal Reflux Disease: A Pilot Study in Europeanand African-American Obese Women», *Alimentary Pharmacology & Therapeutics* (1 de septiembre de 2016), http://www.ncbi.nlm.nih.gov/pubmed/27582035.

8. John C. Mavropoulos, William S. Yancy, Juanita Hepburn y Eric C. Westman, «The Effects of a Low-Carbohydrate, Ketogenic Diet on the Polycystic Ovary Syndrome: A Pilot Study», *Nutrition & Metabolism* 2 (2005): 35, doi:10.1186/1743-7075-2-35; Antonio Paoli, Alessandro Rubini, Jeff S. Volek y Keith A. Grimaldi, «Beyond weight loss: a review of the therapeutic uses of very-lowcarbohydrate (ketogenic) diets», *European Journal of Clinical Nutrition* 67, n.º 8 (2013): 789-796, doi:10.1038/ejcn.2013.116.

9. James R. Phelps, Susan V. Siemers y Rif S. El-Mallakh, «The Ketogenic Diet for Type II Bipolar Disorder», *Neurocase* 19, n.º 5 (2013): 423-426, doi:10.1080/13554794.2012.690421; R. S. El-Mallakh y M. E. Paskitti,

«The Ketogenic Diet May Have Mood-Stabilizing Properties», *Medical Hypotheses* 57, n.º 6 (2001): 724-726, doi:10.1054/mehy.2001.1446.

10. Lindsey B. Gano, Mili Patel y Jong M. Rho, «Ketogenic Diets, Mitochondria, and Neurological Diseases», *Journal of Lipid Research* 55, n.º 11 (2014): 2211-2228, doi:10.1194/jlr.R048975; Carl E. Stafstrom y Jong M. Rho, «The Ketogenic Diet as a Treatment Paradigm for Diverse Neurological Disorders», *Frontiers in Pharmacology* 3 (2012): 59, doi:10.3389/fphar.2012.00059; Maciej Gasior, Michael A. Rogawski y Adam L. Hartman, «Neuroprotective and Disease-Modifying Effects of the Ketogenic Diet», *Behavioural Pharmacology* 17, n.º 5-6 (2006): 431-439; Antonio Paoli, Antonino Bianco, Ernesto Damiani y Gerardo Bosco, «Ketogenic Diet in Neuromuscular and Neurodegenerative Diseases», *BioMed Research International* 2014 (2014): 474296, doi:10.1155/2014/474296; Zhong Zhao, Dale J. Lange, Andre Voustianiouk, Donal MacGrogan, Lap Ho, Jason Suh, Nelson Humala et al., «A Ketogenic Diet as a Potential Novel Therapeutic Intervention in Amyotrophic Lateral Sclerosis», *BMC Neuroscience* 7 (2006): 29, doi:10.1186/1471-2202-7-29; Mithu Storoni y Gordon T. Plant, «The Therapeutic Potential of the Ketogenic Diet in Treating Progressive Multiple Sclerosis», *Multiple Sclerosis International* 2015 (2015): 681289, doi:10.1155/2015/681289.

11. Mayumi L. Prins, «Diet, Ketones and Neurotrauma», *Epilepsia* 49, supl. 8 (2008): 111-113, doi:10.1111/j.1528-1167.2008.01852.x; Mayumi L. Prins y Joyce H. Matsumoto, «The Collective Therapeutic Potential of Cerebral Ketone Metabolism in Traumatic Brain Injury», *Journal of Lipid Research* 55, n.º 12 (2014): 2450-2457, doi:10.1194/jlr.R046706; Hayden White y Balasubramanian Venkatesh, «Clinical Review: Ketones and Brain Injury», *Critical Care* 15, n.º 2 (2011): 219, doi:10.1186/cc10020; Mayumi L. Prins, «Cerebral Metabolic Adaptation and Ketone Metabolism After Brain Injury», *Journal of Cerebral Blood Flow and Metabolism* 28, n.º 1 (2008): 1-16, doi:10.1038/sj.jcbfm.9600543.

12. Bryan G. Allen, Sudershan K. Bhatia, Carryn M. Anderson, Julie M. Eichenberger-Gilmore, Zita A. Sibenaller, Kranti A. Mapuskar et al., «Ketogenic Diets as an Adjuvant Cancer Therapy: History and Potential Mechanism», *Redox Biology* 2 (2014): 963-970, doi:10.1016/j.redox.2014.08.002; Weihua Zhou, Purna Mukherjee, Michael A. Kiebish, William T. Markis, John G. Mantis y Thomas N. Seyfried, «The Calorically Restricted Ketogenic Diet, an Effective Alternative Therapy for Malignant Brain Cancer», *Nutrition & Metabolism* 4 (2007): 5, doi:10.1186/1743-7075-4-5; Rainer Klement y Ulrike Kammerer, «Is There a Role for Carbohydrate Restriction in the Treatment and Prevention of Cancer?», *Nutrition & Metabolism* 8 (2011): 75, doi:10.1186/1743-7075-8-75; Thomas N. Seyfried, Roberto E. Flores, Angela Poff y Dominic P. D'Agostino, «Cancer as a Metabolic Disease: Implications for Novel Therapeutics», *Carcinogenesis* 35, n.º 3 (2014): 515-527, doi:10.1093/carcin/bgt480.

Capítulo 24

1. Catherine Crofts, Caryn Zinn, Mark Wheldon y Grant Schofield, «Hyperinsulinemia: A Unifying Theory of Chronic Disease?», *Diabesity* 1, n.º 4 (2015): 34-43, doi:10.15562/diabesity.2015.19.
2. Dale E. Bredesen, *Cognitive Health: Dawn of the Era of Treatable alzhéimer's Disease*, película, 56:21, 4 de agosto de 2016, https://vimeo.com/173061978.
3. Theodore Naiman, correo electrónico del autor, 8 de agosto de 2016.
4. Bredesen, *Cognitive Health*, película.
5. Ibid.
6. Theodore Naiman, correo electrónico del autor, 8 de agosto de 2016.
7. Ibid.
8. Mayo Clinic Staff, «HDL Cholesterol: How to Boost Your "Good" Cholesterol», Mayo Clinic, http://www.mayoclinic.org/diseases-conditions/high-blood-cholesterol/in-depth/hdl-cholesterol/ART-20046388 (9 de septiembre de 2016).
9. Theodore Naiman, correo electrónico del autor, 8 de agosto de 2016.
10. Jeff Volek y Stephen Phinney, *The Art and Science of Low Carbohydrate Performance* (Lexington: Beyond Obesity, 2011), 102; Jonny Bowden y Stephen Sinatra, *The Great Cholesterol Myth* (Beverly, MA: Fair Winds Press, 2012), 44.
11. William S. Harris, «The Omega-3 Index: Clinical Utility for Therapeutic Intervention», *Current Cardiology Reports*, 12, n.º 6 (2010): 503-508, doi:10.1007/s11886-010-0141-6; True Health Diagnostics, informe de prueba de laboratorio proporcionado a la autora, julio de 2015.
12. Mayo Clinic Staff, «C-Reactive Protein Test», Mayo Clinic, http://www.mayoclinic.org/tests-procedures/c-reactive-protein/basics/results/prc-20014480 (16 de agosto de 2016).
13. University of Rochester Medical Center Health Encyclopedia, «Homocysteine», https://www.urmc.rochester.edu/encyclopedia/content.aspx?contenttypeid=167&contentid=homocysteine (9 de septiembre de 2016).
14. Bowden y Sinatra, *The Great Cholesterol Myth*, 174.
15. Mayo Clinic Staff, «Liver Function Tests», Mayo Clinic, http://www.mayoclinic.org/tests-procedures/liver-function-tests/basics/results/prc-20012602 (16 de agosto de 2016).
16. Theodore Naiman, correo electrónico del autor, 8 de agosto de 2016.
17. Bowden y Sinatra, *The Great Cholesterol Myth*, 174.
18. Mayo Clinic Staff, «Liver Function Tests».
19. Katy Bowman, *Move Your DNA: Restore Your Health Through Natural Movement* (Sequim, WA: Propriometrics Press, 2014).
20. Ibid.

Conclusión

1. Dale E. Bredesen, *Cognitive Health: Dawn of the Era of Treatable alzhéimer's Disease*, película, 56:21, 4 de agosto de 2016, https://vimeo.com/173061978.
2. Samuel T. Henderson, «High Carbohydrate Diets and alzhéimer's Disease», *Medical Hypotheses* 62 (2004): 689-700, doi:10.1016/j.mehy.2003.11.028.

SOBRE LA AUTORA

Amy Berger tiene un máster en Nutrición Humana y es especialista en nutrición y en terapia nutricional. Es veterana de las Fuerzas Aéreas estadounidenses y se pasó años haciendo lo que, según los expertos en nutrición y salud, se consideraba «lo apropiado» para perder peso y mantener una buena salud, sin obtener los resultados esperados. Tratando de entender por qué los consejos convencionales sobre las dietas bajas en calorías y en grasa y el ejercicio no llevaban a los resultados prometidos, empezó a investigar y aprendió que gran parte de lo que actualmente creemos sobre la «alimentación saludable» está equivocado y en algunos casos es completamente erróneo. Tras aprender estas lecciones sufriéndolas en sus carnes, ha dedicado su carrera a mostrarles a los demás que para tener una salud estupenda no hace falta pasar hambre, privarse de nada ni pasarse el día en un gimnasio. No podemos vivir solo a base de lechugas; ¡la gente de verdad necesita comida de verdad! Puedes leer su blog y conocer más sobre su obra en www.tuitnutrition.com.

RECURSOS RECOMENDADOS

Dietas bajas en hidratos de carbono y cetogénica

Libros

The Art and Science of Low Carbohydrate Living, por Jeff Volek y Stephen Phinney. 2011. Beyond Obesity, LLC: Miami, FL.

La nueva dieta Atkins, por Eric Westman, Stephen Phinney, y Jeff Volek. 2012. Medialive Content S. L. Barcelona.

Keto Clarity, por Jimmy Moore y Eric Westman. 2014. Victory Belt: Las Vegas, NV.

Protein Power Lifeplan, por Michael Eades y Mary Dan Eades. 2001. Grand Central: New York, NY.

The Art and Science of Low Carbohydrate Performance, por Jeff Volek y Stephen Phinney. 2011. Beyond Obesity, LLC: Miami, FL.

Low Carbohydrate Living, por Jonny Bowden. 2012. Sterling: New York, NY.

The World Turned Upside Down, por Richard Feinman. 2014. NMS Press: Brooklyn, NY.

Sitios web

Ketogenic Diet Resource: www.ketogenic-diet-resource.com

The Charlie Foundation: www.charliefoundation.org.

Diet Doctor (Andreas Eenfeldt): www.dietdoctor.com/low-carb.

Burn Fat Not Sugar (Theodore Naiman): www.burnfatnotsugar. com

Diagnosis Diet (Georgia Ede): www.diagnosisdiet.com

Low Carb RN (Kelley Pounds): www.lowcarbrn.wordpress.com
Low Carb Dietitian (Franziska Spritzler): www.lowcarbdietitian.com
KetoGains: www.ketogains.com/
«Butter Bob Briggs» (canal de YouTube): www.youtube.com/channel/
    UCiue5Soilcbqp3XS2c1P1PA

Podcasts (todos están disponibles en iTunes)
The Livin' La Vida Low Carb Show, con Jimmy Moore: www.thelivinlowcarbshow.
    com/shownotes.
Ketovangelist: www.ketovangelist.com/category/podcast.
Keto Talk, con Jimmy and the Doc: www.ketotalk.com.
Two Keto Dudes: www.2ketodudes.com/archives.aspx.

Dieta paleolítica
Libros
Los diez mandamientos del cavernícola, por Mark Sisson. 2016. Grijalbo. Barce-
    lona.
Practical Paleo, por Diane Sanfilippo. 2016. Victory Belt: Las Vegas, NV.
La dieta paleo, por Robb Wolf. 2011. Libros Cúpula. Barcelona.
Primal Body, Primal Mind, por Nora Gedgaudas. 2009. Primal Body-Primal
    Mind: Portland, OR.
La dieta paleolítica, por Loren Cordain. 2012. Urano. Barcelona.
The Paleo Cure, por Chris Kresser. 2014. Little, Brown and Company: Boston,
    MA.

Sitios web
Mark's Daily Apple: www.marksdailyapple.com.
Robb Wolf: www.robbwolf.com/what-is-the-paleo-diet.
The Paleo Diet™ (Loren Cordain): www.thepaleodiet.com.
Diane Sanfilippo: www.balancedbites.com.
Chris Kresser, L.Ac: www.chriskresser.com.

Podcasts (todos están disponibles en iTunes):
The Paleo Solution, con Robb Wolf. www.robbwolf.com/podcast.
Revolution Health Radio, con Chris Kresser: www.chriskresser.com/podcasts.
Balanced Bites, con Diane Sanfilippo y Liz Wolfe: www.balancedbites.com/po-
    dcasts.

Insulina, diabetes y ayuno
Libros
Dr. Bernstein's Diabetes Solution. 2011. Little, Brown and Company: Boston, MA.
Conquer Type 2 Diabetes with a Ketogenic Diet (e-book), por Ellen Davis y Keith Run-
    yan. 2015. Disponible en: www.ketogenic-diet-resource.com/diabetes-
    diet.html.

The Complete Guide to Fasting, por Jason Fung y Jimmy Moore. 2016. Victory Belt: Las Vegas, NV.

El código de la obesidad, por Jason Fung, MD. 2017. Editorial Sirio. Málaga.

Diabetes Epidemic & You, por Joseph Kraft. 2001. Trafford: Bloomington, IN.

Sitios web

«It's the Insulin, Stupid», serie de blog, por Amy Berger: www.tuitnutrition.com/2015/09/its-the-insulin-1.html.

Intensive Dietary Management (Jason Fung): www.intensivedietarymanagement.com.

Optimizing Nutrition: www.optimisingnutrition.com.

Type One Grit Facebook page: www.facebook.com/Type1Grit (para quienes siguen una dieta muy baja en hidratos de carbono para luchar contra la diabetes tipo 1).

Colesterol
Libros

La verdad sobre el colesterol, por Jonny Bowden y Stephen Sinatra. 2013. Urano. Barcelona.

Cholesterol Clarity, por Jimmy Moore y Eric Westman. 2013. Victory Belt: Las Vegas, NV.

Put Your Heart in Your Mouth, por Natasha Campbell-McBride. 2013. Medinform: Cambridge, UK.

The Cholesterol Myths, por Uffe Ravnskov. 2000. NewTrends: Washington, DC.

Sitios web

«Cholesterol: Friend or Foe?»: www.westonaprice.org/know-your-fats/cholesterol-friend-or-foe.

Cholesterol and Health (Chris Masterjohn): www.cholesterol-and-health.com.

«The Straight Dope on Cholesterol», en Eating Academy (Peter Attia): www.eatingacademy.com/nutrition/the-straight-dope-on-cholesterol-part-i (dirigida especialmente al lector de mente técnica y científica).

The Fat Emperor: www.thefatemperor.com (varios videos informativos están disponibles en www.thefatemperor.com/latest-material o en el canal de YouTube del autor en at www.youtube.com/channel/UCPn4FsiQP15nu-dug9FDhluA).

Controversia sobre las grasas dietéticas y la nutrición
Libros

The Big Fat Surprise, por Nina Teicholz. 2014. Simon & Schuster: New York, NY.

Good Calories, Bad Calories, por Gary Taubes. 2007. Alfred A. Knopf: New York, NY.

Trick and Treat, por Barry Groves. 2008. Hammersmith Press: Londres, UK.

Nourishing Traditions, por Sally Fallon y Mary Enig. NewTrends: Washington, DC.

Know Your Fats, por Mary Enig. 2008. Bethesda Press: Silver Spring, MD.

The Queen of Fats, por Susan Allport. 2006. University of California Press: Berkeley, CA.

Sitios web

Guía imprimible de grasa seguras para cocinar: www.balancedbites.com/PDFs/BOOK_EXTRAS/PracticalPaleo_GuidetoCookingFats.pdf.

The Definitive Guide to Oils, por Mark Sisson: www.marksdailyapple.com/healthy-oils.

The Truth About Red Meat, por Chris Kresser: www.chriskresser.com/the-truth-about-red-meat.

Shaking Up the Salt Myth, por Chris Kresser: www.chriskresser.com/special-reports/salt.

Cereales
Libros

Dangerous Grains, por James Braly y Ron Hoggan. 2002. Avery (Penguin Group USA): New York, NY.

Cerebro de pan, por David Perlmutter. 2014. Grijalbo. Barcelona.

Sin trigo, gracias, por William Davis 2015. Aguilar (Penguin Random House Grupo Editorial). Barcelona.

Función digestiva
Libros

Why Stomach Acid Is Good for You, por Jonathan Wright y Lane Lenard. 2001. Rowman & Littlefield Publishing Group: Lanham, MD.

Digestive Health with Real Food, por Aglae-Le Jacob. 2013. Paleo Media Group.

Libros de cocina y recetas

Nota: algunos de estos libros de cocina y sitios web incluyen recetas «paleo». Muchas de ellas son adecuadas para las dietas bajas en hidratos de carbono y cetogénica, pero otras no. Juzga tú mismo, al mirar los ingredientes, sin son apropiadas para ti.

Libros

The Ketogenic Cookbook, por Jimmy Moore y Maria Emmerich. 2015. Victory Belt: Las Vegas, NV.

The Ketogenic Kitchen, por Domini Kemp y Patricia Daly. 2016. Chelsea Green: White River Junction, VT.

The KetoDiet Cookbook, por Martina Slajerova. 2016. Fair Winds Press: Beverly, MA.

The Primal Blueprint Cookbook, por Mark Sisson con Jennifer Meier. 2010. Primal Nutrition: Malibu, CA.

Phase 2 Low-Carb Recipes, por Better Homes y Gardens. 2004. Meredith Corporation: Des Moines, IA.

Fat Bombs, por Martina Slajerova. 2016. Fair Winds Press: Beverly, MA.

Mediterranean Paleo, por Caitlin Weeks, Nabil Boumrar, y Diane Sanfilippo. 2014. Victory Belt: Las Vegas, NV.

Cualquier libro de cocina de George Stella.

Cualquier libro de cocina de Dana Carpender.

Sitios web

Ditch the Carbs: www.ditchthecarbs.com.

All Day I Dream About Food: www.alldayidreamaboutfood.com.

Ruled.me: www.ruled.me.

Linda Sue's Low Carb Recipes: www.genaw.com/lowcarb.

Wicked Stuffed Keto: www.wickedstuffed.com.

Caveman Keto: www.cavemanketo.com.

I Breathe I'm Hungry: www.ibreatheimhungry.com.

Nom Nom Paleo: www.nomnompaleo.net/recipeindex.

Carrie Brown's Recipe Index: www.marmaladeandmileposts.com/recipe-index.

Sugar Free Sheila: www.sugarfreesheila.com/low-carb-recipes.

Encuentra granjas locales

Busca sitios web y publicaciones que te informen sobre mercados de granjeros y almacenes en el lugar donde vives.

ÍNDICE TEMÁTICO

ÍNDICE